愛玩動物看護技術プラクティス

Web動画付き

愛玩動物看護師
カリキュラム準拠

編集

- 藤村響男　ヤマザキ動物看護専門職短期大学 教授，北里大学 客員教授
- 筏井宏実　北里大学獣医学部獣医寄生虫学研究室 教授

執筆者（執筆順）

- 深沢英恵　北里大学獣医学部獣医学科獣医解剖学研究室 助教
- 筏井宏実　前掲
- 新島　亮　北里大学獣医学部附属動物病院一般内科 特任助教
- 前田賢一　北里大学獣医学部獣医学科小動物第2外科学研究室 講師
- 田島一樹　北里大学獣医学部獣医学科小動物第2内科学研究室 講師
- 柿崎竹彦　北里大学獣医学部獣医学科獣医放射線学研究室 准教授
- 髙橋　優　ヤマザキ動物看護専門職短期大学動物トータルケア学科 助手
- 藤村響男　前掲
- 小林元郎　成城こばやし動物病院 代表
- 齊藤邦史　斉藤動物病院 院長

表紙デザイン：野村里香
本文デザイン：青木隆デザイン事務所（青木隆）
本文イラスト：青木隆デザイン事務所（青木隆，青木福子），日本グラフィックス

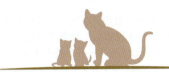

はじめに

　国家資格としての愛玩動物看護師が誕生し，獣医療においても獣医師と愛玩動物看護師によるチーム獣医療体制が構築された．チーム獣医療においては動物看護の質を確保し，動物看護の専門性を確立していくために，熟練者の知識と経験にもとづいて行われてきた従来の看護に代わり，誰もがどこでも実践できる科学的に立証された看護，すなわちEvidence-Based Nursing（科学的根拠〔エビデンス〕にもとづく看護）が求められている．

　動物看護と動物看護教育の今後の方向性を見据え，Evidence-Based Nursingに対応し，かつ愛玩動物看護師養成カリキュラムに沿った本書を企画した．

　動物看護技術書として個々の看護技術にコツと根拠を記載し，文章での解説に加え，写真や図表を多用するとともに，多くの内容を動画とした．書籍内に示した2次元バーコードからスマートフォンやタブレット端末を用いて確認したい動画に素早くアクセスできるように工夫した．愛玩動物看護師養成施設における実習科目のテキストまたは副読本として活用してほしい．

　処置・採血時の手袋着用や個別包装のアルコール綿の使用等，獣医療におけるスタンダード・プリコーション（標準予防策）は施設間において現状では統一されていない．そのため，本書ではあえて統一せず各施設のスタンダード・プリコーションにもとづいて撮影した．

　執筆はすべて，教育または臨床の第一線で活躍されている現役の先生方にお願いした．動画の撮影は執筆された各先生方ご監修のもとに実際の臨床施設・現場で行われ，研究室スタッフや現役の愛玩動物看護師にご協力いただいた．おかげで，実習テキストとしての活用のみならず，愛玩動物看護師国家試験受験はもとより資格取得後の臨床現場における日常業務にも役立つ充実した内容となった．既刊の『愛玩動物看護師必携テキスト』と併せて活用することで看護技術と理論を確認することができる．動物看護におけるEvidence-Based Nursing実践の一助となれば幸いである．

　最後にご多忙のなか快く執筆と動画の撮影を引き受けてくださった先生方，ご協力いただいた各研究室スタッフおよび現役の愛玩動物看護師の皆様に衷心より御礼申し上げる．

　また，学研グループ（株）Gakkenメディカル事業部の皆様，特に動画撮影や編集・制作に尽力された編集部の黒田周作氏に心より感謝申し上げる．

2024年10月

編集を代表して
藤村響男

Webで見られる付属動画の使い方

●動画でわかる愛玩動物看護技術

お使いのブラウザに，下記のURLを入力するか，右の2次元バーコードを読み込むことで，メニュー画面に入ります．希望の動画を選択し，動画を再生します．または，動画が収録された手技のページにある2次元バーコードを読み込んでください．

※動画に音声は入っておりません．字幕にて適宜解説しておりますのでご参照ください．

https://gakken-mesh.jp/animalpractice/

- OSのバージョン，再生環境，通信回線の状況によっては，動画が再生されないことがありますが，ご了承ください．
- 各種のパソコン・端末のOSやアプリの操作に関しては，弊社ではサポートいたしません．
- 通信費などは，ご自身でご負担ください．
- パソコンや端末の使用に関して何らかの損害が生じたとしても，自己責任でご対処ください．
- 動画の配信期間は奥付に示すとおりですが，予期しない事情により，その期間内でも配信を停止する可能性があります．
- QRコードリーダーの設定で，OSの標準ブラウザを選択することをお勧めします．
- 動画に関する著作権はすべて（株）Gakkenにあります．

※閲覧環境：
- パソコン（WindowsまたはMacintosh）
- Android OS搭載のスマートフォンまたはタブレット端末
- iOS搭載のiPhone/iPadなど

メインメニュー

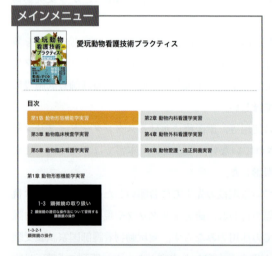

動画の一例

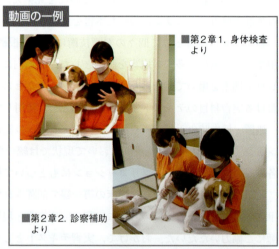

■第2章1. 身体検査 より

■第2章2. 診察補助 より

メインメニュー	サブタイトル	動画収録内容一覧
第1章　動物形態機能学実習	3. 顕微鏡の取り扱い	
	2 顕微鏡の適切な操作法について習得する	●顕微鏡の操作
第2章　動物内科看護学実習	1. 身体検査	
	1 全身状態を評価できる	●意識レベルの評価
		●粘膜色の評価
		●浅在リンパ節評価
		●体重測定
		●BCS評価
	2 バイタルサインを評価できる	●体温測定
		●聴診
		●股動脈圧測定
		●呼吸数の測定
		●CRT測定
	2. 診察補助	
	1 診察の準備や診察室の衛生管理ができる	●診察台の清掃
	2 基本的な保定を実施することができる	●エリザベスカラーの使用
		●保定の実施と体位変換
	3 聴診器や体温計，注射器を適切に取り扱うことができる	●聴診器のつけ方
		●体温計の取り扱い
		●注射器の扱い方
	4 採血・採尿（尿カテーテルの挿入を含む）の手順を習得している	●採血の手順
		●採尿の手順
	5 薬剤の取り扱い，経口投与・注射の手順を習得している	●経口投与の手順
		●注射の手順

メインメニュー	サブタイトル	動画収録内容一覧
第2章　動物内科看護学実習	3. 輸液・輸血に関わる技術	
	1 留置針設置の手順を習得し，準備および補助ができる	●留置針の設置
	2 輸液ポンプ，シリンジポンプを使用できる	●輸液ポンプのセット
		●シリンジポンプのセット
	3 輸液・輸血中の動物を管理できる	●輸液と輸血の管理
	4. マイクロチップに関わる技術	
	2 マイクロチップ装着手順を習得している	●マイクロチップの装着
	5. 生体検査	
	1 心電図を実施し，結果を記録できる	●心電図測定
	2 X線撮影のための基本的な保定ができる	●X線撮影の実際
	3 放射線防護のための装備を正しく扱える	●放射線防護衣の着用
	4 超音波検査のための基本的な保定ができる	●超音波検査の実際
	5 CT検査とMRI検査のための補助ができる	●CT検査の補助
		●MRI検査室の様子
	6 神経学的検査の所見を記録できる	●姿勢反応
		●脊髄反射
		●脳神経の検査
		●知覚の検査
	7 眼科検査（シルマー試験，フルオレセイン試験，眼底検査など）の補助ができる	●眼科検査の保定
		●シルマー試験
		●フルオレセイン試験
		●細隙灯顕微鏡検査
		●眼底検査
		●眼圧測定：圧平式眼圧計
		●眼圧測定：反跳式眼圧計
	8 皮膚検査（掻爬検査，スタンプ検査，被毛検査など）の補助ができる	●スクラッチ検査
		●スタンプ検査
		●被毛検査
		●真菌培養の手順
		●ウッド灯検査
	9 外耳道検査の補助ができる	●耳鏡による検査
		●細胞診用サンプル採取
		●オトスコープ検査
第3章　動物臨床検査学実習	1. 検体検査	
	1 検体採取と処理の手順を習得している	●針とシリンジの取り扱い方
	2 マイクロピペットや遠心分離器を正しく使用できる	●マイクロピペットの使い方
		●遠心分離器の使い方
	4 血液塗抹標本を作製，染色できる	●血液塗抹標本の作製
		●血液塗抹標本の染色
	5 血液塗抹標本を観察し，白血球の百分比を算出できる	●血液塗抹標本の観察
	6 全血球算定および血液生化学検査を実施できる	●血液生化学検査とCBCの測定
	8 尿検査を実施し，物理化学的性状を記録できる	●尿検査
	9 尿沈渣を観察し，所見を記録できる	●尿沈渣の観察
	10 糞便検査を実施し，虫卵および原虫を検出できる	●糞便検査
		●犬パルボウイルス検査キット
	11 細胞診の準備，補助ができる	●FNA
第4章　動物外科看護学実習	1. 術前準備	
	1 手術器具の準備，滅菌ができる	●手術器具の洗浄・滅菌
	2 手術衣，タオル・ドレープ類を準備し滅菌できる	●ガウンとドレープのたたみ方
	3 手術に必要な機器，器械台を準備できる	●手術器具や器械台の準備
	4 手術台への動物の固定，術野の消毒ができる	●術野の消毒
	5 手洗い，手術衣や手袋の装着ができる	●身だしなみ，キャップとマスクの着用
		●外科的手洗い（ラビング法）
		●ガウンとグローブの着用（クローズド法，オープン法）
	2. 術中補助	
	1 麻酔器の各部名称や使用法を理解し，指示に従って操作できる	●麻酔器の操作
	2 モニター機器（心電図，血圧計など）を接続でき，術中監視を行うことができる	●心電図モニターの装着と生体情報モニターの監視
	3 麻酔記録を作成することができる	●麻酔記録作成の様子
	4 直接補助（器械の受け渡しなど）ができる	●器械出しとオペの様子
	5 間接補助（無影灯，保温マットの操作など）ができる	●無影灯の操作
	6 歯科器具の取り扱いを理解し，歯科処置（歯石除去など）の補助ができる	●歯科処置の補助
	4. 救急救命	
	2 気管挿管を補助できる	●気管挿管
	3 心肺蘇生（人工呼吸，心マッサージ）の手順を習得している	●心肺蘇生の手順
第5章　動物臨床看護学実習	2. 入院および栄養管理	
	1 入院動物の管理，アセスメントができる	●歩行に問題のある犬についての介助
	2 ケージの清掃，管理ができる	●ケージの清掃・消毒
	4 栄養チューブ設置の準備や流動食の調製ができる	●チューブフィーディングの手技
第6章　動物愛護・適正飼養実習	1. 動物の基本的な取り扱い	
	1 動物種に応じた安全なハンドリングができる	●ネコのハンドリング
	2 動物を安全に散歩・運動させることができる	●安全に散歩・運動させる
	4 基本的なグルーミングを実施できる	●耳のケア
		●肛門嚢処置

愛玩動物看護技術プラクティス
CONTENTS

第1章 動物形態機能学実習

1・運動器／深沢英恵
1. 骨格標本を用いて代表的な骨を観察し，名称と特徴について理解する………2
2. 骨格標本を用いて代表的な骨を連結する関節を観察し，名称と構造，特徴について理解する………10
3. 代表的な骨格筋の名称と構造，機能について理解する………15

2・内臓器官／深沢英恵
1. 模型などを用いて代表的な内臓器官の配置について理解する………20
2. 模型などを用いて生殖器の雌雄差について理解する………24

3・顕微鏡の取り扱い／筏井宏実
1. 顕微鏡各部位の名称，検鏡条件（倍率など）について理解する………29
2. 顕微鏡の適切な操作法について習得する………31
3. 顕微鏡の適切な管理法について習得する………36

4・組織像の観察／深沢英恵
1. 主要臓器の組織の細胞や構造の特徴について顕微鏡で観察し，理解する………38
2. 組織像に認められる代表的な構造とその機能について理解する………46

第2章 動物内科看護学実習

1・身体検査／新島 亮
1. 全身状態を評価できる………54
2. バイタルサインを評価できる………63

2・診察補助／新島 亮
1. 診察の準備や診察室の衛生管理ができる………70
2. 基本的な保定を実施することができる………74
3. 聴診器や体温計，注射器を適切に取り扱うことができる………79
4. 採血・採尿（尿カテーテルの挿入を含む）の手順を習得している………84
5. 薬剤の取り扱い，経口投与・注射の手順を習得している………90

3・輸液・輸血に関わる技術／前田賢一
1. 留置針設置の手順を習得し，準備および補助ができる………96
2. 輸液ポンプ，シリンジポンプを使用できる………98
3. 輸液・輸血中の動物を管理できる………102

4・マイクロチップに関わる技術／新島 亮
1. マイクロチップの適切な挿入部位について理解する………105
2. マイクロチップ装着手順を習得している………108

5・生体検査
／田島一樹（1, 6〜9）・柿崎竹彦（2〜5）
1. 心電図を実施し，結果を記録できる………112
2. X線撮影のための基本的な保定ができる………117
3. 放射線防護のための装備を正しく扱える………122
4. 超音波検査のための基本的な保定ができる………126
5. CT検査とMRI検査のための補助ができる………129
6. 神経学的検査の所見を記録できる………133
7. 眼科検査（シルマー試験，フルオレセイン試験，眼底検査など）の補助ができる………141
8. 皮膚検査（掻爬検査，スタンプ検査，被毛検査など）の補助ができる………147
9. 外耳道検査の補助ができる………153

CONTENTS

第3章 動物臨床検査学実習

1・検体検査／田島一樹
1. 検体採取・処理の手順を習得している…………160
2. マイクロピペットや遠心分離器を正しく使用できる…………164
3. 血漿，血清を分離できる…………168
4. 血液塗抹標本を作製，染色できる…………172
5. 血液塗抹標本を観察し，白血球の百分比を算出できる…………179
6. 全血球算定および血液生化学検査を実施できる…………186
7. 簡易血清学的検査を実施できる…………190
8. 尿検査を実施し，物理化学的性状を記録できる…………194
9. 尿沈渣を観察し，所見を記録できる…………199
10. 糞便検査を実施し，虫卵および原虫を検出できる…………203
11. 細胞診の準備，補助ができる…………210

第4章 動物外科看護学実習

1・術前準備／前田賢一
1. 手術器具の準備，滅菌ができる…………216
2. 手術衣，タオル・ドレープ類を準備し滅菌できる…………219
3. 手術に必要な機器，器械台を準備できる…………223
4. 手術台への動物の固定，術野の消毒ができる……232
5. 手洗い，手術衣や手袋の装着ができる…………234

2・術中補助／前田賢一
1. 麻酔器の各部名称や使用法を理解し，指示に従って操作できる…………239
2. モニター機器（心電図，血圧計など）を接続でき，術中監視を行うことができる…………241
3. 麻酔記録を作成することができる…………243
4. 直接補助（器械の受け渡しなど）ができる………245
5. 間接補助（無影灯，保温マットの操作など）ができる…………248
6. 歯科器具の取り扱いを理解し，歯科処置（歯石除去など）の補助ができる…………249

3・術後管理／前田賢一
1. 術後の創傷管理（ネット，カラー装着などを含む）ができる…………253
2. 動物に包帯（粘着性，自着性など）を装着できる…………255
3. 抜糸の補助ができる…………257

4・救急救命／前田賢一
1. 必要な器材，薬剤を迅速に準備できる…………258
2. 気管挿管を補助できる…………260
3. 心肺蘇生（人工呼吸，心マッサージ）の手順を習得している…………263

第5章 動物臨床看護学実習

1・動物看護過程の実践
／髙橋 優・藤村響男
1. 動物看護過程の重要性を理解し，実践に活かすために基礎知識を習得する…………268
2. 看護上の問題を理解し優先順位を付け，援助の内容・方法を立案できる…………278
3. 動物看護計画と動物看護記録を作成できる………291

CONTENTS

2・入院および栄養管理／前田賢一

1. 入院動物の管理，アセスメントができる…………293
2. ケージの清掃，管理ができる…………298
3. ペインスケールを用いて痛みの程度を評価できる…………300
4. 栄養チューブ設置の準備や流動食の調製ができる…………301
5. 褥瘡をもつ動物の看護（体位変換など）ができる…………305

第6章 動物愛護・適正飼養実習

1・動物の基本的な取り扱い
／前田賢一（1，2，4）・小林元郎（3，5）

1. 動物種に応じた安全なハンドリングができる……308
2. 動物を安全に散歩・運動させることができる……311
3. イヌの散歩や運動，ふれあいのために，適切な道具（首輪，胴輪，リード，おもちゃなど）を選択することができる…………312
4. 基本的なグルーミングを実施できる…………317
5. 動物の飼養環境を適切に整備できる…………321

2・飼い主とのコミュニケーション／小林元郎

1. イヌやネコの品種に応じた特徴について説明できる…………327
2. 動物の適切な飼養方法（飼養環境，散歩方法，基本的なしつけなどを含む）について指導できる………331
3. 飼い主が法令に基づき遵守すべき対応について指導できる…………340
4. 動物の飼養が困難となっている飼い主への支援を説明できる…………343
5. 避難所等，災害時の飼い主への支援を説明できる…………345

3・動物愛護管理行政／小林元郎

1. 動物愛護管理センターの活動を理解する（動物愛護管理センターへの見学などを含む）…………348
2. 動物取扱業へ指導すべき内容について理解する…………351
3. 動物取扱業における顧客等への対応について実践することができる…………356

第7章 動物看護総合実習

1・概要／齊藤邦史

1. 臨地実習において愛玩動物看護師としての役割と責任ならびに実務能力を習得する…………360

2・動物看護業務の理解／齊藤邦史

1. チーム動物医療における愛玩動物看護師の役割を理解する………363
2. 動物診療施設を見学し，設備や機能を理解する…………365
3. 愛玩動物を適正に管理する方法について理解する…………368

3・動物看護業務の体験／齊藤邦史

1. 診察室における動物医療補助行為を体験する……370
2. 各種検査や処置，外科手術の補助を体験する……372
3. 入院動物の看護を体験する…………374
4. 動物の家族との適切なコミュニケーションを体験する…………376

4・動物看護業務の実践／齊藤邦史

1. 実際の動物診療施設で，診察室における診療の補助を実践する……378
2. スタッフと連携協働し，チーム動物医療を実践する…………381
3. 動物看護計画を立案し，実践する…………383
4. 動物の家族に対し適正飼養および療養生活の指導を実践する…………388

索引…………390

第1章

動物形態機能学実習

1. 運動器
2. 内臓器官
3. 顕微鏡の取り扱い
4. 組織像の観察

第1章 動物形態機能学実習
1 運動器

1 骨格標本を用いて代表的な骨を観察し，名称と特徴について理解する

ポイント
- 骨は体の支柱であり，筋や靱帯が付着する．
- 骨の名称は，筋や関節の名称と関連する場合が多い．
- 体を構成する骨は，哺乳類と鳥類で一部異なる．

全身骨格（図1，2）

- 骨格は，軸性骨格（頭蓋と脊柱），胸部骨格（肋骨と胸骨），付属骨格（前肢骨と後肢骨）に分けられる．
- 前肢骨は肩甲骨から指骨まで，後肢骨は寛骨から趾骨までを指す．

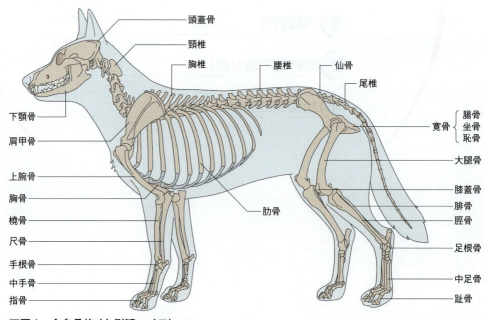

■図1　全身骨格（左側観，イヌ）

（文献1を参考に作成）

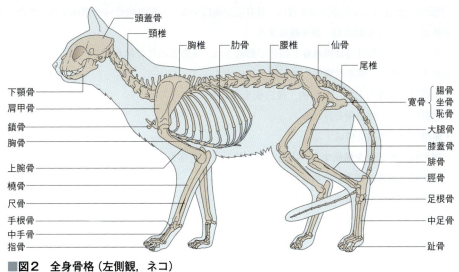

■図2　全身骨格（左側観，ネコ）

（文献1を参考に作成）

頭蓋骨（図3），下顎骨（図4）

- 後頭骨：後頭顆で環椎と関節する．大（後頭）孔には脊髄が通る．
- 頭頂間骨：成長に伴い周囲と結合する．動物種によっては独立している．
- 頭頂骨：後頭骨と前頭骨の間で，内面は脳と接する．
- 前頭骨：眼窩の一部を構成し，内面は脳と接する．

※幼齢時に前頭骨と頭頂骨の間にある間隙を泉門（前頭頭頂泉門）と呼ぶ．

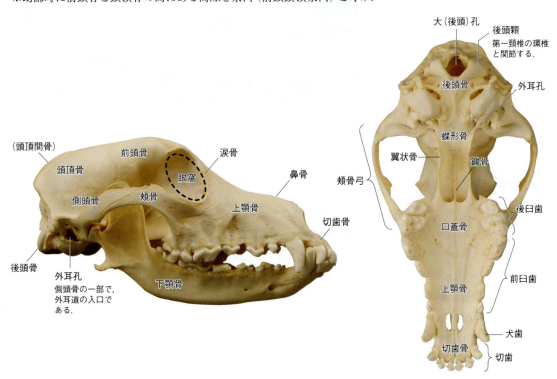

■図3　頭蓋（右側観，イヌ）（左）と頭蓋底（腹側観，イヌ）

（骨格標本：北里大学獣医学部獣医解剖学研究室）

- **側頭骨**：聴覚器と平衡感覚器を容れ，外耳孔が開口する．一部が頬骨弓を構成する．また，下顎骨と関節する．
- **頬骨**：頬骨弓と眼窩の一部を構成する．

※イヌやネコの頬骨弓は側頭骨と頬骨で形成され，下顎骨の筋突起が入る．

- **涙骨**：眼窩の一部を構成し，鼻涙管が開口する．
- **上顎骨**：上顎の犬歯，前臼歯，後臼歯を容れる．
- **切歯骨**：上顎の切歯を容れる．
- **鼻骨**：鼻の基礎を構成する．
- **蝶形骨**：頭蓋底を構成する．内面は脳と接し，下垂体を容れる．
- **翼状骨・鋤骨**：頭蓋底を構成する．
- **口蓋骨**：頭蓋底を構成し，口腔の背側を形成する．
- **篩骨**：鼻骨や上顎骨で囲まれた頭蓋の内部に存在するため，外からの観察は難しい．
- **下顎骨**：下顎の歯を容れる．関節突起は側頭骨と関節し，筋突起は頬骨弓の内側に入り込み，筋の付着点となる．イヌやネコ，ウサギには角突起が存在する．

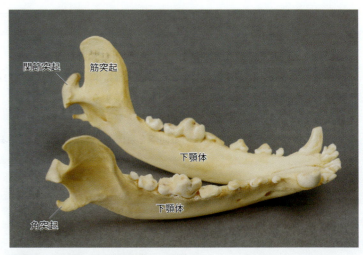

■図4　下顎骨（右背外側観，イヌ）

（骨格標本：北里大学獣医学部獣医解剖学研究室）

脊柱，肋骨

- 椎骨（図5）は，部位により特徴が異なるため，ここでは一般形態を示す．
- 椎骨は，頸椎，胸椎，腰椎，仙椎，尾椎（図6）は英語の頭文字で表す場合がある（例：第七頸椎＝C7）．この表記方法は椎骨間を通る脊髄神経でも共通する（例：第八頸神経＝C8）．
- **頸椎 (C: Cervical vertebrae)**：第一頸椎を環椎，第二頸椎を軸椎と呼ぶ．第七頸椎は棘突起が長く，後端には第一肋骨が関節する．哺乳類の頸椎は，基本的に7個である．
- **胸椎 (T: Thoracic vertebrae)**：棘突起が長く，隣接する2個の胸椎の間に1つの肋骨窩が形成される．肋骨は，胸椎間の肋骨窩と後方の胸椎の横突起と関節する（「胸部の関節」，p.12参照）．
- **腰椎 (L: Lumbar vertebrae)**：横突起が長く，筋の付着部位として発達している．個体により数が異なる場合がある．
- **仙椎 (S: Sacral vertebrae)**：3個の仙椎が癒合したものを，仙骨と呼ぶ．後肢の寛骨と強固に関節する．

- 尾椎（Cd, Ca, Co など：Caudal〔coccygeal〕vertebrae）：遠位になるほど突起を失い，棒状になる．数は個体差がある．
- 肋骨（図7）は，第七頸椎および胸椎と関節する．胸椎，肋骨，胸骨による胸部の空間を胸郭と呼ぶ．

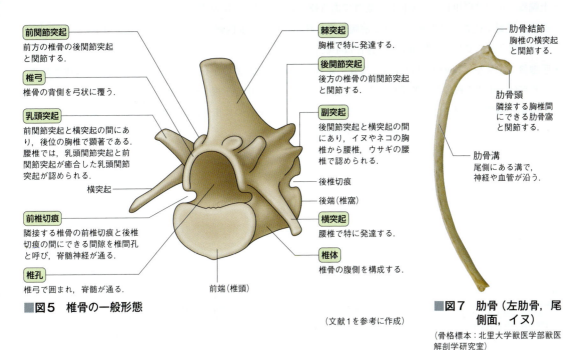

前関節突起
前方の椎骨の後関節突起と関節する．

椎弓
椎骨の背側を弓状に覆う．

乳頭突起
前関節突起と横突起の間にあり，後位の胸椎で顕著である．腰椎では，乳頭関節突起と前関節突起が癒合した乳頭関節突起が認められる．

前椎切痕
隣接する椎骨の前椎切痕と後椎切痕の間にできる隙間を椎間孔と呼び，脊髄神経が通る．

椎孔
椎弓で囲まれ，脊髄が通る．

棘突起
胸椎で特に発達する．

後関節突起
後方の椎骨の前関節突起と関節する．

副突起
後関節突起と横突起の間にあり，イヌやネコの胸椎から腰椎，ウサギの腰椎で認められる．

後椎切痕
後端（椎窩）

横突起
腰椎で特に発達する．

椎体
椎骨の腹側を構成する．

横突起
前端（椎頭）

■図5　椎骨の一般形態
（文献1を参考に作成）

肋骨結節
胸椎の横突起と関節する．

肋骨頭
隣接する胸椎間にできる肋骨窩と関節する．

肋骨溝
尾側にある溝で，神経や血管が沿う．

■図7　肋骨（左肋骨，尾側面，イヌ）
（骨格標本：北里大学獣医学部獣医解剖学研究室）

仙椎（3個）

頸椎（7個）
第七頸椎

尾椎（数は不定）　仙椎（3個）　腰椎（7個）　胸椎（13個）　頸椎（7個）
肋骨（第一～十三肋骨）
胸骨
軸椎（第二頸椎）
環椎（第一頸椎）

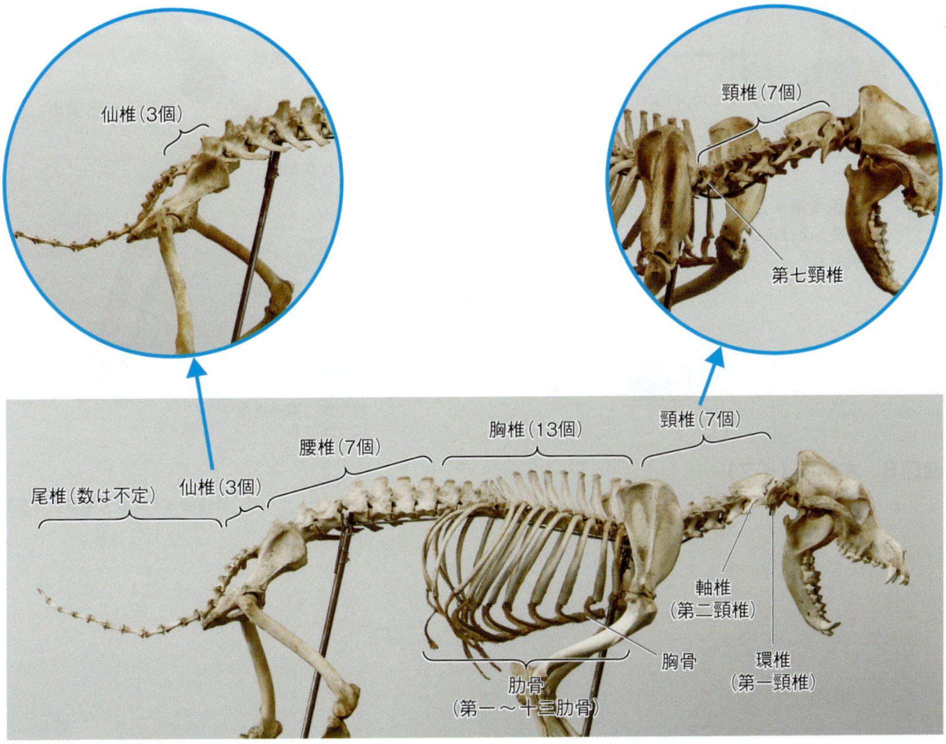

■図6　軸性骨格と胸部骨格（右側観，イヌ）
（骨格標本：北里大学獣医学部獣医解剖学研究室）

前肢（図8, 9）

- **肩甲骨**：扁平な骨で，イヌやネコでは筋により体幹とつながっている．
- **上腕骨**：近位は肩甲骨と，遠位は前腕骨である橈骨および尺骨と関節する．
- **橈骨と尺骨**：橈骨と尺骨を合わせて前腕骨格と呼ぶ．橈骨は前内側，尺骨は後外側に位置する．橈骨と尺骨は近位と遠位で互いに関節する．遠位は手根骨と関節する．
- **手根骨**：イヌやネコの手根骨は副手根骨，尺側手根骨，中間橈側手根骨，第一〜四手根骨で構成される．ウサギは，中間手根骨と橈側手根骨が独立しており，さらに中心手根骨が存在する．
- **中手骨と指骨**：イヌやネコ，ウサギは5本の中手骨と指骨をもつ．指骨は基節骨，中節骨，末節骨で構成されている．指骨の間の掌側には微小な種子骨が存在する．

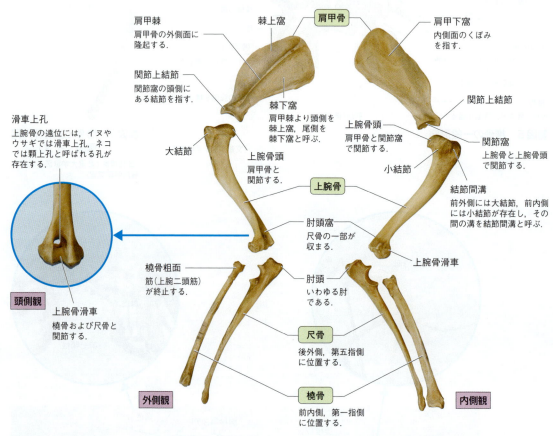

■図8　左前肢（イヌ）

（骨格標本：北里大学獣医学部獣医解剖学研究室）

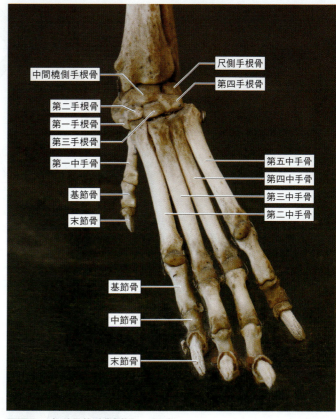

■図9　左手骨格（背側観，イヌ）
※副手根骨は，尺側手根骨の掌側に位置する．

（骨格標本：北里大学獣医学部獣医解剖学研究室）

後肢（図10）

- **寛骨**：頭側の腸骨，正中の恥骨，尾側の坐骨により構成され，成体では癒合している．恥骨と坐骨で左右が結合しており，結合部位を骨盤結合と呼ぶ（図11）．
- **大腿骨**：近位では寛骨と，遠位では脛骨および膝蓋骨と関節する．
- **脛骨と腓骨**：脛骨と腓骨を合わせて下腿骨格と呼ぶ．脛骨は太く，内側に位置し，近位で大腿骨と関節する．腓骨は細く，外側に位置し，近位で脛骨と関節する．どちらも遠位は足根骨と関節する．
- **足根骨**：足根骨の近位では，踵骨が外側を，距骨が内側を占める．遠位は，中心足根骨，第一〜四足根骨で構成される．
- **中足骨と趾骨**：前肢と似るが，イヌやネコの第一中足骨は退化または痕跡的である．一部の犬種では第一趾をもち，俗に狼爪と呼ばれている．

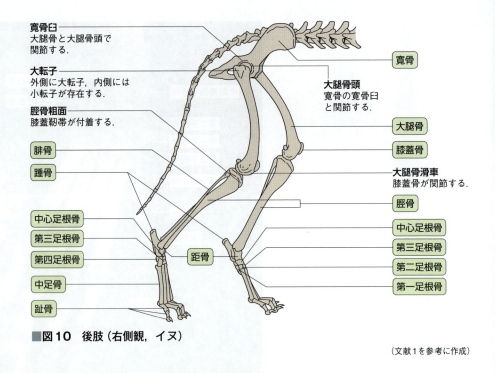

■図10　後肢（右側観，イヌ）

（文献1を参考に作成）

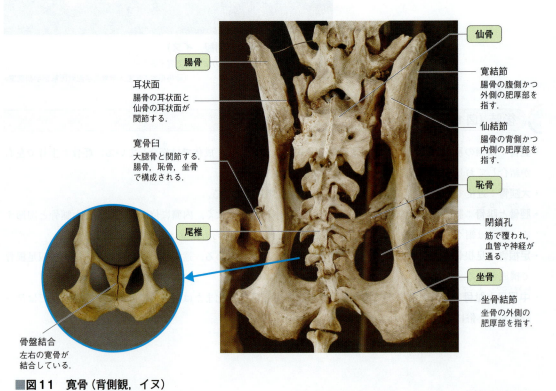

■図11　寛骨（背側観，イヌ）

（骨格標本：北里大学獣医学部獣医解剖学研究室）

鳥類の骨格（図12）

- 鳥類の骨の名称は，多くが哺乳類と共通しているが，鳥類特有の構造も存在する．哺乳類の骨に比べて，鳥類の骨は軽い．
- **軸性骨格**：歯を欠き，嘴をもつ．頸椎の数は哺乳類より多く，種により異なる．椎骨の一部は癒合し，これらは癒合胸椎や複合仙骨と呼ばれる．
- **前肢骨**：前肢は翼とも呼ばれる．翼と体幹の間には，肩甲骨，左右が結合した癒合鎖骨，遠位が胸骨と関節する烏口骨が存在し，3つの骨が関節する部分には，三骨間管と呼ばれる間隙が存在する（図13）．
- **後肢骨**：左右の寛骨が複合仙骨を挟む．ほとんどの鳥類の寛骨は，骨盤結合を形成しない（開放性骨盤）．趾は，多くの鳥類で第一趾が尾側，第二〜四趾が頭側を向く．オウム目は第一，四趾が尾側，第二，三趾が頭側を向く．

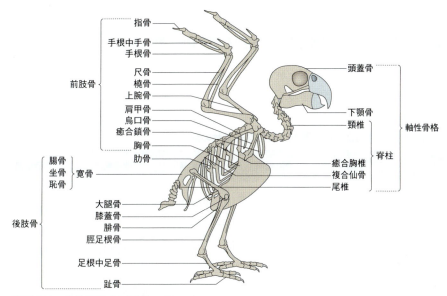

■図12　全身骨格（右側観，インコ）

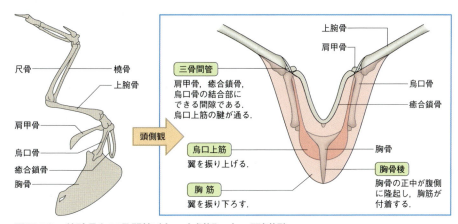

■図13　前肢骨と三骨間管（左：右側観，左：頭側観）

引用・参考文献
1）カラーアトラス獣医解剖学編集委員会監訳：カラーアトラス獣医解剖学，増補改訂第2版，上巻．緑書房，2016
2）日本獣医解剖学会監：犬の解剖カラーリングアトラス．学窓社，2003
3）藤村響男ほか編：愛玩動物看護師必携テキスト．Gakken，2023

第1章 動物形態機能学実習
1 運動器

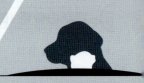

2 骨格標本を用いて代表的な骨を連結する関節を観察し，名称と構造，特徴について理解する

ポイント
- 関節とは，骨や軟骨の間の連結である．
- 関節は，筋や腱，靱帯などでつながっている．

形態による関節の分類と一般的な運動軸の数（表1）

- 運動軸とは，関節を動かすことができる方向のことである．一軸性は一方向に，二軸性は二方向に，三軸性は多方向に動かすことができる．

■表1　形態による関節の分類と一般的な運動軸の数

形態による名称	球関節	顆状関節	鞍関節	蝶番関節	平面関節	車軸関節
特徴	運動範囲が大きい	楕円形の関節面をもつ	馬の鞍のような形状の関節面をもつ	関節頭が滑車状である	関節面が平面で運動範囲が狭い	長い関節頭を軸に車輪様に動く
運動軸	三軸性関節	二軸性関節	二軸性関節	一軸性関節	一軸性関節	一軸性関節
例	肩関節	大腿脛関節	顎関節	肘関節	椎間関節	環軸関節
形態	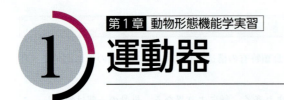					

（文献1より引用）

10

全身の主要な関節（図1）

- 全身には，部位によりさまざまな名称の関節が存在する．

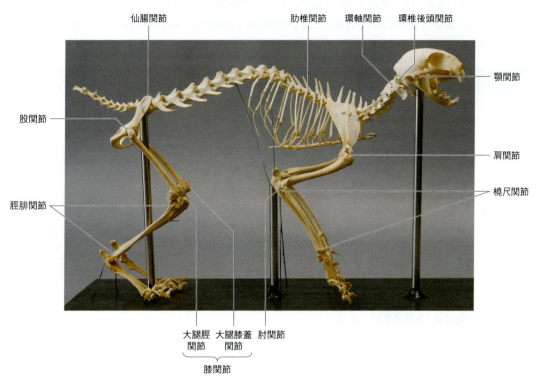

■図1　全身の主要な関節（右側観，ネコ）

(骨格標本：北里大学獣医学部獣医解剖学研究室)

頭蓋と脊柱の関節（図2）

- 頭部を動かす関節には，頭部を上下に動かす環椎後頭関節や，頭部を回転させる環軸関節などがある．

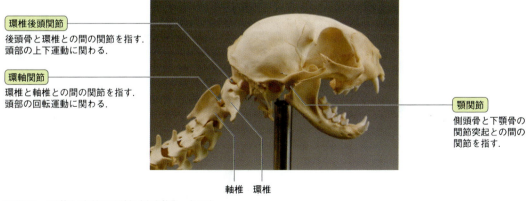

環椎後頭関節
後頭骨と環椎との間の関節を指す．頭部の上下運動に関わる．

環軸関節
環椎と軸椎との間の関節を指す．頭部の回転運動に関わる．

顎関節
側頭骨と下顎骨の関節突起との間の関節を指す．

■図2　頭蓋と脊柱の関節（右側観，ネコ）

(骨格標本：北里大学獣医学部獣医解剖学研究室)

胸部の関節（図3）

- 第七頸椎の後方には後肋骨窩，胸椎には椎体の前方に前肋骨窩，後方に後肋骨窩と呼ばれるくぼみが存在する．隣り合う胸椎の前肋骨窩と後肋骨窩により1つの肋骨窩が形成される．
- 肋椎関節は，胸椎間に形成される肋骨窩と肋骨の肋骨頭との関節と，隣り合う胸椎のうち後方の胸椎の横突起肋骨窩と肋骨の肋骨結節との関節の2つを指す．

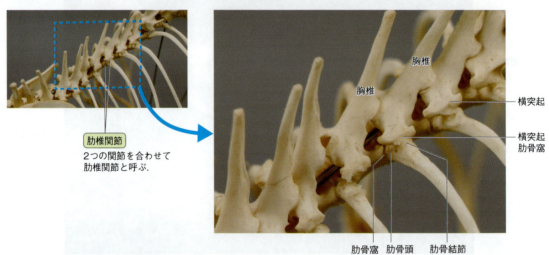

■図3　胸部の関節（左頭背側観，ネコ）

（骨格標本：北里大学獣医学部獣医解剖学研究室）

前肢の関節（図4）

- ヒトでは，鎖骨が肩甲骨と胸骨との間で関節することで，上肢と体幹がつながっている．
- イヌやネコ，ウサギなどの鎖骨は退化傾向にあり，筋内に骨片として残る程度である．したがって，前肢と体幹は骨による関節ではなく，筋（前肢帯筋）によってつながっている．

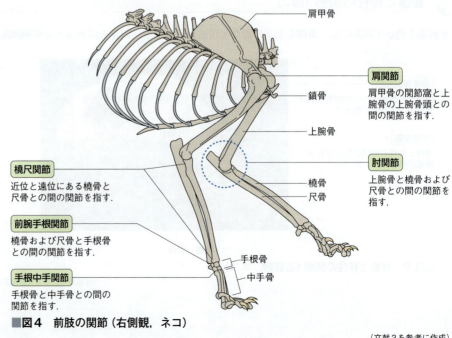

■図4　前肢の関節（右側観，ネコ）

（文献3を参考に作成）

後肢の関節

- 後肢（図5）は，体幹の仙骨と後肢の寛骨が仙腸関節により結合している（図6）．

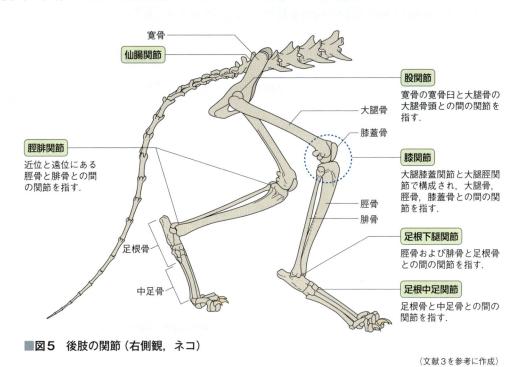

■図5　後肢の関節（右側観，ネコ）

股関節
寛骨の寛骨臼と大腿骨の大腿骨頭との間の関節を指す．

膝関節
大腿膝蓋関節と大腿脛関節で構成され，大腿骨，脛骨，膝蓋骨との間の関節を指す．

脛腓関節
近位と遠位にある脛骨と腓骨との間の関節を指す．

足根下腿関節
脛骨および腓骨と足根骨との間の関節を指す．

足根中足関節
足根骨と中足骨との間の関節を指す．

（文献3を参考に作成）

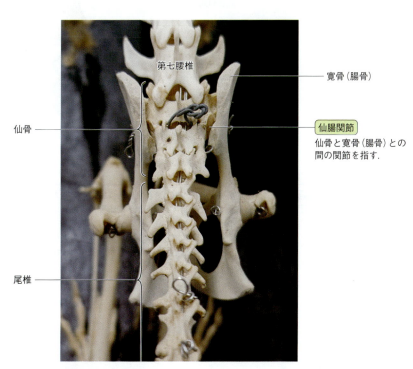

■図6　仙腸関節（背側観，ネコ）

仙腸関節
仙骨と寛骨（腸骨）との間の関節を指す．

（骨格標本：北里大学獣医学部獣医解剖学研究室）

膝関節（ネコ）(図7)

- 膝関節は大腿膝蓋関節と大腿脛関節で構成されている．
- 膝関節は，膝蓋骨と脛骨粗面を結ぶ膝蓋靱帯，大腿骨と脛骨を結ぶ前十字靱帯および後十字靱帯などで強固に結合している．

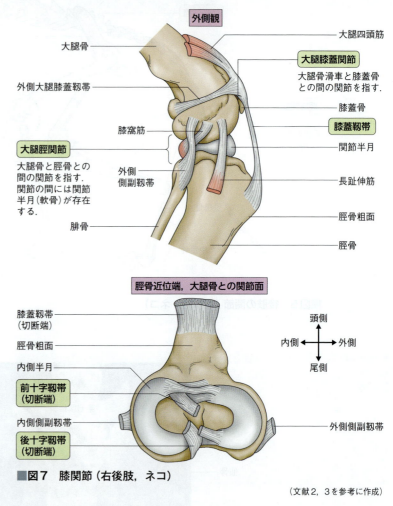

■図7　膝関節（右後肢，ネコ）

（文献2，3を参考に作成）

引用・参考文献
1) 藤村響男ほか編：愛玩動物看護師必携テキスト．Gakken，2023
2) カラーアトラス獣医解剖学編集委員会監訳：カラーアトラス獣医解剖学，増補改訂第2版，上巻．緑書房，2016
3) 九郎丸正道監：猫の解剖カラーリングアトラス．学窓社，2014
4) 日本獣医解剖学会編：獣医学教育モデル・コア・カリキュラム準拠　獣医解剖・組織・発生学　第2版．学窓社，2019

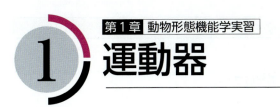
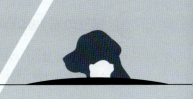

1 運動器

第1章 動物形態機能学実習

3 代表的な骨格筋の名称と構造，機能について理解する

ポイント
- 筋には横紋筋，平滑筋，心筋があり，骨格筋は横紋筋である．
- 骨格筋は骨に付着し，体の動きを生み出す．
- 骨格筋の名称は，主に体の部位や付着する骨の名称，筋による動きに由来する．

主な骨格筋（図1）

- 体の部位により，骨格筋の機能が異なる．

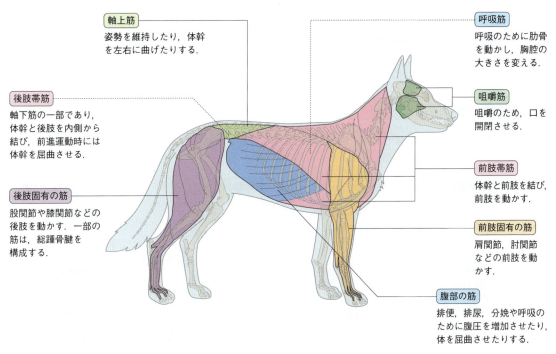

軸上筋
姿勢を維持したり，体幹を左右に曲げたりする．

呼吸筋
呼吸のために肋骨を動かし，胸腔の大きさを変える．

咀嚼筋
咀嚼のため，口を開閉させる．

後肢帯筋
軸下筋の一部であり，体幹と後肢を内側から結び，前進運動時には体幹を屈曲させる．

前肢帯筋
体幹と前肢を結び，前肢を動かす．

後肢固有の筋
股関節や膝関節などの後肢を動かす．一部の筋は，総踵骨腱を構成する．

前肢固有の筋
肩関節，肘関節などの前肢を動かす．

腹部の筋
排便，排尿，分娩や呼吸のために腹圧を増加させたり，体を屈曲させたりする．

■図1 主な骨格筋（右側観，イヌ）

（文献2を参考に作成）

頭部の筋（図2）

- 咀嚼筋（そしゃくきん）は，咀嚼のために口を開閉させる筋群を指す．
- 口を開ける筋は顎二腹筋（がくにふくきん），閉じる筋は咬筋（こうきん），側頭筋（そくとうきん），翼突筋（よくとつきん）である．

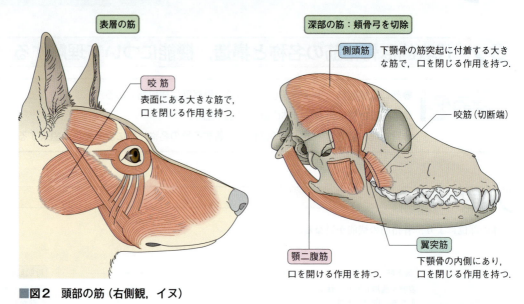

■図2　頭部の筋（右側観，イヌ）

（文献2を参考に作成）

呼吸筋（図3）

- 呼吸筋は呼吸するための筋群であり，胸郭（きょうかく）を広げる吸気性筋（きゅうき）と胸郭を狭める呼気性筋（こき）に分けられる．

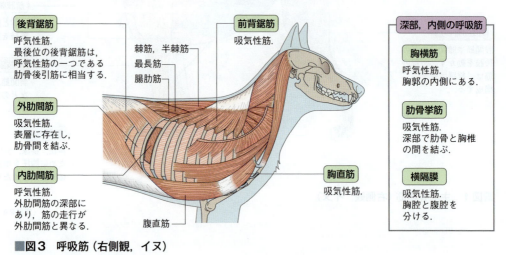

■図3　呼吸筋（右側観，イヌ）

（文献3を参考に作成）

軸上筋（図4）

- 脊椎の横突起より背側にある筋群を軸上筋と呼ぶ．姿勢を維持したり，体幹を左右に曲げたりする．

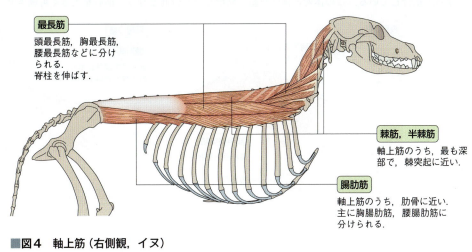

■図4　軸上筋（右側観，イヌ）

（文献4を参考に作成）

最長筋
頭最長筋，胸最長筋，腰最長筋などに分けられる．
脊柱を伸ばす．

棘筋，半棘筋
軸上筋のうち，最も深部で，棘突起に近い．

腸肋筋
軸上筋のうち，肋骨に近い．主に胸腸肋筋，腰腸肋筋に分けられる．

腹部の筋（図5）

- 腹部の筋は，腹圧の増加や体の屈曲に関わる．腹側の正中には，左右の筋が結合する縫合線である白線が存在する．

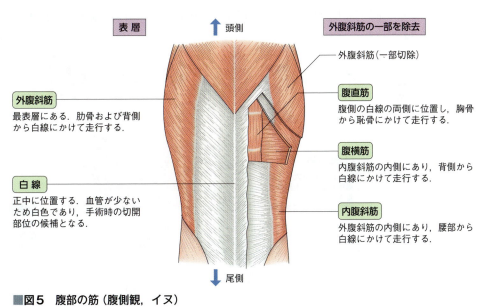

■図5　腹部の筋（腹側観，イヌ）

（文献5を参考に作成）

外腹斜筋
最表層にある．肋骨および背側から白線にかけて走行する．

白線
正中に位置する．血管が少ないため白色であり，手術時の切開部位の候補となる．

腹直筋
腹側の白線の両側に位置し，胸骨から恥骨にかけて走行する．

腹横筋
内腹斜筋の内側にあり，背側から白線にかけて走行する．

内腹斜筋
外腹斜筋の内側にあり，腰部から白線にかけて走行する．

前肢帯筋（図6）

- イヌやネコ，ウサギは鎖骨が退化傾向にある．そのため，体幹と前肢は骨どうしによる関節ではなく，筋によって結合している．この体幹と前肢を結ぶ筋群を前肢帯筋と呼び，前肢を大きく可動させる役割をもつ．

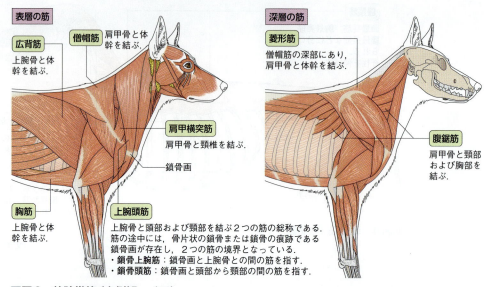

■図6　前肢帯筋（右側観，イヌ）

（文献4を参考に作成）

前肢の固有の筋（図7）

- 肩関節や肘関節など，前肢を動かすための多様な筋が存在する．
- 前腕にも多くの筋が存在し，主に，手根や指を曲げる屈筋と伸ばす伸筋，前腕を回内させる筋と回外させる筋で構成されている．

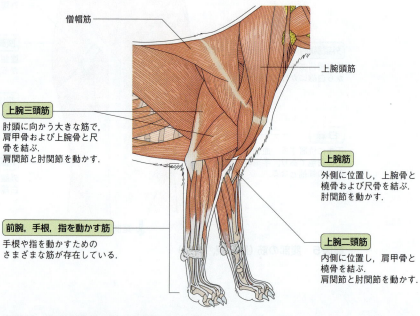

■図7　前肢の固有の筋（右側観，イヌ）

（文献2を参考に作成）

後肢固有の筋（図8）

- 股関節や膝関節など，後肢を動かす多様な筋や腱，靱帯が存在する．
- 総踵骨腱（ヒトのアキレス腱に相当）は，腓腹筋の腱を主体として，複数の筋の腱が合流してできた踵骨に付着する強大な腱の総称である．

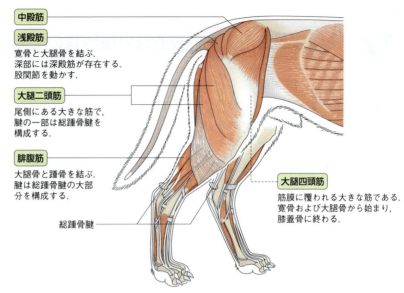

図8 後肢固有の筋（右側観，イヌ）

（文献2を参考に作成）

後肢帯筋と後肢の内側（図9）

- 後肢帯筋は体幹と後肢を結ぶ筋である．脊椎の横突起より腹側に存在するため，軸下筋と呼ばれる筋群に含まれる．
- 後肢の内側には，筋と筋の間にできる三角形のくぼみである大腿三角が存在し，大腿動脈が走行している．大腿三角は皮膚上から触知することができ，体表から脈拍を測ることができる．

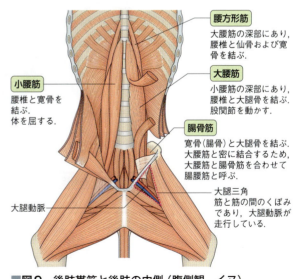

図9 後肢帯筋と後肢の内側（腹側観，イヌ）

（文献2を参考に作成）

引用・参考文献
1) 藤村響男ほか編：愛玩動物看護師必携テキスト．Gakken，2023
2) カラーアトラス獣医解剖学編集委員会監訳：カラーアトラス獣医解剖学，増補改訂第2版，上巻．緑書房，2016
3) 加藤嘉太郎ほか：新編家畜比較解剖図説，上巻．養賢堂，2003
4) 日本獣医解剖学会監：犬の解剖カラーリングアトラス．学窓社，2003
5) Evans and de Lahunta：犬の解剖（尼崎肇監訳）．ファームプレス，2012

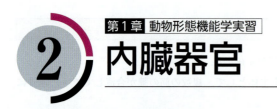
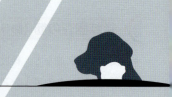

第1章 動物形態機能学実習

2 内臓器官

1 模型などを用いて代表的な内臓器官の配置について理解する

ポイント
- 内臓器官には，消化器系，呼吸器系，尿生殖器系（泌尿器系，生殖器），内分泌系がある．そのほかに体を構成する要素として，心臓血管系，神経系，感覚器がある．
- 哺乳類の内臓器官のほとんどは体腔内に存在し，体腔は横隔膜により胸腔と腹腔に分かれている．
- 胸腔には主に呼吸器系と心臓，腹腔には主に消化器系，尿生殖器系が位置する．

内臓器官（図1）

- 多くの内臓器官は体腔内に存在する．体腔は，肺と肝臓の間に存在する横隔膜により仕切られ，胸腔と腹腔に分かれている．
- また，左右で表層から観察できる内臓器官が異なり，雌雄で尿生殖器系の構成が異なる．

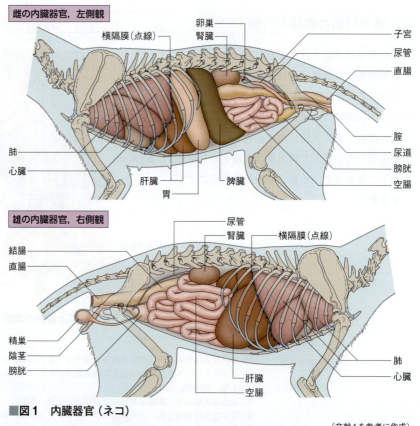

■図1 内臓器官（ネコ）

（文献1を参考に作成）

消化器系（図2）

- 消化器系は，口から肛門までのひと続きの消化管と消化液を分泌する付属腺で構成される．
- 消化管は口から始まり，食道，胃，小腸（十二指腸，空腸，回腸），大腸（盲腸，結腸，直腸）を経て肛門へつながる．
- 付属腺には，口腔周囲の唾液腺，肝臓，膵臓がある．

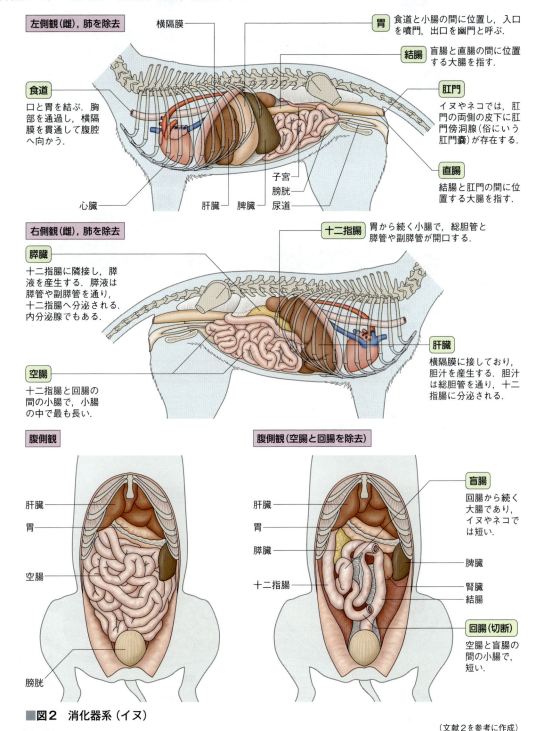

■図2　消化器系（イヌ）

（文献2を参考に作成）

呼吸器系と心臓（図3）

- 呼吸器系は外鼻孔から始まり，鼻腔，気管，肺へと続く．気管は頸部を通り，肺の近くで左右の気管支に分かれ，肺へ続く．肺は左肺と右肺があり，さらにいくつかの肺葉に分かれている．
- 心臓は左右の肺の間に存在し，イヌで第三〜六肋間隙，ネコでは第三，四〜六，七肋間隙に位置する．

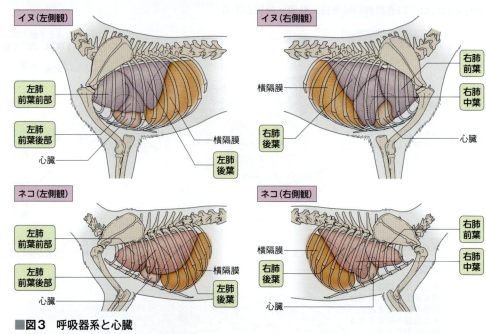

■図3　呼吸器系と心臓
※副葉は右葉の一部であり，右葉の内側に位置しているため，外側からは観察できない．

（文献3を参考に作成）

心臓血管系（図4）

- 心臓は心膜に包まれており，左右の肺の間に存在する．
- 全身の血液は，胸部の右側を通る前大静脈と後大静脈を経て心臓内に入る．血液は，心臓から肺へ移動し，肺でガス交換が行われる．その後，血液は再び心臓に戻り，胸部の左側を走行する大動脈を経て全身へ運ばれる．

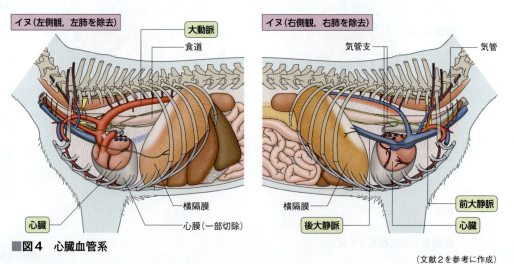

■図4　心臓血管系

（文献2を参考に作成）

泌尿器系（図5）

- 尿生殖器系を構成する泌尿器系は，腎臓，尿管，膀胱，尿道からなる．
- 腎臓は背側に存在し，イヌやネコなど多くの哺乳類では，右腎が前方，左腎が後方に位置する．
- 泌尿器系は，生殖器と合流することから尿道の位置や開口部は雌雄で異なる．また，腎臓の近くには内分泌腺である副腎が存在する．

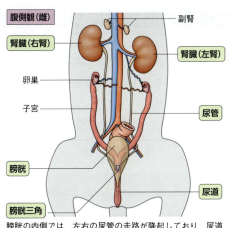
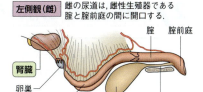
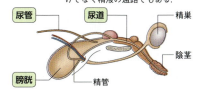

■図5　泌尿器系（ネコ）

（文献1，2を参考に作成）

内分泌系（図6）

- 内分泌系は腺であり，内分泌腺と呼ばれる．外分泌腺と異なり，内分泌腺は導管を欠き，毛細血管に直接ホルモンを分泌する．
- 内分泌腺は全身に存在し，甲状腺，上皮小体（じょうひしょうたい），副腎，下垂体（かすいたい），松果体（しょうかたい），膵島（すいとう），生殖巣（生殖腺）などがある．

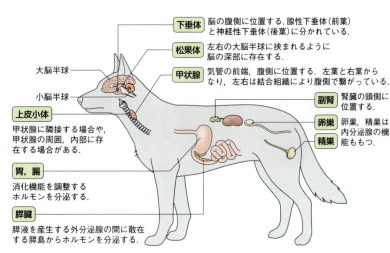

■図6　内分泌系（イヌ，左側観）
（文献1を参考に作成）

引用・参考文献
1) 九郎丸正道監：猫の解剖カラーリングアトラス．学窓社，2014
2) カラーアトラス獣医解剖学編集委員会翻訳：カラーアトラス獣医解剖学，増補改訂第2版，下巻．緑書房，2016
3) 山内昭二ほか監：獣医解剖学，第二版．近代出版，1998
4) 日本獣医解剖学会監：犬の解剖カラーリングアトラス．学窓社，2003

第1章 動物形態機能学実習
2 内臓器官

2 模型などを用いて生殖器の雌雄差について理解する

ポイント
- 雄雌の生殖器があり，どちらも泌尿器系と密接に関係している．
- 共通する構造として，卵子や精子を産生する生殖巣（生殖腺），それらを運ぶ生殖道，体外から観察できる外生殖器がある．
- 生殖道には副生殖腺が開口しており，雌雄や動物種により異なる．

生殖器の外貌（図1，2）

- 多くの哺乳類は，外生殖器の違いから雌雄を判別することができる．
- 雌の外生殖器は，肛門の腹側にあり，雌の外陰部（陰門）と呼ばれる．雄の外生殖器は陰茎と呼ばれ，イヌなど多くの哺乳類の陰茎は後肢の間にあり，先端は頭側を向く．しかし，ネコの陰茎の先端は尾側を向いており，勃起すると頭側を向くようになる（後述）．
- また，ゾウや鯨類以外のほとんどの哺乳類の雄は，若齢期に「精巣下降」により精巣が体腔内から陰嚢内に移動する．そのため，陰茎の基部に精巣を包む陰嚢が観察できる．

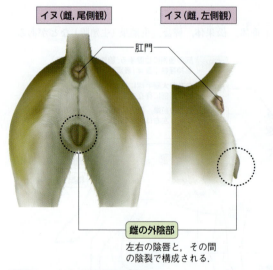
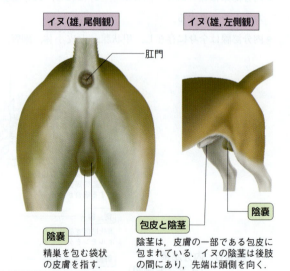

図1　イヌの生殖器の外貌

（文献1を参考に作成）

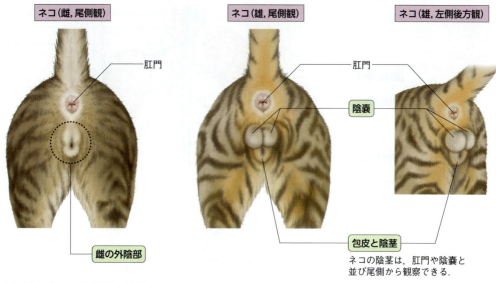

■図2　ネコの生殖器の外貌

(文献1を参考に作成)

雌性生殖器

- 生殖巣の卵巣，生殖道の卵管，子宮，腟，腟前庭，外生殖器である雌の外陰部から構成される（図3）．雌性生殖器は，直腸の腹側かつ膀胱の背側に存在する．生殖器と泌尿器は密接に関わっており，膀胱から連続する尿道が，腟と腟前庭の間の腹側に開口している．
- 避妊手術の際には，雌性生殖器に血液を供給する卵巣動脈と卵巣静脈，子宮動脈と子宮静脈，さらに子宮頸を結紮し，摘出する（図4）．なお，雌性生殖器は，消化器の存在により開腹しただけでは観察できず，腹腔内を探す必要がある．よって，避妊手術は比較的難易度が高い手術の1つである．
- イヌとネコの雌性生殖器は，左右に伸びた子宮が1つの子宮頸にまとまり，腟へ続く．ウサギでは，左右の子宮がそのまま2つの子宮頸へと続き，1つの腟に連続する（図5）．

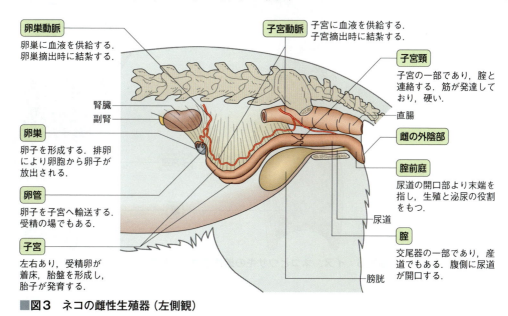

■図3　ネコの雌性生殖器（左側観）

(文献2を参考に作成)

25

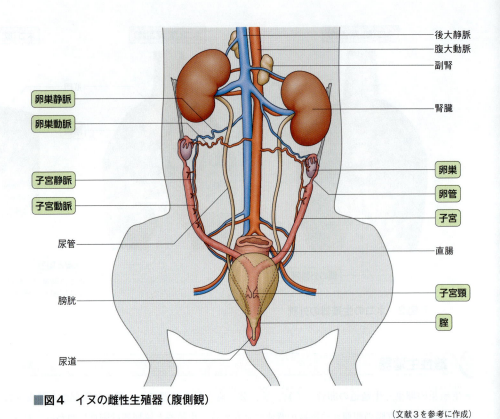

■図4　イヌの雌性生殖器（腹側観）

（文献3を参考に作成）

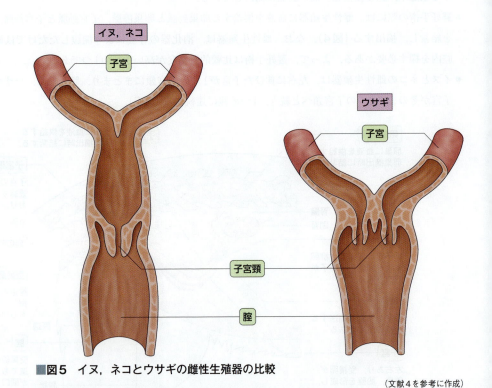

■図5　イヌ，ネコとウサギの雌性生殖器の比較

（文献4を参考に作成）

雄性生殖器

- 生殖巣の精巣，生殖道の精巣上体，精管，尿道，外生殖器である陰茎から構成される（図6）．陰嚢内の精巣で産生された精子は，副生殖腺から産生された分泌物と混ざり精液となる．精液は精巣上体から精管を通り，精管は尿道の背側に開口する．
- 去勢手術の際には，精管と精巣動脈と精巣静脈が通る精索を結紮，切断し，精巣を摘出する．
- 精管や尿道の周囲には，精液の液体成分の大部分を産生する副生殖腺が存在し，副生殖腺の構成には動物種差がある（図7）．ほとんどの哺乳類は共通して前立腺をもつ．イヌの副生殖腺は膨大部腺と前立腺だが，ネコはさらに尿道球腺をもつ．ウサギでは，さらに精嚢腺が前立腺の頭側に認められる．

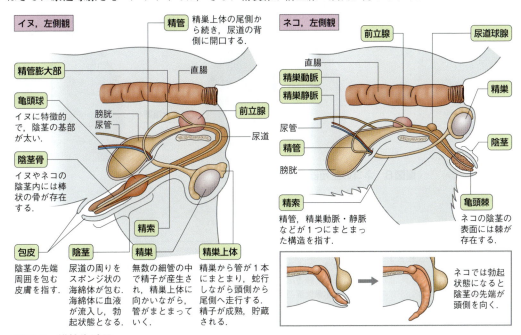

■図6 雄性生殖器

（文献3，6を参考に作成）

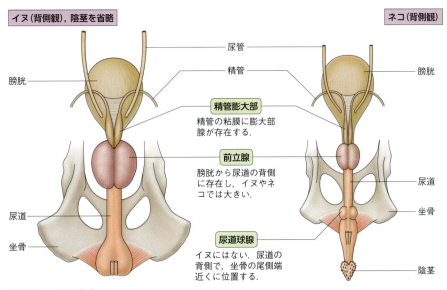

■図7 副生殖腺

（文献2を参考に作成）

ネコの生殖器（図8）

　ネコの雄性生殖器は特徴的であり，陰茎は肛門の近くに位置し，先端が尾側を向いている．雌性生殖器の雌の外陰部も，肛門の腹側に位置する．そのため，若齢のネコでは外部生殖器による雌雄判別が難しい．一般的に，肛門と外部生殖器との距離が短いほうが雌である．雄は成長するにつれて，肛門と外部生殖器の間に陰嚢が発達するため，雌より距離が長い．

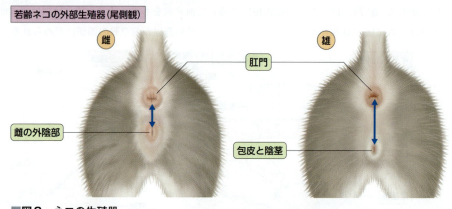

■図8　ネコの生殖器

（文献6を参考に作成）

引用・参考文献
1）尼崎肇監訳：イヌとネコの臨床解剖学．ファームプレス，2004
2）カラーアトラス獣医解剖学編集委員会監訳：カラーアトラス獣医解剖学，増補改訂第2版，上巻．緑書房，2016
3）日本獣医解剖学会監：犬の解剖カラーリングアトラス．学窓社，2003
4）加藤嘉太郎ほか：新編家畜比較解剖図説，上巻．養賢堂，2003
5）九郎丸正道監：猫の解剖カラーリングアトラス．学窓社，2014
6）武藤顕一郎監訳：図解　猫の解剖アトラス．インターズー，2016

3 顕微鏡の取り扱い

第1章 動物形態機能学実習

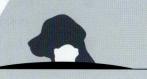

1 顕微鏡各部位の名称，検鏡条件（倍率など）について理解する

ポイント
- 顕微鏡各部位の名称とその機能を理解する．
- 検鏡条件とその調整法を習得する．

顕微鏡とは

- 顕微鏡は，光や電子線を利用し，微小な物体の微細構造を肉眼で観察できるようにする装置である．
- 光学顕微鏡，実体顕微鏡や電子顕微鏡など，さまざまな種類の顕微鏡がある．
- 一般的に動物病院での臨床検査で使用される「顕微鏡」といえば，「プレパラート」を透過光で拡大して観察する光学顕微鏡を指すことが多いことから，ここでは「光学顕微鏡」について説明する．

顕微鏡の各部位（図1）

- 顕微鏡を構成する部位を以下に示す．
① 本体
② 接眼レンズ：鏡筒にねじ止めされている．倍率は10倍（×）が多く使用されている．レンズの部分を素手で触らないように注意する．
③ 鏡筒：双眼レンズの鏡筒．写真撮影やTV検鏡用には三眼の鏡筒がある．
④ 対物レンズ：多くの場合，4種類の倍率（4×，10×，40×，100×）が使用される．
⑤ コンデンサー：ステージの下についている集光用のレンズで，光源から入ってくる光を調節する．上限より少し下げた位置が定位置．対物レンズに合わせて開口絞りレバーの位置を調整する．
⑥ ランプ
⑦ 電源スイッチ
⑧ レボルバー：対物レンズを4本装着できる．この部分をもって回転させることにより倍率の異なる対物レンズを変える．対物レンズ自体をもって回さないように注意する．
⑨ ステージ：観察する標本を置き，標本ホルダーで保持する．
⑩ 標本ホルダー：根元または先端の折り曲げ部に指をかけて爪を開き，観察する標本を保持する．

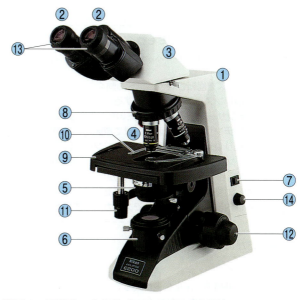

■図1　顕微鏡の各部位（ECLIPSE E200）
（写真提供：ニコンソリューションズ．https://www.microscope.healthcare.nikon.com/ja_JP/products/upright-microscopes/eclipse-e200 より2024年5月27日検索）

29

⑪ ステージ移動ノブ（上：前後方向，下：左右方向）：ステージ上の標本を前後左右に移動させる．上部のノブを回すと標本は前後に移動し，下部のノブを回すと左右に移動する．
⑫ フォーカスハンドル（粗動，微動）：粗動もしくは微動によるピント合わせの際に用いる．
⑬ 視野補正環：左右の目の視力に合わせて調整する．
⑭ 調光ダイヤル：光源の明るさを調節する．時計回りに回すと視野が明るくなる．顕微鏡を使用しない場合は最小にしておく．また電源を入れる際も必ず最小にしておく．

顕微鏡の倍率

- 接眼レンズ（例：10倍）と対物レンズ（例：4倍，10倍，40倍，100倍）にはそれぞれ倍率があるため，顕微鏡の総合倍率は，接眼レンズの倍率×対物レンズの倍率で求められる．
- たとえば，最も低い倍率は接眼レンズ10倍× 対物レンズ4倍＝40倍，最も高い倍率は接眼レンズ10倍×対物レンズ100倍＝1,000倍となる．

検鏡条件

- 顕微鏡を用いて標本を観察する際は，検鏡前の準備，ピント合わせ，視度と目幅の調整，視野の明るさや色の調整が重要となる．
- それぞれの方法や手順については次項に記載するが，以下のことを注意しながら操作すると，トラブルを回避でき，顕微鏡の能力を最大限に活用した観察をすることができる．ただ，標本自体が厚いと観察したい部分のピントが合いにくく観察しづらくなるので，標本の作製はていねいに行う必要がある．

【検鏡時にゴミが見える】
- ステージを動かすとゴミも動く
  →標本，スライドガラス，カバーガラスをクリーニングする．
- 接眼レンズを回転させるとゴミも動く
  →接眼レンズをクリーニングする．
- コンデンサーを上下するとゴミのピントが変わる
  →コンデンサーから光源にかけて原因があるので，視野絞りや光源上のガラスクリーニングを行う．
- コンデンサーを上下するとゴミのピントが変わらない
  →対物レンズから接眼レンズにかけて原因があるので，対物レンズのクリーニングを行う．解決しなければ内部に問題があるのでメーカーに依頼する．

【ピントがおかしい】
- 特定の対物レンズがおかしい
  →対物レンズのクリーニングを行う．特に40倍のレンズは100倍の油浸レンズのオイルがつきやすい．
- コンデンサーを上下しても変化がない
  →接眼レンズがしっかりと入っているか，視度調節ができているか確認する．もしくはステージ上やスライドガラス上の標本が浮き上がっていないか確認する．

【見え方がおかしい】
- 色がつく
  →付属装置のフィルターが入っていないか確認し，フィルターを外す．
- 黄色みがかかった色がつく
  →調光ダイヤルを動かし，適切な光量にする．
- 暗い
  →コンデンサーの開口絞りを開いてみる．
- コントラストがない
  →コンデンサーの開口絞りを絞ってみる．
- 照明ムラがある
  →光軸やコンデンサーの調整を行ってみる．

3 顕微鏡の取り扱い

第1章 動物形態機能学実習

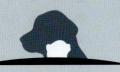

2 顕微鏡の適切な操作法について習得する

ポイント
- 接眼レンズを覗きながら，粗動フォーカスハンドルを回す場合は，必ずステージを下げる方向（手前）に回す．
- 粗動フォーカスハンドルを使ってステージを上げる場合は，接眼レンズから目を離し，顕微鏡を真横から見ながら操作する．
- 低倍率の対物レンズでピントを合わせてから，レボルバーを回して高倍率の対物レンズに切り替える．

顕微鏡の使用場所

- しっかりとした机または台の上に，水平に設置/保管する．
- 振動の少ない場所で使用する．
- 動物の被毛やホコリ，ゴミの少ない場所で使用する．

顕微鏡の操作手順

顕微鏡の操作

a) 検鏡前の準備（図1）
① コンセントを差し込み，電源スイッチをONにする．

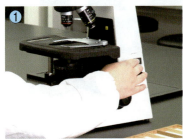
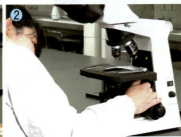
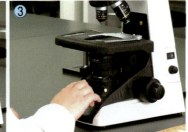
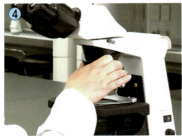
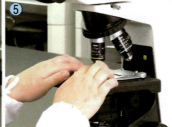
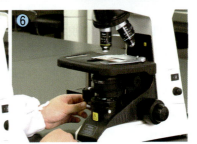

■図1　検鏡前の準備

② コンデンサーの位置を上限から少し下げた位置にする．
③ 視野絞り，開口絞りを全開にする（左方向一杯に回す）．
④ レボルバーを回し，対物レンズ10倍を光路に入れる（カチッと止まるところまで回す）．
⑤ カバーガラスを上に向けて標本をステージの上に置く（標本ホルダーの可動側の爪を開き，標本を固定する）．
⑥ ステージ前後方向移動ノブとステージ左右方向移動ノブを回して，標本の観察部分が光路に入るように移動させる．

b）ピント合わせ（図2）
① 粗動フォーカスハンドルを奥側へ回して，ステージを一番上まで上げる（接眼レンズを覗かずに，顕微鏡を真横から見ながら操作する．4倍，10倍の対物レンズであれば作動距離が広いため，標準のスライドガラスとカバーガラスを使用した標本と対物レンズの先端が接触することはない）．
② 右目もしくは左目で接眼レンズを覗きながら，調光ダイヤルで光源の明るさを調節する．
③ 接眼レンズを覗きながら，粗動フォーカスハンドルを手前にゆっくり回してステージを下げ，ピントを合わせ，次に微動フォーカスハンドルを回してさらにピントを調節する．

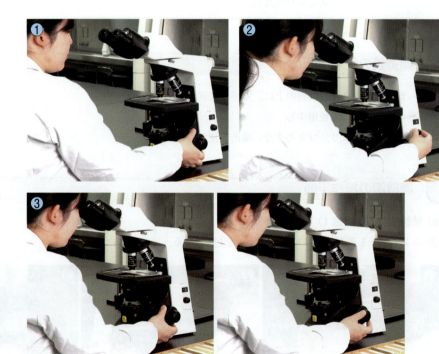

■図2　ピント合わせ

c）視度調整（左右の視力差に合わせて，接眼レンズの視度を補正する操作）（図3）
① 右目で右の接眼レンズを覗きながら右の視度補正環を回して標本にピントを合わせる．
② 次に，左目で左の接眼レンズを覗きながら左の視度補正環を回して標本にピントを合わせる．
③ 左右接眼レンズの間隔を両目の間隔に合わせるため，左右接眼レンズを覗きながら双眼部を動かし，左右の視野が一つに重なって見えるよう開き具合を調節する（遠くを見る感じで接眼レンズを覗くと合わせやすい）．

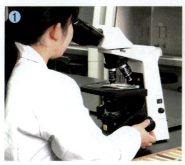 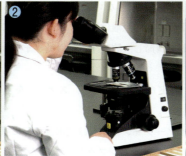 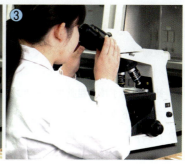

■図3　視度調整

d) 検鏡（対物レンズや標本を交換して，本検鏡操作を繰り返す）(図4)
① さらに拡大したいときは，ステージを下げる．
② レボルバーを回して，使用したい対物レンズを選択して光路に入れる．
③ コンデンサーの開口絞りレバーと使用する対物レンズの倍率を同じ数値に合わせる．
④ 接眼レンズを覗き，調光ダイヤルを回して明るさを調整する．
　※初めて観察する標本や広い範囲を観察する場合は，4倍や10倍の低倍率から観察し始める．
⑤ ステージ前後方向移動ノブおよびステージ左右方向移動ノブを回して標本を移動させる．
⑥ 標本にピントが合っていない場合，接眼レンズを覗きながら微動フォーカスハンドルを回してピントを合わせる．

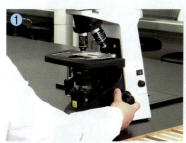 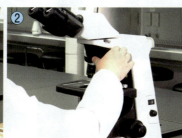 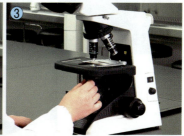
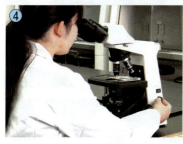 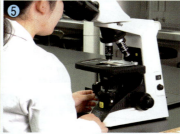 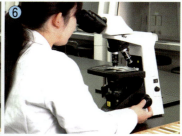

■図4　検鏡

e) 油浸操作（血液塗抹標本の観察などに使用）(図5)
● 対物レンズに「Oil」と表示してあるものは，油浸系対物レンズ（主に100倍）で，その先端と標本の間をイマージョンオイルで満たして（油浸）使用する．また，レンズの先端部の黒色ラインも，油浸系対物レンズであることを示している．
① 40倍から100倍の対物レンズ（油浸レンズ）に変更する際は，レボルバーを少しだけ回して，標本上にイマージョンオイルを滴下する（つけ過ぎない）．

② ゆっくりとレボルバーを回して，気泡が入らないよう注意しながら100倍の対物レンズを光路に戻してセットする（対物レンズとスライドガラスの距離はほとんどなく，間にオイルが満たされている）．
③ 微動フォーカスハンドルでピントを調節し，観察する．微動フォーカスハンドルで少し調節するだけでピントは合う．
④ 観察が終了後，粗動フォーカスハンドルを手前に回し，ステージを下げる．
⑤ スライドガラスを取る．
⑥ 油浸レンズおよび標本についたイマージョンオイルは使用後すぐに拭き取る．イマージョンオイルの拭き取りには，石油ベンジンなどを浸み込ませたレンズクリーニングペーパーを使用し，最後に無水エタノールで仕上げ拭きを行うときれいに仕上がる．

〈気泡除去法〉
- 油浸操作における気泡の除去は，以下の操作を繰り返し行う．
  ・レボルバーを少し回して，油浸にしている対物レンズを1～2回往復させる．
  ・オイルが不足している場合は，オイルをさらに加える．
※上記の操作を試しても，気泡除去できない場合は，オイルを一度拭き取り，つけ直す．

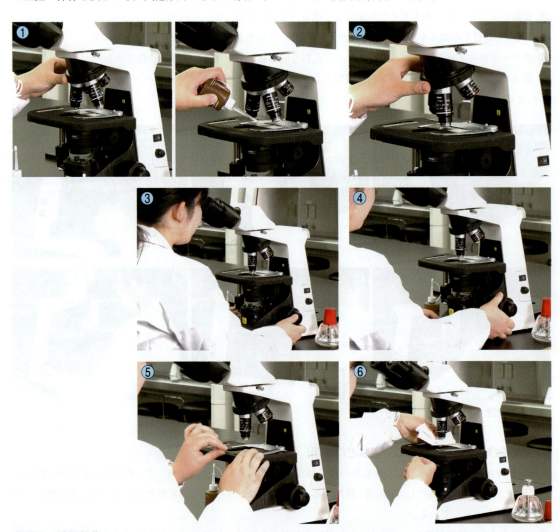

■図5　油浸操作

f）使用後（図6）

① 調光ダイヤルを最小にしてから電源スイッチをOFFにする．
② 対物レンズはレバルバーを回して低倍率にし，標本ホルダーの可動側の爪を開き標本を外す．

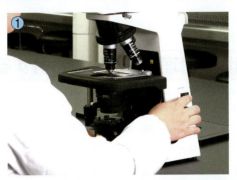

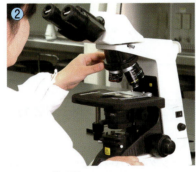
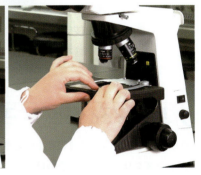

■図6　使用後

Memo

3 顕微鏡の取り扱い

第1章 動物形態機能学実習

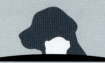

3 顕微鏡の適切な管理法について習得する

ポイント
- 顕微鏡は精密機械であるので，ていねいに扱う必要がある．
- 通常のメンテナンスは，油，水などを使用したときの汚れを落とす後始末として，また光学系に指紋などをつけた場合にそれを除去する目的で行う．
- メンテナンスは説明書に従って行い，特に異常があった場合はメーカーに問い合わせる．
- 使用後はダストカバーをかけ，本体に組み込まれていない光学系はデシケーターに保管する．

接眼レンズ，視野絞り，コンデンサーのゴミ除去（図1）

① ブローアーでゴミやほこりを吹き飛ばす．
② レンズクリーニング液をつけたクリーニングペーパーや柔らかい布で軽く拭き取る．
③ 軽くゆっくり円を描くように外側へ拭き取っていく．

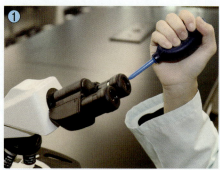
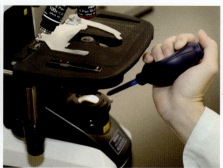
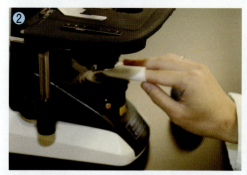
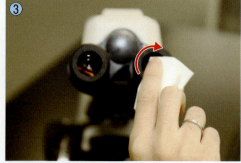

■図1 接眼レンズ，視野絞り，コンデンサーのゴミ除去

対物レンズのオイル除去（図2）

① レンズクリーニングペーパーで軽く拭き取る．
② レンズクリーニング液をつけたクリーニングペーパーで軽く拭き取る．
③ オイルを再度付着させないように，往復させずに一方向で拭き取っていく．

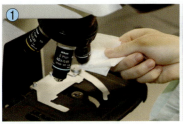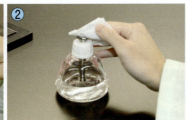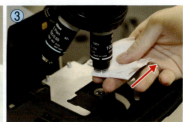

■図2　対物レンズのオイル除去

顕微鏡の汚れ除去（図3）

- ひどく汚れた場合は，ガーゼに薄めた中性洗剤を少量含ませて軽く拭く．
  ※アルコール，エーテル，シンナーなどの有機溶剤は塗装部分やプラスチック部分が変色することがあるため使用しない．

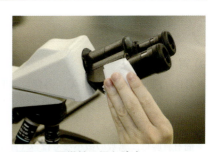

■図3　顕微鏡の汚れ除去

保管（図4）

- 湿気はカビの発生や腐食の原因となるので，乾燥剤等で除湿対策をしている戸棚や木箱などに入れて保管する（図4 ①）．
- 直射日光があたり高温になる窓際などや温度変化の激しい場所を避ける．
- ほこりを避けるためにビニールカバー（ダストカバー）をかける．
- 電源をOFFにして，ランプやその周辺が十分に冷えてからダストカバーをかける．
- 本体に組み込まれていない対物レンズや接眼レンズは乾燥剤を入れたデシケーター（容器）で保管することが望ましい（図4 ②）．

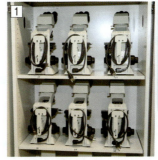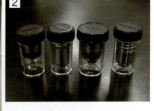

■図4　保管

定期点検

- 定期的に点検，整備することが性能維持のために望ましい．

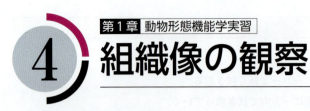
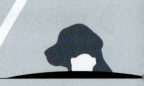

第1章 動物形態機能学実習

4 組織像の観察

1 主要臓器の組織の細胞や構造の特徴について顕微鏡で観察し，理解する

ポイント
- 臓器はそれぞれ機能が異なり，臓器を構成する組織，組織を構成する細胞も特有の形態や特徴を持つ．
- 組織標本は，一般的な染色方法であるヘマトキシリン・エオジン（HE）染色で染められている．
- HE染色では，核が青紫，細胞質や細胞間が赤からピンクに染まる．

消化器系

a) 胃（図1）
- 胃は，内側に粘膜（**図1A**），外側には平滑筋による筋層（**図1B**）が存在する．
- 胃は，粘膜自体が物質を分泌する腺の役割をもち，胃の中央（胃体部）の粘膜には胃酸と粘液を分泌する固有胃腺が存在する．
- 固有胃腺は，無数の微小なくぼみ（胃小窩，**図1C**）に細胞が並ぶ構造をとっており，表面に近い領域には粘液を産生する頸粘液細胞（**図1D**），中央には胃酸を産生する壁細胞（**図1E**），深部にはタンパク質分解酵素になる前酵素を産生する主細胞（**図1F**）が分布する．

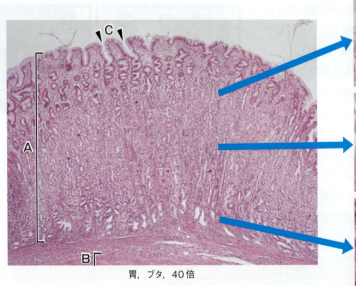

胃，ブタ，40倍

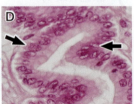
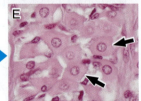
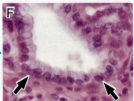

胃，ブタ，400倍（拡大）

■ **図1　胃の組織像**

（提供：北里大学獣医学部）

38

b) 腸（図2）

- 腸は小腸（図2A）と大腸（図2B）があり，小腸は主に消化と栄養成分の吸収，大腸は主に水分の吸収と粘液の分泌を行う．
- 小腸の粘膜は，腸絨毛（図2C）と呼ばれるヒダ状構造があり，腸絨毛の間のくぼみを腸陰窩（図2D）と呼ぶ．腸絨毛の表面は，栄養成分の吸収を行う吸収上皮細胞（図2E）が大部分を占め，粘液を産生する杯細胞（図2F）がまばらに認められる．
- 大腸の粘膜は，腸絨毛がなく，腸陰窩が認められる．腸陰窩の表面は，杯細胞が多く存在し，吸収上皮細胞は少数である．
- 吸収上皮細胞の表面には微絨毛（図2G）と呼ばれる電子顕微鏡レベルの微小な突起が無数に存在し，表面積を広げ，効率的に物質が吸収できるようになっている．

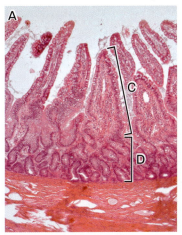 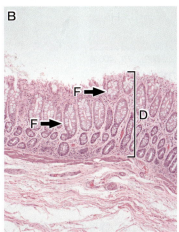 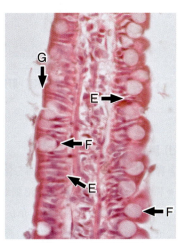

回腸，イヌ，100倍　　　　　　直腸，イヌ，100倍　　　　　　回腸，イヌ，400倍（拡大）

■図2　腸の組織像

（提供：北里大学獣医学部）

c) 肝臓（図3）

- 肝臓は，物質の代謝や合成，胆汁の産生など，さまざまな機能があり，それらの機能の大部分を肝細胞（図3A）が担っている．肝細胞は板状の肝細胞板を形成し，肝細胞板が放射状に並ぶ肝小葉（図3B）を形成している．肝細胞板の間には，洞様毛細血管（類洞，図3C）が走行している．
- 血液は，肝小葉間を走行している小葉間動脈（肝動脈由来，図3D）と小葉間静脈（肝門脈由来，図3E）から洞様毛細血管を通り，肝小葉の中央の中心静脈（図3F）に向けて流れる．
- 胆汁は肝細胞が分泌し，肝細胞間に形成される毛細胆管（図3G）を通り，肝小葉間の小葉間胆管（図3H）へ流れる．
- 肝小葉間に存在する小葉間動脈，小葉間静脈，小葉間胆管をまとめて，肝三つ組と呼ぶ．
- 肝細胞と洞様毛細血管の間の類洞周囲腔（ディッセ〔Disse〕腔）には脂質とビタミンAを含む類洞周囲脂質細胞（伊東細胞，図3I）が存在し，洞様毛細血管の中には異物を貪食する星状大食細胞（クッパー〔Kupffer〕細胞，図3J）が認められる．

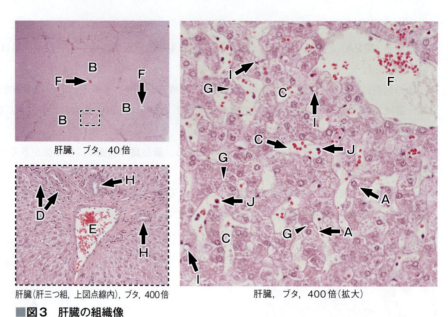

■図3 肝臓の組織像

(提供：北里大学獣医学部)

d) 膵臓（図4）

- 膵臓は，膵液を産生する膵外分泌部とインスリンなどのホルモンを産生する膵内分泌部で構成されている．
- 膵外分泌部では，膵外分泌細胞（腺房細胞，**図4A**）が房状に並ぶ腺房（**図4B**点線内）を形成しており，腺房には膵液が流れる介在導管（**図4C**点線内）が連続している．ヘマトキシリン・エオジン（HE：hematoxylin-eosin）染色では，膵外分泌細胞は，腺房の中心側が赤く，辺縁が青く染まる．
- 膵内分泌部は膵島（**図4D**点線内）と呼ばれ，HE染色で色が薄い島状の構造として観察できる．膵島はホルモンを血中に分泌するため，毛細血管（**図4E**）が発達している．

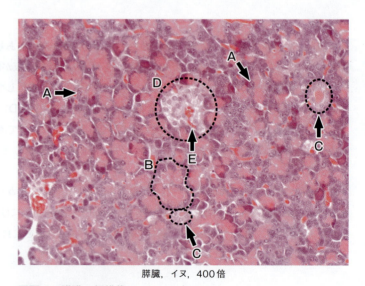

膵臓，イヌ，400倍

■図4 膵臓の組織像

呼吸器系

a) 気管と肺（図5）

- 気管の内側は，粘膜（**図5A**）で覆われている．粘膜を構成する主な細胞は線毛上皮細胞（**図5B**）であり，管腔側に線毛が存在し，異物を外へ排出させる機能をもつ．また，粘膜には粘液を産生する杯細胞（**図5C**）も存在する．粘膜の直下には気管腺（**図5D**）が認められる．気管の外側には，背側に平滑筋である気管筋，腹側に硝子軟骨に分類される気管軟骨（**図5E**）が存在する．
- 肺は，気管から気管支を経て，肺の中で細くなりながら枝分かれした細気管支（**図5F**），終末細気管支（**図5G**），呼吸細気管支（**図5H**）とその終末の肺胞（**図5I**）から構成されている．細気管支は太く，周囲に硝子軟骨（**図5J**）が存在する．終末細気管支から呼吸細気管支は，徐々に移行しながら細くなる．呼吸細気管支は，途中または終末が肺胞と連続しており，肺胞でガス交換が行われれる．肺胞はガス交換を行う呼吸上皮（**図5K**）で囲まれ，肺胞内には異物を除去する肺胞大食細胞（肺胞マクロファージ，**図5L**）が存在する．光学顕微鏡では，肺胞は肺組織のほとんどを占めるスポンジ様の構造物（**図5I'**）として観察される．

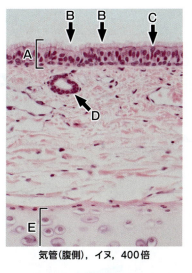

気管（腹側），イヌ，400倍

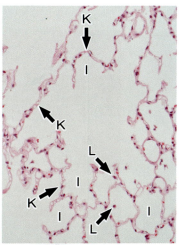

肺（肺胞），イヌ，400倍

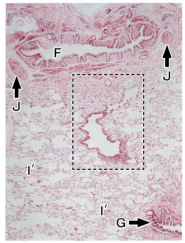

肺，イヌ，40倍

肺（左図点線内の拡大），イヌ，100倍

■**図5　気管と肺の組織像**

（提供：北里大学獣医学部）

泌尿器系

a) 腎臓（図6）

- 腎臓は原尿を経て尿を産生することで，代謝物の排泄，水分や電解質の調整などを行っている．
- 腎臓は皮質（図6A）と髄質（図6B）に分かれている．皮質には血液から原尿を濾過する腎小体（図6C）と原尿が通る尿細管が存在する．髄質には尿細管と，複数の尿細管が合流する集合管（図6D）が存在する．
- 腎小体は糸玉状にまとまった毛細血管である糸球体（図6E）が，内壁と外壁からなる糸球体包（図6F）で包まれている．糸球体包の内壁は糸球体を覆い，血液から原尿を濾過している．
- 産生された原尿は，腎小体から続く近位尿細管（図6G）へ流れる．近位尿細管はHE染色で濃いピンク色に染まり，管腔側に微絨毛が発達しているため毛羽立って見える．
- 近位尿細管は遠位尿細管（図6H）へ続き，原尿中の水分，電解質，タンパク質，糖などを再吸収する．遠位尿細管は集合管へ続き，集合管では水分と電解質の調節を行っている．

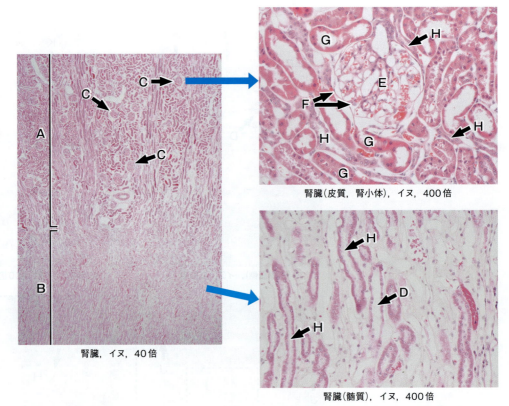

腎臓，イヌ，40倍

腎臓（皮質，腎小体），イヌ，400倍

腎臓（髄質），イヌ，400倍

■図6　腎臓の組織像

（提供：北里大学獣医学部）

b) 膀胱（図7）
- 膀胱は，腎臓で産生された尿を貯蔵するため伸縮性が高い．
- 膀胱の粘膜は，移行上皮（**図7A**）と呼ばれる形態であり，光学顕微鏡では細胞が重なっているように見えるが，電子顕微鏡で観察するとすべての細胞が上皮の土台である基底膜と接している．
- 移行上皮は，収縮時では細胞の層の数が多く，伸展時では細胞の層が少なく見える．
- 膀胱の外側には平滑筋から構成される筋層（**図7B**）が存在する．

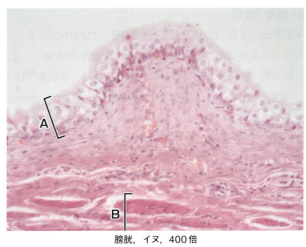

膀胱，イヌ，400倍

■図7　膀胱の組織像

（提供：北里大学獣医学部）

内分泌系

a) 甲状腺（図8）
- 甲状腺は頸部にある内分泌腺である．甲状腺は多数の小胞（濾胞，**図8A**点線内）が存在し，小胞内にはコロイド（**図8B**）と呼ばれるゼリー状の物質が貯蔵されている．
- 小胞は小胞（濾胞）細胞（**図8C**）で囲まれており，小胞内に向けて甲状腺ホルモンの前駆体であるサイログロブリンを分泌する．また，小胞細胞は甲状腺ホルモンを生成し，小胞周囲の毛細血管（**図8D**）に向けて分泌する．
- 小胞周囲には，小胞傍細胞（**図8E**）が存在し，血中カルシウム濃度を減少させるカルシトニンを分泌する．

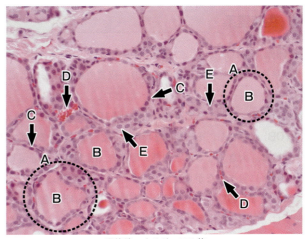

甲状腺，ウサギ，400倍

■図8　甲状腺の組織像

b) 副腎（図9）

- 副腎は，皮質（図9A）と髄質（図9B）に分かれている．
- 皮質は皮質細胞が並んでおり，その細胞配列の違いにより，表層から球状帯（図9C），束状帯（図9D），網状帯（図9E）に分けられる．皮質細胞は，球状帯ではミネラル（鉱質）コルチコイド，束状帯ではグルコ（糖質）コルチコイド，網状帯では副腎アンドロゲンを分泌している．
- 髄質ではアドレナリンやノルアドレナリンを産生，分泌している．
- 副腎の皮質と髄質はどちらも，ホルモンを分泌するための毛細血管（図9F）が多数走行している．

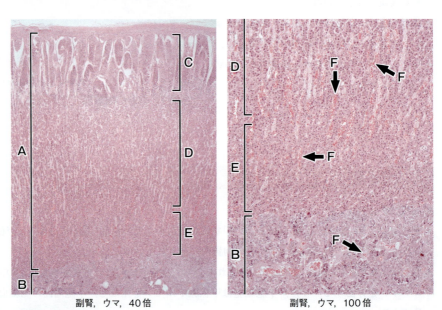

副腎，ウマ，40倍　　　副腎，ウマ，100倍

■図9　副腎の組織像

（提供：北里大学獣医学部）

生殖器系

a) 卵巣（図10）

- 卵巣は皮質と髄質に分かれており，皮質で卵子の形成と成熟，黄体の形成を行い，髄質には血管が走行している．
- 皮質にはさまざまな大きさの卵胞（図10A矢印，点線内）が存在する．卵胞は，その中に1つの生殖細胞（図10B）が存在し，その周囲を卵胞（上皮）細胞による卵胞上皮（顆粒層，図10C），最外層を卵胞膜が覆う．
- 卵胞は，大きくなるほど内部に卵胞液（図10D）が貯留し，生殖細胞は卵胞細胞が集まり隆起した卵丘（図10E）に包まれながら受精可能な卵子へ成熟する．
- 成熟すると卵胞の一部が破れ，卵胞の中から卵丘を構成していた細胞と共に卵子が排卵される．排卵後の卵胞は，卵胞細胞や卵胞膜を構成する細胞の分化や増殖により黄体になる．

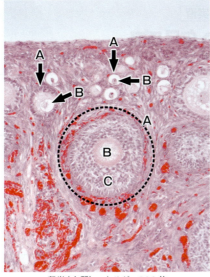
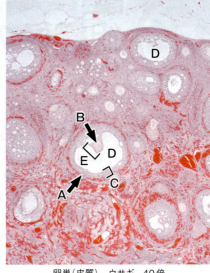

卵巣(皮質),ウサギ,200倍　　　　卵巣(皮質),ウサギ,40倍

■図10　卵巣の組織像

b) 精巣 (図11)
- 精巣は,生殖細胞である精子を産生する.精巣内には,曲がり折りたたまれた曲精細管(きょくせいさいかん)(図11A)が存在する.
- 曲精細管は,精巣の中央に存在する直(ちょく)精細管,精巣網(もう)と呼ばれる管を経て,精巣上体につながる.曲精細管の管腔内で精子形成が行われており,さまざまな発達段階の生殖細胞である精細胞(図11B)が存在する.
- 精細胞はセルトリ(Sertoli)細胞(図11C)と呼ばれる柱状の細胞により支持されている.管腔の内側になるほど発達が進んだ精細胞が存在し,最終的にはセルトリ細胞から離れ,精子として管腔内に放出される.
- 精細管の間には間質(かんしつ)(内分泌)細胞(ライディッヒ〔Leydig〕細胞,図11D)が存在し,ホルモンを産生している.

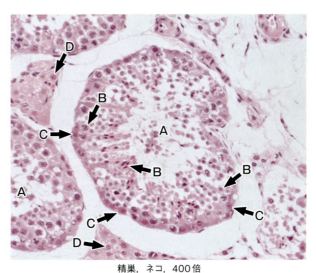

精巣,ネコ,400倍

■図11　精巣の組織像

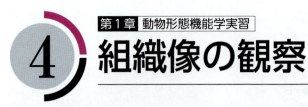
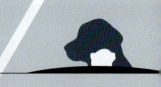

第1章 動物形態機能学実習
4 組織像の観察

2 組織像に認められる代表的な構造とその機能について理解する

ポイント
- 代表的な構造は，異なる臓器の組織像においても共通して存在する．
- 組織の保護や支持，血液供給や情報伝達など，どの組織においても必要な機能をもつ．

上皮組織（図1）

- 上皮は，臓器や体表の内外表面を覆い，上皮細胞は基底膜と呼ばれる膜の上に存在する．
- 上皮は形態と配列の違いで分類できる．細胞形態からは，扁平上皮細胞（**図1A**），立方上皮細胞，円柱上皮細胞，線毛上皮細胞（**図1B**），微絨毛上皮細胞などが分類できる．配列では，1層は単層上皮，数層では重層上皮，見かけは重層だが，電子顕微鏡レベルですべての上皮細胞が基底膜に接している偽重層上皮（**図1C**），偽重層上皮の中でも伸縮性が高い移行上皮（「膀胱」，p.43参照）に分類できる．
- 上皮の名称は，配列と最表面の上皮細胞の形態に由来する（例：重層上皮かつ最表面が扁平上皮細胞の場合，重層扁平上皮と呼ぶ）．重層扁平上皮は，皮膚のように最表面で硬い角質層（**図1D**）を形成する角化重層扁平上皮（**図1E**）と，口腔内のように角質層を形成しない非角化重層扁平上皮がある．なお，脈管系の内面を覆う上皮を「内皮」，胸腔や腹腔の内面を覆う上皮を「中皮」と呼ぶ．

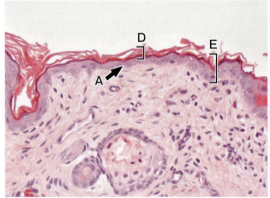
皮膚（角化重層扁平上皮），ウサギ，400倍（拡大）

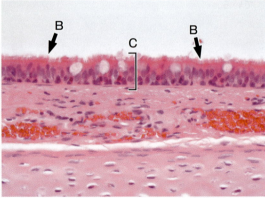
気管（偽重層上皮），ウサギ，400倍（拡大）

■**図1 上皮組織**

腺組織（図2）

- 腺は分泌能をもつ腺細胞で構成され，腺細胞は分泌様式で外分泌細胞と内分泌細胞に分類できる．
- 外分泌細胞からの分泌物は導管（図2A）に分泌され，内分泌細胞からの分泌物は血中に分泌される（「膵臓（膵島）」，p.40，「副腎」，p.44参照）．
- 外分泌腺を構成する腺細胞は分泌物の成分により分類され，脂質を分泌する脂腺細胞（図2B），粘液を分泌する粘液細胞（図2C），酵素などのタンパク質を分泌する漿液細胞（図2D），胃酸など電解質を分泌する電解質細胞（「胃（壁細胞）」，p.38参照）がある．

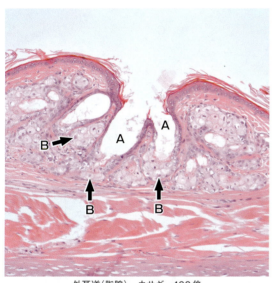 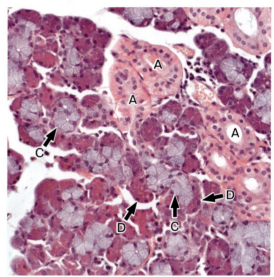

外耳道（脂腺），ウサギ，400倍 　　　　　舌下腺（混合腺），ウマ，400倍

■図2　腺組織

（提供：北里大学獣医学部）

結合組織（図3）

- 結合組織は，組織や細胞の間を埋め，結び付ける組織である．結合組織は，細胞と細胞外マトリックスで構成されている．
- 細胞外マトリックスには，膠原線維（図3A）などの線維，グリコサミノグリカンなどの基質がある．線維には，最も一般的に存在する膠原線維，弾力性が高い弾性線維，リンパ節や脂肪組織の足場をつくる細網線維がある．
- 結合組織を構成する細胞は，組織中で維持される固着性細胞と，血中から運ばれる遊走性細胞に分けられる．固着性細胞には，膠原線維や弾性線維を産生する線維芽細胞（図3B），脂肪組織を構成し脂質の貯蔵を行う白色脂肪細胞（図3C），熱産生能をもつ褐色脂肪細胞などが挙げられる．遊走性細胞には，マクロファージやリンパ球などがある．
- 特殊な結合組織として，軟骨組織，骨組織，血液がある．前述の結合組織と同様に，軟骨組織は軟骨細胞（図3D）と細胞間の軟骨基質（図3E），骨組織は主に骨細胞（図3F）と骨基質（図3G），血液は血球（図3H）と血漿といった細胞と細胞外マトリックスで構成されている．
- 軟骨組織は，軟骨基質の組成の違いから，全身に存在する硝子軟骨（図3I点線内），耳介などに存在する弾性軟骨，椎間円板などに存在する線維軟骨に分けられる．

- 骨組織は，成長途中の動物において形成中の骨組織が観察できる．骨組織の形成様式には，結合組織中に骨組織が形成される膜内骨化と，硝子軟骨を形成してから骨組織に置き換わる軟骨内骨化がある．

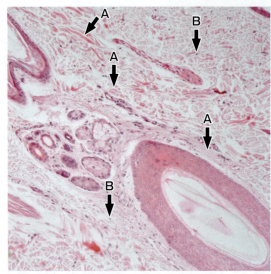
皮膚（真皮），イヌ，200倍

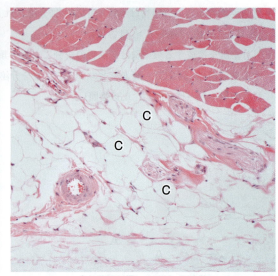
白色脂肪組織，ウサギ，200倍

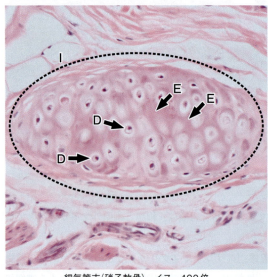
細気管支（硝子軟骨），イヌ，400倍

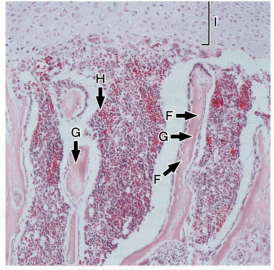
頭蓋骨（軟骨内骨化），ニワトリ（雛），200倍

■図3　結合組織

（提供：北里大学獣医学部）

筋組織（図4）

- 筋組織は，平滑筋，骨格筋，心筋に分けられる．
- 意思により動かすことができる筋組織を随意筋と呼び，平滑筋や心筋のように意思により動かすことができない筋組織を不随意筋と呼ぶ．
- 筋組織は，筋細胞により構成される．筋細胞は細長いことから筋線維とも呼ぶ．筋細胞の中には，収縮能を生む微細な線維である筋細線維が存在する．
- 筋細線維が規則的に配列する骨格筋と心筋では，横紋（図4A）と呼ばれる縞模様が観察できる．そのため，骨格筋と心筋を合わせて横紋筋と呼ぶ．
- 骨格筋は，多くが骨に付着し，骨格を動かす．骨格筋細胞（骨格筋線維，図4B）は複数の細胞が融合したもので，太く長い．骨格筋細胞は，辺縁に複数の核をもつ．
- 心筋は心臓を構成し，心筋細胞（心筋線維，図4C）は中央に1～2個の核をもち，分岐しながら連続している．隣接する心筋細胞が結合している部分は線として観察され，介在板（図4D）と呼ばれる．
- 平滑筋は，消化管や血管などの壁に存在する．平滑筋細胞（平滑筋線維，図4E）は細長く，中央に1つの核をもつ．

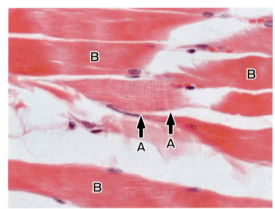
骨格筋，ウサギ，400倍（拡大）

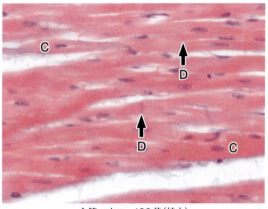
心筋，ウマ，400倍（拡大）

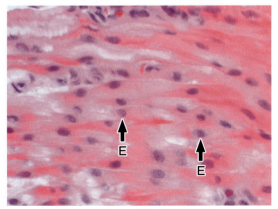
平滑筋（結腸），ウサギ，400倍（拡大）

■図4　筋組織

（提供：北里大学獣医学部）

神経組織（図5）

- 神経系は，中枢神経系である脳および脊髄と，臓器や筋など全身に分布する末梢神経系に分かれる．
- 神経組織は，情報の伝達を行う神経細胞（図5A）と周囲に存在する神経膠細胞（グリア細胞）で構成される．
- 神経細胞は情報が入力される樹状突起（図5B）と，出力する軸索と呼ばれる突起をもつ．
- 各臓器に存在する神経組織の多くは末梢神経系（図5D）であり，複数の軸索（神経線維，図5C）と神経膠細胞の一種である鞘細胞（シュワン〔Schwann〕細胞，図5E）が束ねられた構造をとる．
- 神経系の中には，軸索の周囲に髄鞘と呼ばれる構造をもつ神経組織が存在する．
- 髄鞘とは，神経膠細胞（中枢神経系では希突起膠細胞，末梢神経系では鞘細胞）の細胞膜が，軸索を中心に同心円状に取り巻いた多層の構造物である．
- 髄鞘は情報伝達の際に生じる活動電位に対し，絶縁体の役割を果たす．このため，髄鞘をもつ神経の活動電位は髄鞘間を伝わることから情報伝達が早く，跳躍伝導と呼ばれる．

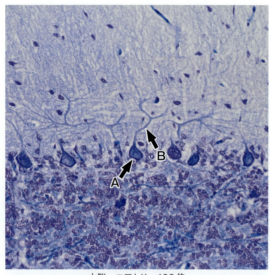

小脳，ニワトリ，400倍
クリューバー・バレラ染色（神経細胞と髄鞘を染める特殊染色）

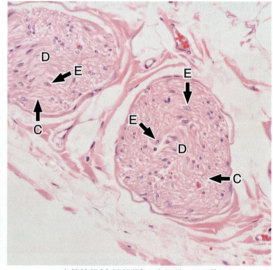

末梢神経（有髄神経），ウサギ，400倍

■図5　神経組織

（提供：北里大学獣医学部）

脈管系（図6）

- 血管は全身へ血液を運ぶ管構造である．血液は，心臓から動脈（**図6A**）により全身を循環し，末梢の毛細血管（**図6B**）を経て，静脈（**図6C**）を通り，心臓へ戻る．
- 血管の内表面を覆う上皮を，特に内皮と呼び，単層の内皮細胞（**図6D**）で構成されている．
- 動脈は，横断面がほぼ円形で，壁に血圧などを調節するための平滑筋細胞（**図6E**）や弾性線維が同心円状に存在する．
- 静脈は，横断面が不定形であり，壁が薄く，平滑筋細胞がほとんどないか欠いている．
- 毛細血管は非常に細く，平滑筋細胞を欠き，内表面を覆う内皮細胞とその周囲を周皮細胞と呼ばれる細胞が囲んでいる．毛細血管にはさまざまな種類があり，例として，物質交換がしやすい特徴をもつ洞様毛細血管（類洞）が挙げられる（「主要臓器の組織の細胞や構造の特徴について顕微鏡で観察し，理解する」のc）肝臓を参照，p.40）．

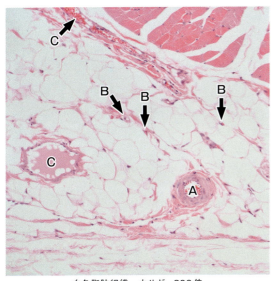 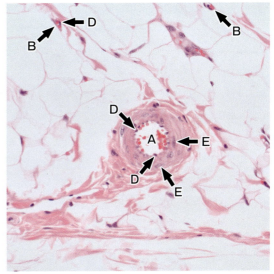

白色脂肪組織，ウサギ，200倍　　　　　　　　動脈，ウサギ，400倍

■図6　脈管系

（提供：北里大学獣医学部）

第 2 章

動物内科看護学実習

1. 身体検査
2. 診察補助
3. 輸液・輸血に関わる技術
4. マイクロチップに関わる技術
5. 生体検査

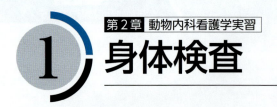
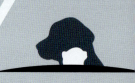

第2章 動物内科看護学実習

1 身体検査

1 全身状態を評価できる

ポイント
- 主に視診，触診など「五感」を使用して動物の健康状態を評価する．
- 意識レベル，粘膜色，浅在リンパ節，体重，ボディコンディションスコア（BCS）を評価する．
- 緊急性の判断から日常の健康管理までその適用範囲は広い．

意識レベル

- 意識レベルを表す用語には，正常（清明），傾眠，昏迷，昏睡があり，右に行くほど重症である．
- さまざまな原因により大脳皮質や脳幹が障害を受けると適切な覚醒状態を維持できなくなる．

a）注意
- 意識レベルの低下を認める動物は緊急性が高く，迅速に適切な処置を実施しなければならないケースが多い．したがって，これらの変化を見逃さないことは非常に重要である．

b）知っておくべき情報
- **意識レベルの評価**（表1）
- **意識レベルを低下させる原因疾患**（表2）
- **修正型グラスゴー・コーマ・スケール（MGCS：Modified Glasgow Coma Scale）**（表3）：獣医療において昏睡状態をより詳細に評価する際に用いられる指標．運動機能，脳幹反射，意識レベルの3つの項目の合計点を評価する．点数が低いほどより重症である．

■表1　意識レベルの評価

意識レベル	動物の状態
正常・清明	周囲の刺激に良好に反応・正常な活動性
傾眠	光や音といった刺激には反応するが眠りがち
昏迷	光や音などの刺激には無反応だが痛みには反応する
昏睡	光や音のみならず，痛みにも反応しない

→ より重症

（藤村響男ほか編：愛玩動物看護師必携テキスト．p.417，Gakken，2023）

54

■表2 意識レベルを低下させる原因疾患

脳神経系	脳梗塞・頭蓋内出血，感染症（脳炎・髄膜炎），脳腫瘍，水頭症，てんかん，頭部外傷
循環器系	各心疾患による肺水腫，不整脈
代謝性	低酸素血症，低血糖，糖尿病性昏睡，肝不全（肝性脳症），甲状腺機能低下症，クッシング症候群（副腎皮質機能亢進症），腎不全（尿毒症性脳症），熱中症
中毒	一酸化炭素中毒，食物による中毒（ネギ類，チョコレート，キシリトールなど），除草剤・殺虫剤による中毒：有機リン中毒，金属による中毒：鉛中毒，鉄中毒，薬剤による中毒：イベルメクチン中毒，メトロニダゾール中毒，アセトアミノフェン中毒
その他	遺伝性疾患：ライソゾーム蓄積病，栄養性神経疾患：ビタミンB_1（チアミン）欠乏症

■表3 修正型グラスゴー・コーマ・スケール

運動機能	スコア
正常歩様，正常脊髄反射	6
片側不全麻痺，四肢不全麻痺もしくは除脳拘縮	5
横臥状態，間欠的伸筋硬直	4
横臥状態，持続性伸筋硬直	3
横臥状態，強直性発作を伴う持続性伸筋硬直	2
横臥状態，筋肉の緊張性の低下，脊髄反射の低下もしくは消失	1
脳幹反射	**スコア**
対光反射と頭位変換眼球反射が正常	6
対光反射は正常だが頭位変換眼球反射が正常からやや低下	5
頭位変換眼球反射の正常～やや低下を伴う両側の非反応性縮瞳	4
頭位変換眼球反射低下～消失を伴う縮瞳	3
頭位変換眼球反射低下～消失を伴う片側の非反応性散瞳	2
頭位変換眼球反射低下～消失を伴う両側の非反応性散瞳	1
意識レベル	**スコア**
時折警戒心や周囲環境への関心低下	6
反応性ではあるが不適切な反応を示す，せん妄もしくは抑うつ状態	5
視覚刺激に反応する半昏睡状態	4
聴覚刺激に反応する半昏睡状態	3
侵害刺激にのみ反応する半昏睡状態	2
繰り返した侵害刺激に対しても反応を示さない昏睡状態	1

運動機能，脳幹反射，意識レベルの3つのスコアの合計で評価する．
Ⅰ．3～8：重症（grave），Ⅱ．9～14：要注意（guarded），Ⅲ．15～18：良好（good）
(Platt SR et al：The prognostic value of the modified Glasgow Coma Scale in head trauma in dogs. Journal of Veterinary Internal Medicine 15(6)：581-584, 2001より引用，日本語に訳した)

c) 意識レベル評価を行うための準備（図1）

- **眼科用ライト**：光刺激に対する反応の評価に使用する．
- **鉗子・鑷子**：痛み刺激に対する反応の評価に使用する．

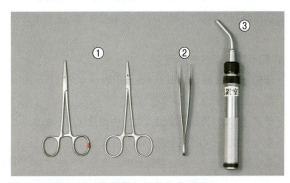

■図1 意識レベル評価を行うための器具
①鉗子，②鑷子，③眼科用ライト

d) 意識レベル評価の実施

① 「姿勢」を中心に動物の全体的な様子を確認する．意識レベルの低下した動物は警戒心や周囲環境への関心が低下したいわゆる「ぼんやり」とした様子になる．多くの場合で脱力あるいは硬直し姿勢を保つことができず伏臥位，横臥位となる．より重症になると顔を上げることもできなくなる．

② 「目」の状態を確認する．左右瞳孔のサイズ差，眼振の有無，そして光刺激に対し瞳孔が縮小するかを評価する（**図2**）．

③ 「音」に対する反応を確認する（**図3**）．名前を呼びかける，大きな音で手を叩く，などの音刺激に反応するかを評価する．

④ 「痛み」に対する反応を確認する．四肢を手でつまむ，鉗子や鑷子などの器具で挟むといった疼痛刺激への反応を評価する（**図4**）．

意識レベルの評価

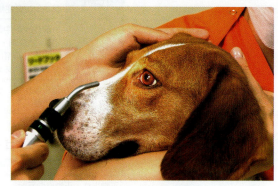
■図2 眼科ライトで目の状態を確認

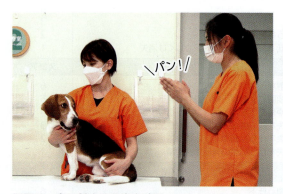
■図3 音に対する反応を確認

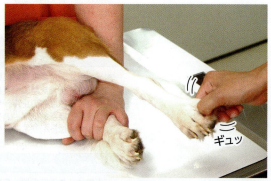
■図4 四肢を手でつまみ痛みに対する反応を確認

粘膜色

- 可視粘膜（舌，口腔粘膜，眼結膜，陰部，包皮など）の色調を評価する．
- 正常な動物の粘膜色はピンク色である．
- 病態により色調が変化し蒼白（白～薄いピンク色），チアノーゼ（紫色），黄疸（黄色），充血（赤色）を認める．
- 可視粘膜を評価する際には粘膜色に加え，毛細血管再充満時間（CRT：capillary refill time）や点状出血・斑状出血（出血傾向，凝固異常），粘膜乾燥の有無も評価する．

a) 知っておくべき情報

- **蒼白（表4，図5）**：貧血（血液中のヘモグロビン濃度の低下）やショック（血圧低下による粘膜動脈への循環血液量の低下）により生じる．
- **チアノーゼ（表5，図6）**：血液中の還元型ヘモグロビン（酸素と結合していないヘモグロビン）量の増加により生じ，その濃度が5g/dL以上になるとチアノーゼを呈する．動脈血中の還元型ヘモグロビン量増加による中枢性チアノーゼと静脈血中の還元型ヘモグロビン量増加による末梢性チアノーゼに大別される．さらに原因により中枢性チアノーゼは呼吸器性・循環性・血液（ヘモグロビン）異常性に，末梢性チアノーゼは全身性・局所性に分類される．

■表4 蒼白の主な原因

	原因	主な疾患・状態
血中ヘモグロビン濃度の低下（貧血）	多量の出血・持続的な出血	・外傷 ・臓器の腫瘍の破裂 ・潰瘍からの慢性的な出血 ・手術後の合併症
	溶血性貧血（赤血球の破壊亢進）	・免疫介在性溶血性貧血 ・溶血性輸血副反応 ・レプトスピラ症 ・ノミ・マダニなどの寄生虫媒介性疾患（バベシア症・ヘモプラズマ感染症） ・タマネギなどによる中毒
	造血異常	・腎障害（腎性貧血） ・感染症（猫エイズウイルス，猫白血病ウイルスなど） ・骨髄異形成症候群 ・再生不良性貧血 ・非再生性免疫介在性貧血
循環血液量の低下（ショック）	循環血液量減少性ショック	・出血 ・体液の喪失（熱中症，熱傷など）
	心原性ショック（心臓のポンプ機能の低下）	・不整脈 ・僧帽弁閉鎖不全症（末期） ・心筋症 ・心膜炎，心膜疾患
	血液分布異常性ショック（血管の過度の拡張）	・重篤なアレルギー反応（アナフィラキシーショック） ・敗血症
	心外閉塞・拘束性ショック（外部からの心臓の圧迫・拘束による循環血液量の低下）	・心タンポナーデ ・重症肺塞栓症 ・緊張性気胸

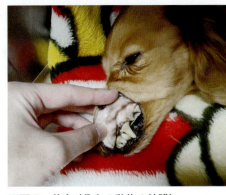

■図5 蒼白（貧血の動物の粘膜）

■表5 チアノーゼの主な原因

	中枢性チアノーゼ	末梢性チアノーゼ		
病態	動脈血酸素飽和度の低下	組織の酸素利用の相対的な亢進（動脈血酸素飽和度はほぼ正常）		
原因となる主な疾患・障害	循環器疾患	先天性心疾患：ファロー四徴症，心室中隔欠損症，心房中隔欠損症，肺動脈弁狭窄症，大動脈弁開存症など	局所性の循環不全	・末梢動脈血流障害（動脈塞栓など） ・末梢静脈血流障害（静脈塞栓，静脈瘤など） ・寒冷曝露による血管攣縮（レイノー現象など）
	呼吸器疾患	・肺水腫，喘息，肺気腫，肺水腫，肺線維症，膿胸，横隔膜ヘルニア，縦隔型リンパ腫など ・気管狭窄・虚脱をきたす状態	全身性の循環不全	・心拍出量低下（心不全，ショックなど）
	ヘモグロビン異常	メトヘモグロビン血症など		

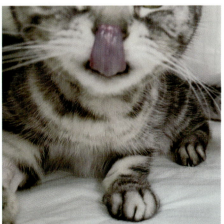

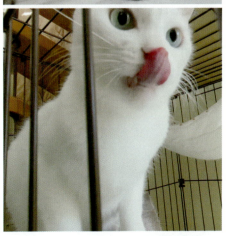

■図6 チアノーゼ（紫色の動物の粘膜）
上：チアノーゼのネコの舌色，下：健康なネコの舌色

・黄疸（表6，図7）：黄疸とは正常範囲以上に血液中ビリルビン濃度が上昇し，粘膜や皮膚が黄色くなる病態である．原因により肝前性（溶血性）・肝性・肝後性（閉塞性）の3つに大別される．血清総ビリルビン濃度が2〜3mg/dLを超えると肉眼的変化が顕著になる．

■表6　黄疸の主な原因

分類	原因	疾患・病態の例
肝前性（溶血性）黄疸	赤血球の破壊により赤血球内のビリルビンが多量に血中に放出され，肝臓で処理しきれない	自己免疫性疾患（自己免疫性溶血性貧血，全身性エリテマトーデス），中毒（タマネギ，アセトアミノフェンなど），感染症（バベシア症，ヘモプラズマ感染症，犬糸状虫症，レプトスピラ症など），播種性血管内凝固症候群
肝性黄疸	肝細胞の障害によりビリルビンが蓄積する	肝疾患（肝炎，肝リピドーシス，肝腫瘍），薬物や毒物による肝障害，猫伝染性腹膜炎，播種性血管内凝固症候群
肝後性（閉塞性）黄疸	胆管系の障害により，胆汁としてビリルビンを排泄できない	胆嚢・胆管疾患（胆嚢炎，胆嚢破裂，胆管炎，胆管閉塞・破裂），膵炎，胆嚢・胆管・膵臓の腫瘍

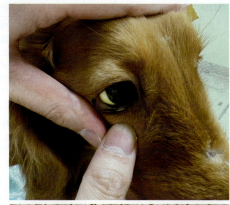

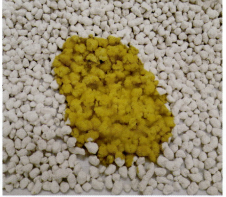

■図7　黄疸（黄疸の動物の粘膜）
上：眼球結膜の黄疸，下：黄疸尿

・粘膜充血（図8）：粘膜充血は血液量の増加あるいは血液中の赤血球の増加により生じ，高体温，高血圧，赤血球増加症などにより引き起こされる．

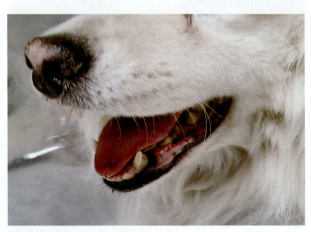

■図8　充血

58

b) 粘膜色評価の実施
- 可視粘膜の色調を確認する．
① 口唇をめくり口腔粘膜および舌色を確認する（図9）．
② 眼瞼をめくり眼結膜の色調を確認する（図10）．

粘膜色の評価

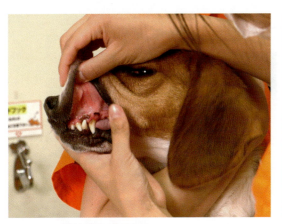

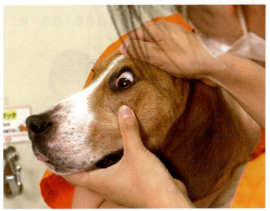

■図9　口腔粘膜を確認する

■図10　眼結膜を確認する

浅在リンパ節

- 通常の身体検査で皮膚の上から触知できるリンパ節のこと．
- 下顎，浅頸，腋窩，浅鼠径，膝窩に左右対称に存在する．

a) 注意
- 個体差によるが正常なサイズのリンパ節では触知困難なケースもある．下顎，浅頸，膝窩では比較的容易に触知できることが多い．ただし下顎リンパ節近傍には唾液腺が存在するため注意して区別する．
- リンパ節の位置を正しく理解すれば正常サイズのリンパ節を触知できなくても明らかなリンパ節腫大の存在の有無を確認できる．

b) 知っておくべき情報
- リンパ節（図11）とは免疫器官の一種であり，病原体やがん細胞などの存在をチェックし免疫系が機能する場で，いわゆる免疫の「関所」のような役割を果たしている．
- リンパ節が腫大する原因としてリンパ節反応性過形成，リンパ節炎，腫瘍（原発性・転移性）に分けられる．細胞診や病理組織検査，治療反応性などから原因を追究する．
- 腫瘍によるリンパ節腫大ではノギスを用いて正確に腫瘍サイズを測定し，がんの進行度や治療効果判定を行う．

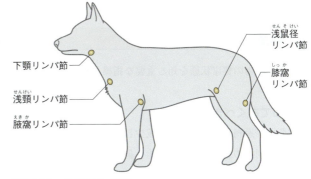

■図11　体表リンパ節
（藤村響男ほか編：愛玩動物看護師必携テキスト．p.374, Gakken, 2023）

c) 浅在リンパ節評価の実施（図12，13）

① リンパ節を触知する順番を決めておくとよい．筆者の場合では全身を触診する際に頭側から尾側にかけて下顎，浅頸，腋窩，浅鼠径，膝窩のリンパ節を順に評価している．
② 下顎，浅頸，腋窩は動物の正面より，浅鼠径，膝窩は動物の後方より左右同時に触知し評価する．
③ リンパ節はサイズだけでなく左右差・熱感・硬さなども評価する．

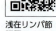
浅在リンパ節評価

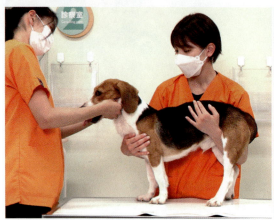
下顎リンパ節の触知

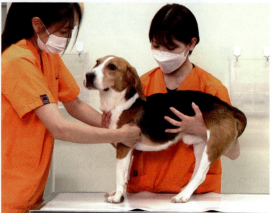
腋窩リンパ節の触知

■図12　浅在リンパ節の評価

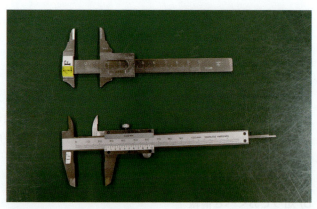

■図13　ノギスで測定する

体重

- 体重は動物の健康状態を知る重要な指標となる．

a) 知っておくべき情報

- 体脂肪が過剰な状態を肥満，減少した状態を削痩（さくそう）という．
- 肥満・削痩の原因には単純な給与量の過不足による場合となんらかの疾患により二次的に引き起こされる場合がある．

b) 体重測定を行うための準備（図14）

- 動物の大きさに合わせて体重計を用意する．

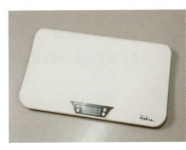
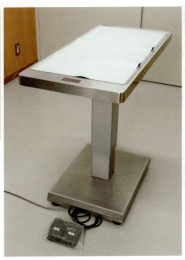
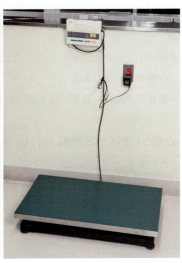

■図14　体重計
左から，小動物用，小〜中型犬用，大型犬用の体重計

c) 体重測定の実施（図15）

① 体重計を消毒する．
② 動物を体重計にのせる前に数字がゼロであることを確認する．
③ 体重計付き診察台のような高さのある場所で体重を測定する際は，動物に触れないよう手で囲い，動物が落下しないように注意する．
④ 測定結果を確認し記録する．

体重測定

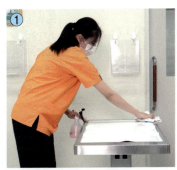
体重計の消毒

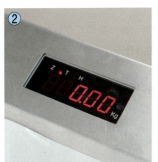
体重計のゼロ表示

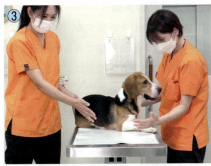
動物に触れないように手で囲う

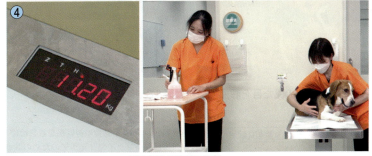
測定結果の確認と記録

■図15　体重測定の実施

ボディコンディションスコア

- ボディコンディションスコア（BCS：body condition score）とはイヌやネコの栄養状態を視診，触診により評価する方法である．
- 肋骨部，腹部，腰部の皮下脂肪の状態から5または9段階で評価する．

a) 知っておくべき情報（図16）

BCS1	BCS2	BCS3	BCS4	BCS5
痩せ	やや痩せ	理想体重	やや肥満	肥満
・肋骨，腰椎，骨盤が外から容易に見える ・触っても脂肪がわからない ・腰のくびれと腰部の吊り上がりが顕著である	・肋骨が容易に触れる ・上から見て腰のくびれは顕著で，腰部の吊り上がりも明瞭である	・過剰な脂肪の沈着なしに，肋骨が触れる ・上から見て肋骨の後ろに腰のくびれが見られる ・横から見て腰部の吊り上がりが見られる	・脂肪の沈着はやや多いが，肋骨は触れる ・上から見て腰のくびれは見られるが，顕著ではない ・腰部の吊り上がりはやや見られる	・厚い脂肪におおわれて，肋骨が容易に触れない ・腰椎や尾根部にも脂肪が沈着している ・腰のくびれはないか，ほとんど見られない ・腰部の吊り上がりは見られないか，むしろ垂れ下がっている

■図16 BCSと体型

（藤村響男ほか編：愛玩動物看護師必携テキスト．p.374, Gakken, 2023）

b) BCS評価の実施

BCS評価

① 体型の見た目を評価する．体の横および真上から腰のくびれ具合を評価する（図17）．
② 肋骨をどの程度触知できるか評価する（図18）．
③ 腰のくびれ具合を触診により評価する．
④ 脊椎をどの程度触知できるか評価する（図19）．
⑤ 各評価から5または9段階で評価する．

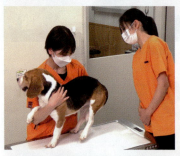

■図17 体型の見た目を評価

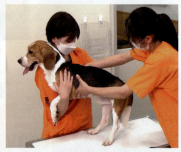

■図18 肋骨を触知する

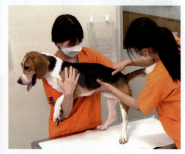

■図19 脊椎を触知する

引用・参考文献
1) Simon Platt et al：小動物の神経疾患救急治療（徳力幹彦監訳）．p.147, interzoo, 2018
2) 長谷川篤彦監：プライマリ・ケアのための診療指針－犬と猫の内科学．p.192-197, p.266-269, 学窓社, 2013
3) 西村亮平監：動物看護コアテキスト．第3版, 4 臨床動物看護学Ⅰ．ファームプレス, 2022
4) 藤村響男編：愛玩動物看護師必携テキスト．Gakken, 2023

1 第2章 動物内科看護学実習
身体検査

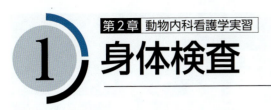

2 バイタルサインを評価できる

ポイント
- バイタルサインとは「生命徴候」を意味する（**表1**）．
- 特に基本となる4項目として体温・脈拍・呼吸・血圧（循環動態）がある（**表2**）．
- TPRとは体温（Temperature），脈拍（Pulse），呼吸（Respiratory）の頭文字である．

■表1 主なバイタルサインの基準値

	イヌ	ネコ
体温 （℃）	37.5～39.0 大型犬：37～38 子犬：38～39	38.0～39.2 子猫：38～39
呼吸数 （回/分）	10～30 ※犬種により異なる．傾向として大型犬で少なく，小型犬で多い	20～30
心拍数 （回/分）	小型犬：80～120 大型犬：60～80 子犬：110～120	成猫：100～120 子猫：130～140

（※基準値は教科書や文献によって多少異なる）
（藤村響男ほか編：愛玩動物看護師必携テキスト．p.373, Gakken, 2023）

■表2 体温・心拍数の異常

	イヌ・ネコ	
低体温	37℃以下 （36℃を下回ると危機的状況）	
高体温	40℃以上 （41℃を上回ると危機的状況）	
	イヌ	ネコ
徐脈	小型犬：70回/分未満 大型犬：50回/分未満	70回/分未満
頻脈	小型犬：200回/分以上 大型犬：180回/分以上	240回/分以上

（※異常値は教科書や文献によって多少異なる）
（藤村響男ほか編：愛玩動物看護師必携テキスト．p.373, Gakken, 2023）

体温

- イヌの正常体温はおおむね37.5～39.0℃とされ，ネコの正常体温はおおむね38.0～39.2℃とされる．
- 正常よりも体温が高い状態を高体温あるいは発熱（熱発），低い状態を低体温という．
- 通常は深部体温に近い直腸温を測定する．
- 動物の種類，サイズ，年齢により正常体温は異なる．

a) 注意
- 動物の平熱には個体差がある．また気温の上昇・運動・興奮などにより診察時に高体温を示す動物も少なくない．体温測定は動物が安静な状態で行うよう努める．
- 各動物が健康なときの体温の記録を残すことも重要である．
- 体温測定の際にうまく直腸内に体温計を挿入できていない，測定部分が糞便にあたる，などの影響により誤った測定値を記録しないよう注意する．

b) 知っておくべき情報
- 体温異常の原因には暑熱・寒冷環境などによる外的要因と感染症・免疫介在性疾患・腫瘍・代謝性疾患などによる内的要因がある．

c) 体温測定の準備（図1）

- 体温計，プローブカバー，局所麻酔添加潤滑剤（キシロカイン®ゼリー）など

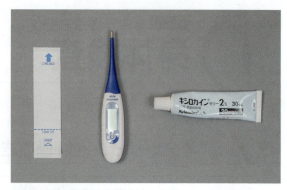

■図1　体温測定の準備
左から，プローブカバー，体温計，キシロカイン®ゼリー

d) 体温測定の実施

① 体温計にプローブカバーを装着し（図2），必要に応じて潤滑ゼリーを体温計に塗布する．
② 保定者は測定者が動物の肛門がよく見える姿勢で保定する（図3）．
③ 測定者は動物の尾の根元を引っ張りすぎないようにそっと持ち上げ，直腸を傷つけないよう注意しながら体温計の測定部分を肛門に挿入する（図4）．
④ 測定中は尾を下げるか，体温計と尾を同時に持つとよい（図5）．
⑤ 測定が終了したら体温計をそっと肛門から抜き取り測定値を記録する．
⑥ 使用後のプローブカバーは速やかに処分し，体温計はアルコール綿で清拭するなど清潔にする（図6）．

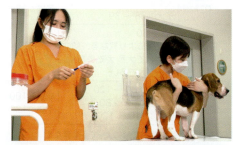

■図2　プローブカバーを装着

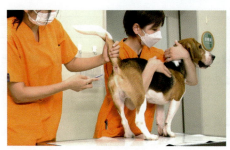

■図3　保定
尾を持ち上げる

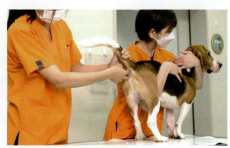

■図4　測定
体温計と尾をつかむ

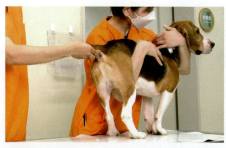

■図5　測定中

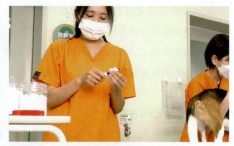

■図6　アルコール綿で清拭

脈拍数

- 脈拍とは心臓から駆出された血液が末梢動脈に伝わり，末梢部位で触知できる拍動のことをいい，1分間の拍動数を脈拍数という．
- 1分間に心臓が拍動する回数を心拍数という．
- 健康な動物では脈拍数と心拍数は一致する．

a) 注意
- 診察室では緊張により動物の脈拍数は平常時よりも増加していることが多い．
- 各動物が健康なときの脈拍数の記録を残すことも重要である．
- 心雑音や不整脈を認めた場合は獣医師に報告する．

b) 知っておくべき情報
- 心臓の聴診では，心雑音の聴取できる部位と種類（収縮期性・拡張期性・連続性など）により心疾患の鑑別診断を行う（図7，表3）．
- 心拍数を確認するときには，心臓の拍動を強く触知できる左胸壁の心尖部・僧帽弁領域で聴診するとよい．

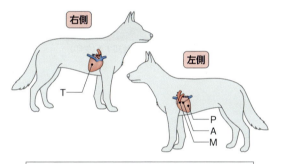

T：三尖弁　P：肺動脈弁　A：大動脈弁　M：僧帽弁

■図7　聴診部位

■表3　心雑音の強度の分類（Levineの分類）

グレード	説明
Ⅰ	最も微弱な心雑音．注意深く診察したときにのみ聴取できる
Ⅱ	聴診器をあてた途端に聴取できるが，弱い心雑音
Ⅲ	中等度の心雑音で，明確に聴取できる
Ⅳ	強い心雑音で，明確に聴取でき，スリル（振動）を触知できる
Ⅴ	非常に強い心雑音．聴診器を胸壁から離すと聴取できない
Ⅵ	常に強い心雑音．聴診器を胸壁から離しても聴取できる

c) 脈拍数測定の準備（図8）
- 聴診器，時計など

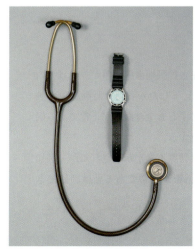

■図8　脈拍数測定の準備
左から，聴診器，時計

d) 脈拍数測定の実施

聴診

① 心音の聴取は動物が落ち着いた状態かつ静かな環境下で実施する．
② 心臓の聴取部位（左胸壁）に聴診器をあてる（図9①）．しっかりと心音が聴こえる部分を探す．
③ 心雑音，リズム不整の有無を確認する．
④ 1分間あたりの心拍数を測定する．
⑤ 実際の測定では10〜15秒間程の時間の心拍数を測定し，10秒間であれば測定数×6，15秒間であれば測定数×4という具合に1分間あたりの心拍数を計算することが多い．
⑥ 心拍と脈拍が同調しているかを確認する．脈拍は股動脈の拍動を触知する（図9②）．

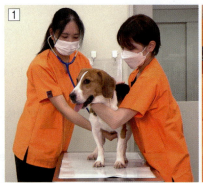
イヌではパンティング（あえぐような荒い息づかい）に注意し，ネコのゴロゴロ音（咽頭筋を収縮させて，声帯が振動している音）などと間違わないように注意する

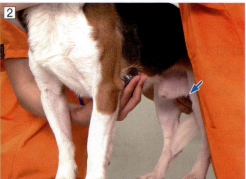
股動脈を同時に触知する（矢印）

■図9 聴診の様子

股動脈圧

- 股動脈とは太腿の内側を走行する動脈で，イヌやネコで体表から脈圧を触知できる血管の1つである（図10）．
- 回数（脈拍数），リズム・心拍との同調（不整脈の有無），左右差などを評価する．

a) 注意

- 脈圧はあくまで収縮期血圧と拡張期血圧の差が一定以上の数値の際に触知可能となる．したがって，股動脈圧が触知可能な場合であっても必ずしも全身血圧が正常である根拠にはならないことに留意する．
- つまり触知不可の場合には循環不全が示唆されるが，触知可能であっても必ずしも循環が正常であるとは評価できない．
- 肥満動物では触知困難なこともある．

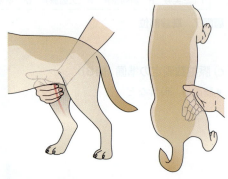
■図10 股動脈（大腿動脈）

b) 知っておくべき情報

- 股動脈圧を触知できない動物では循環不全や低血圧が示唆される.
- 股動脈圧は収縮期血圧60mmHg以下で触知できなくなるといわれている.
- 股動脈圧に左右差がある場合は触知困難な側の肢の血栓塞栓症などの疾患が示唆される（図11）.

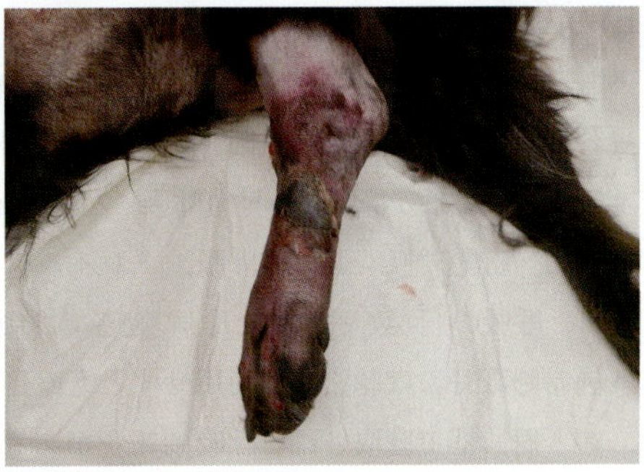

c) 股動脈圧測定の準備

- 時計・タイマー

d) 股動脈圧測定の実施

① 動物の内股に手をあてて，指の腹で脈圧を触知する（図12）.
② 触知できたら回数とリズムを確認する.
③ 左右の股動脈圧の有無を確認する.

■図11　血栓塞栓症のイヌの肢
塞栓により血流が途絶えているため脈圧が触知できない.

股動脈圧測定

立位
■図12　股動脈圧測定

呼吸数

- 呼吸とは鼻や口から吸いこんだ空気を，気道を介して肺に送り体内に酸素を取り込み，不要な二酸化炭素を体外に排出するガス交換のことである.
- 呼吸器系は上気道（鼻・口・喉），中枢気道（太い気管），末梢気道および肺実質（細い気管および肺胞）の3つに区分される（図13）.
- 「みる」「きく」ことで呼吸状態を評価する.

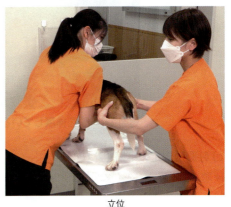
■図13　呼吸器の区分

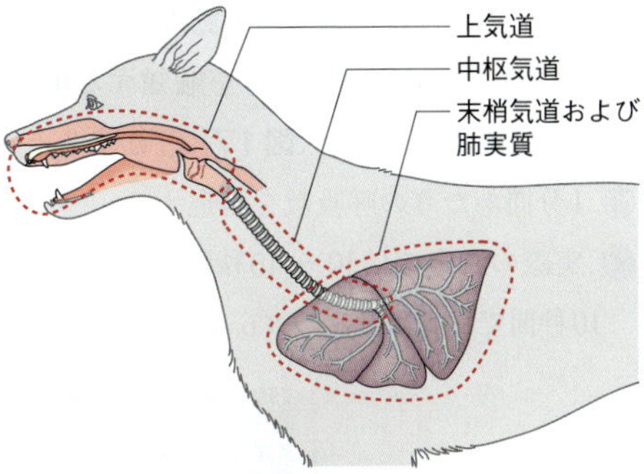

a) 注意

- 来院時の動物の呼吸数は緊張によりパンティングや呼吸回数の増加を認めるなど，正確な呼吸状態を評価できないことがある.
- 飼い主に自宅での安静時呼吸数（RRR：resting respiratory rate），睡眠時呼吸数（SRR：sleeping respiratory rate）を確認してもらうこともある.
- 自宅でのRRRおよびSRRが40回/分以上で呼吸数増加と判定される.
- 呼吸異常のある動物は緊急状態である可能性や容態が急変する可能性がある．呼吸に異常を感じた際は，速やかに獣医師に報告する.

b) 知っておくべき情報

- 呼吸状態の悪い動物は「姿勢」に変化が認められる．犬座姿勢，肘外転から始まり，状態の悪化に伴い，頸伸展（首を前に伸ばす）（図14），伏臥姿勢，起立不能となる．
- 呼吸様式には安静呼吸，努力呼吸，パンティング（開口呼吸），頻呼吸，呼吸促迫，浅速呼吸，吸気努力，呼気努力，奇異呼吸，逆説性呼吸，フレイルチェストなどがあり，呼吸の「回数」や「見た目」の動きで評価する（図15）．
- 異常呼吸音には聴診器を使用せずとも直接耳で聞こえるものと聴診器で聴取される呼吸副雑音がある．

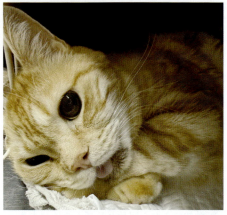
■図15　開口呼吸の猫
猫の開口呼吸は重度の呼吸障害が示唆される．
この症例は癌性の胸水貯留により呼吸不全を呈している．
（写真提供：山本動物病院・山本静孝先生）

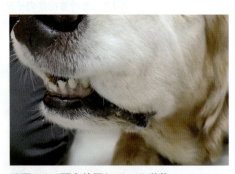
■図14　頸を伸展している動物

c) 呼吸数測定の準備（図16）

- 聴診器，時計・タイマーなど

呼吸数の測定

d) 呼吸数測定の実施

① タイマーや時計を用意する．
② 動物の胸の動きを確認する．息を吸う（胸が膨らむ）・吐く（胸が縮まる）の動きをセットで1回とカウントする．この動作は，胸や腹の動きを目視で確認する場合（図17 ①），手で胸郭の動きを触知する場合（図17 ②），聴診器で確認する場合（図17 ③）がある．
③ 1分間あたりの呼吸数を測定する．
④ 実際の測定では10〜15秒間程の時間の呼吸数を測定し，10秒間であれば測定数×6，15秒間であれば測定数×4とい

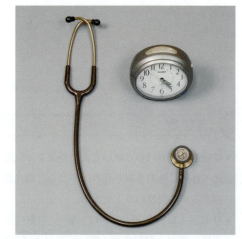
■図16　呼吸数測定の準備
左から，聴診器，時計

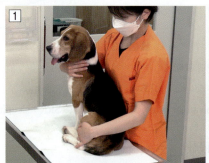
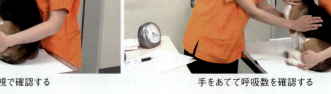
目視で確認する　　　　手をあてて呼吸数を確認する
■図17　呼吸数測定

う具合に1分間あたりの呼吸数を計算することが多い．
※呼吸数の測定は動物が落ち着いている状態で実施することが望ましい．したがって，診察台の上での身体検査だけでなく，診察室入室後の問診中など，動物が飼い主の側やキャリー内で安静にしている場合に胸の動きを視認できようであれば，その時点での呼吸数を確認しておくとよい．入院動物も同様で，動物を興奮させるような処置を実施する前に最初にそっとケージ内を確認し呼吸数を測定するとよい．人がいると興奮するような動物ではカメラなどのモニターを利用するのも有効な手段となる．

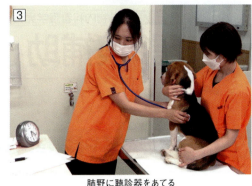

■図17つづき　呼吸数測定

毛細血管再充満時間（CRT：capillary refill time）

- 動物の循環や脱水状態を確認する指標となる．
- 口腔粘膜を指圧し，白色に変化した部分が元の色調に戻るまでの時間を計測する．
- 正常であれば1〜2秒で色調が元に戻る．

a) 知っておくべき情報

CRTの延長は末梢循環障害を意味し，重度の脱水やショックなど緊急治療の必要性が示唆される．

b) CRT測定の実施

① 動物の口唇をめくり（図18），口腔粘膜を視認できるようにする．
② 口腔粘膜を指圧する（図19）．
③ 指圧した部分の粘膜が白色に変化する．
④ 指を離し，白色からピンク色に戻るまでの時間を計測する．

CRT測定

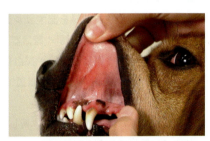

■図18　口腔粘膜をめくる

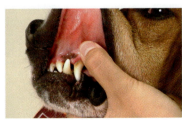

指圧する　　　　　　　白色に変化している

■図19　口腔粘膜を指圧

引用・参考文献
1) 藤村響男ほか編：愛玩動物看護師必携テキスト．Gakken，2023
2) 一般社団法人犬・猫の呼吸器臨床研究会編，城下幸仁ほか監：一般臨床医のための犬と猫の呼吸器疾患．p.14-31，EDUWARD Press，2021
3) 愛玩動物看護師養成専修学校教科書作成委員会編：愛玩動物看護師カリキュラム準拠動物看護実習テキスト，第3版．p.54-57，EDUWARD Press，2022

第2章 動物内科看護学実習

2 診察補助

1 診察の準備や診察室の衛生管理ができる

ポイント
- 一般的な診察の準備，使用する器具類を覚える．
- 診療時に使用する器具類には使用前後の洗浄・消毒や廃棄が必要となるものもある．
- 正しい衛生管理により動物および人の感染症を予防する．

診察の準備

- 診察の流れを把握し必要な物品・器具類の準備を覚えるとよい．
① 診察室への呼び入れ
② 問診
③ 身体検査
④ 各種検査
- 施設により差はあるが，このような流れで診察は進んでいく．
- つまり，問診や検査記録を記すカルテ・電子カルテなど（**図1**），身体検査では体温計や聴診器（**図2**），必要に応じて血液検査を行う際は注射器や採血管など（**図3**），耳の検査には耳鏡，眼の検査には検眼鏡（**図2**）を準備するといった具合である．
- 使用頻度の多い器具類は事前に準備し，すぐに使用できる状態で配置しておく．

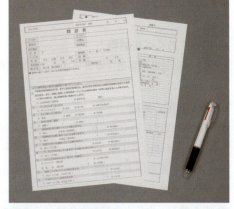

■**図1　物品・器具類**
カルテ用紙，筆記具

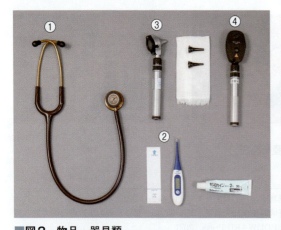

■**図2　物品・器具類**
①聴診器，②体温計セット，③耳鏡，④検眼鏡

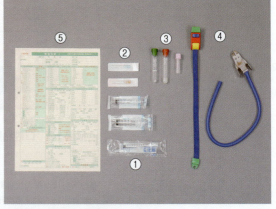

■**図3　物品・器具類**
①シリンジ（1mL，2.5mL），②針（23G，25G），③採血管，④駆血帯，⑤検査伝票

診察室の衛生管理

- 診察の準備には使用する器具や診察室の衛生管理も含まれる．
- 動物病院にはさまざまな疾病の可能性のある動物が来院するため，感染症の伝播を防ぐためにも衛生管理に努めなければならない．

a) 知っておくべき情報

- **消毒薬の選択**：消毒薬は作用の強さから高水準，中水準，低水準に分類される．消毒対象となる病原体や消毒対象により，適切なものを選択する必要がある（図4）．
- **スポルディングの分類**：医療現場で用いられる消毒・滅菌方法の分類（表1）．使用した器具類が体のどの部位に接触したかにより3段階に分類される．

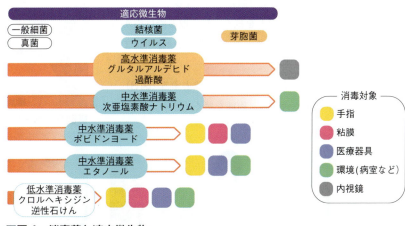

■図4　消毒薬と適応微生物

(藤村響男ほか編：愛玩動物看護師必携テキスト，p.302，Gakken，2023)

■表1　スポルディングによる器材分類と消毒水準

器材分類	対象	消毒水準	
クリティカル	・無菌の体内に埋め込む器材 ・血液と長期間接触する器材 例：手術器械，眼内レンズ，心臓カテーテル，針など	滅菌（オートクレーブ，ガス滅菌など） ※グルタラール，過酢酸による化学滅菌が行われる場合がある	
セミクリティカル	・粘膜および創のある皮膚と接触する器材 例：呼吸器系に接触する器材，麻酔器材，内視鏡，眼圧計，凍結手術用器材など	高水準消毒（グルタルアルデヒド，過酢酸など）	本来は使用前に滅菌処理すべきもので，非耐熱性器材，処理に時間がかけられない器材（内視鏡など）
		中水準消毒（エタノール，次亜塩素酸ナトリウム溶液など）	粘膜接触の体温計，水治療タンクなど
ノンクリティカル	・創のない正常な皮膚と接触するもので粘膜とは接触しない器材 例：聴診器，診察台，便器，血圧測定用カフ，リネン類など	低水準消毒（グルコン酸クロルヘキシジン，塩化ベンザルコニウムなど）～中水準消毒 洗浄，清拭	

滅菌：すべての微生物の排除または死滅が可能
高水準消毒：多数の芽胞を除くすべての微生物の死滅が可能
中水準消毒：結核菌，栄養型細菌（増殖している菌），ほとんどのウイルス・真菌を殺滅するが，必ずしも芽胞は殺滅しない
低水準消毒：ほとんどの栄養型細菌，ある種のウイルス・真菌を殺滅する

(吉田理香編：感染管理ナースポケットブック．p114-115，Gakken，2024をもとに作成)

診察台

- 動物を診療する際に必要不可欠なものであり，多くの処置は診察台の上で行われる．
- 診察台には体重計が内蔵されているものや台の高さが調節可能な機能が備わったものがあり，多くの施設でそれらの機能付き診察台が使用されている．
- 診察台は施設の中でも特に動物が接触する機会が多いため常に清潔を心がけ，洗浄・消毒を実施する．

診察台の清掃

a) 診察台の清掃の実施

① 最初に大きな被毛や汚れなどがないかを確認する．認めた場合には消毒薬を噴霧する前に先にティッシュやペーパータオルなどを用いて除去する（**図5**）．
② 台上にまんべんなく消毒薬を噴霧する（**図6**）．
③ ペーパータオルや布で台上を拭く．拭き取る際は端から反対側の端まで一方向に拭き，ゴミや被毛を一か所にまとめる（**図7**）．
④ まとめたゴミを床に落とさないように除去する（**図8**）．
⑤ 最後にマットの下や台の隅，周囲を拭く（**図9**）．

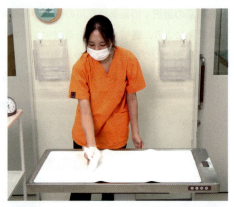

■**図5** ペーパータオルで被毛や汚れを除去

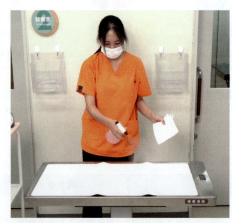

■**図6** 診察台に消毒薬を噴霧する

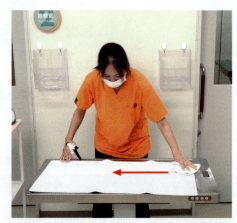

■**図7** 診察台をペーパータオルで拭く

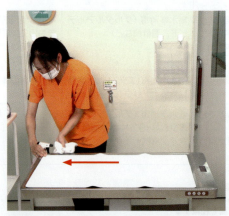

■**図8** まとめたゴミをタオルで除去

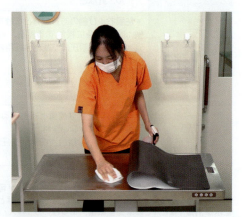

■**図9** マットをめくり下や台の周囲を拭く

- 皮膚疾患，換毛期や来院のストレスで脱毛するような動物の診療後には，診察台だけでなく診察室内にもたくさんの被毛が落ちていることがある（図10）．
- また雨の日では動物の体に付着した砂や泥などで診察室が汚れることもある．仮に感染症のリスクはなかったとしても，もし診療を受ける側として診察室に訪れた時に，別の診療動物の被毛や汚れが残っていたとしたら良い気分はしないだろう．
- もしゴミなどが落ちたままであれば異物の誤食リスクも生じる．
- 診察台や器具類の洗浄や消毒はもちろんのこと，診療で生じたゴミ類は気づいたらすぐに処分する習慣を身につけ，常日頃から施設内の清潔を心がける意識をもつことが，診察室の衛生管理として重要である（図11）．

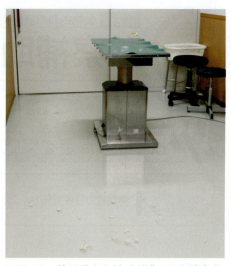

■図10　抜け落ちた被毛が残された診察室

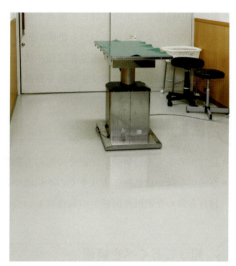

■図11　きれいな診察室

引用・参考文献

1) 藤村響男ほか編：愛玩動物看護師必携テキスト．Gakken，2023
2) 一般社団法人日本動物保健看護系大学協会カリキュラム委員会編，佐野忠士ほか監：愛玩動物看護師カリキュラム準拠教科書7巻．動物内科看護学／動物臨床検査学，第2版，p.102-103，EDUWARD Press，2022

第2章 動物内科看護学実習
2 診察補助

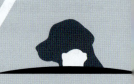

2 基本的な保定を実施することができる

> **ポイント**
> ●動物の特性を知り,効果的な保定法を身に付けることは,円滑な診療の基本である.

目的
- 獣医療の現場では動物に対して処置や検査を行う際に,大多数の場面で保定が必要になる.
- 人と動物の安全を確保しつつ,動物の動きを制御し,さまざまな施術を実施できるようにする.
- 基本となる立位保定法,座位保定法,伏臥位保定法,横臥位保定法を習得する.
- それぞれの保定法への体位変換法を習得する.

注意
- 動物への多くの処置や,保定そのものも動物にとっては不快なことが多い.
- 不適切な扱いは動物により多くの不快感や苦痛を与え,動物が受傷する原因にもなる.また動物だけでなく自身も含めた獣医療関係者の負傷にもつながる.

知っておくべき情報

a) 保定のための基礎知識
- 保定とは診療を実施するために,動物の身体的・心理的な負担を軽減し,動物の動きを一時的に制御する技術である.ただ力任せに押さえてしまうようでは動物に苦痛や不快感を与えてしまう.
- そうした行為は動物に恐怖感を与え,動物病院やスタッフに対してより一層の苦手意識をもたせてしまい,攻撃性が増大する,暴れる,逃亡しようとする,などといった行動を増やし,その結果,以降の診療をより困難にしてしまうことにもつながる.
- また看護動物の状態次第では無理やりな保定は,動物に危害を加え,ときには生命の危険につながることもある.
- 動物の特性を知り,効果的な保定法を身に付けることは,人と動物の安全を確保し円滑な診療を行うためには欠かせない.

【動物の特性を知る】
- 動物種,品種,解剖学的構造,年齢,病態なども動物の扱い方を判断する材料となる.
- たとえば関節疾患リスクの高い品種や高齢の動物であれば,保定の際に関節にわずかな負荷がかかるだけでも強い不快感を与えることがある.

- 短頭種などの気道疾患リスクのある動物であれば無理な保定が熱中症を引き起こしたり気道閉塞につながることもある．
- 動物の特性を知ることはより安全な保定のための判断材料となる．
- 解剖学的な知識は保定には欠かせない．
- 前肢や後肢がどの方向に，どこまで，どのように曲がるのか，イヌとネコの動きの違いはどうか（ネコはしなやかで柔軟性があり，保定のすきまから抜けやすく，飛び上がる力もあり，爪を使った攻撃もする）などを把握する（図1）．
- 特に「頸」「肩」「腰」をいかに保持するかが関節の制御と保定の鍵となる（図2）．

【動物を観察する】
- 診察室に訪れた時点から動物の動きをよくみる．警戒心は強そうか，近づいても大丈夫か，攻撃行動がみられそうかなど，実際の保定に入る前から情報を得ることはできる．
- それらの情報は，必要に応じて道具（エリザベスカラーや口輪）を使用する，それらの装着をご家族に協力していただくなどの判断材料となる．
- 保定中の動物の状態に注意する．
- バイタルサインに変化や異常を認めた際はただちに獣医師や周囲のスタッフに伝える．

【処置に適した保定法を選択する】
- 耳処置には耳を触れやすい保定，皮下注射には注射部位にスペースのある保定を選択する．

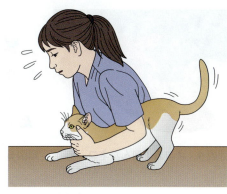

■図1　保定を抜け出そうとしているネコ

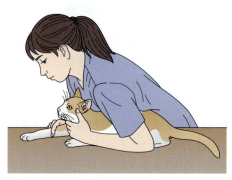

■図2　保定の鍵となる頸・肩・腰

保定の準備

- 動物の行動や性格に合わせて保定時に道具を使用することもある（図3）．
- ネコ袋などで包み込むと柔軟なネコの動きや，爪による攻撃を防ぐことができる（図4）．
- エリザベスカラーを必要に応じて使用する（図5）．

エリザベスカラーの使用

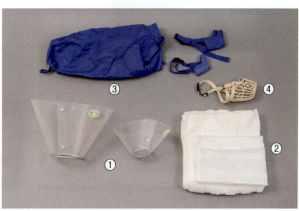

■図3　保定の準備物品
①エリザベスカラー，②バスタオル，③ネコ袋，④口輪などの道具

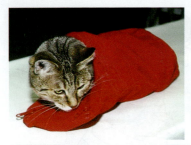
■図4 ネコ袋で包んだネコ
（写真提供：富士平工業株式会社）

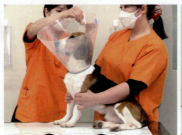
■図5 エリザベスカラーをつけたイヌ

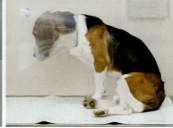

基本となる保定の実施

a) 立位保定法（四肢で立った状態のままにする）（図6）
- 顔が後ろを向かないようにする．
- 腰をささえ座らないようにする．

b) 座位保定法（オスワリの状態のままにする）（図7）
- 自分の身体を使って腰を軽く押さえ立ち上がらないようにする．
- 腕を頸〜胸部にまわし前進しないようにする．

c) 伏臥位保定法（フセの状態のままにする）（図8）
- 座位と同様に身体を密着させ立ち上がらないようにする．
- 動物の行動に合わせて頸・肩・腰を必要最小限の力でささえる．
- 上からのしかかって押さえつけるような保定はしない．

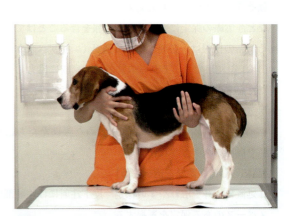
■図6 立位保定法

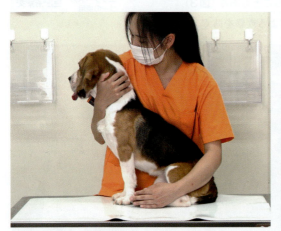
■図7 座位保定法

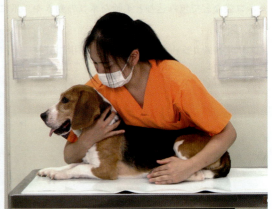
■図8 伏臥位保定法

d) 横臥位保定法（横向けに寝かせた状態のままにする）

- 1人で保定する場合は前肢と後肢をそれぞれ片手でまとめて持つ．
- 動物を身体に引き寄せ密着させる．
- 頸〜肩・腰を両腕と肘全体で押さえる（**図9**）．
- 頸の保定がゆるむと動物が頭を動かしてしまう．特に頭をぶつけないように気をつける．
- 2人で保定する場合は前肢と後肢をそれぞれ分担する（**図10**）．
- 下側（床側）の肢を離すと動物は起き上がろうとする．下側は特に注意して保定する．

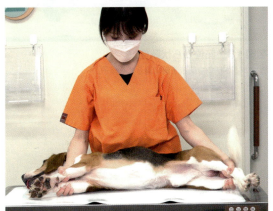

■図9　横臥位保定法　　　　　　■図10　横臥位保定法（保定者2人）

体位変換の実施

a) 立位から座位への体位変換

- 動物の重心を後方に移動させる．
- 頭側の抱えた腕を利用して動物の下顎（頭）を後方に持ち上げる．
- それと同時に尾側の腰部を抱えた腕を利用して身体を密着しながら腰を真下に押さえる（**図11**）．
- 頭側の抱えた腕を利用して動物の下顎（頭）を後方に持ち上げる．
- それと同時に尾側の腕は膝の後ろにまわし，膝を屈曲させて座らせる（**図12**）．

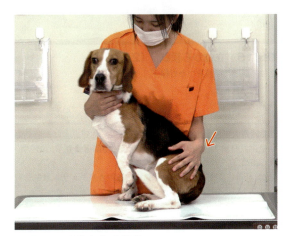 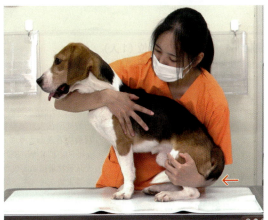

■図11　立位から座位①　　　　　　■図12　立位から座位②
腕で腰を上から下にする．　　　　　膝裏を押す方法．

b) 座位から伏臥位への体位変換（図13）
- 尾側は立ち上がらないように腰に身体を密着させる．
- 前肢を肩〜上腕・肘を持ち前方に進めていく．

c) 立位から横臥位への体位変換
- 動物を保定者に寄せて密着させる．
- 前肢と後肢をそれぞれ片手でまとめて持つ．まとめて持つときには左右の間に指を1本挟むようにする．
- さらに動物の背中を保定者に引き寄せつつ，保定者の身体に動物の体重を預けながら少し浮かせる．
- 滑らせるように横にする．
- 頸〜肩・腰を両腕と肘全体で押さえる（図14）．

〈保定者2人の場合〉
- 保定者2人で前肢と後肢を分担する．
- タイミングを合わせて動物を横向けにする．
- 尾側の担当は後肢と腰を，頭側の担当は上腕と肩・頸を押さえる（図15）．

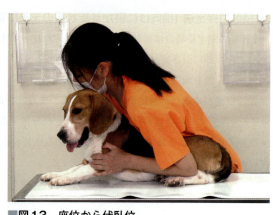

■図13　座位から伏臥位
覆いかぶさりつつ前肢を前に滑らせる様子．

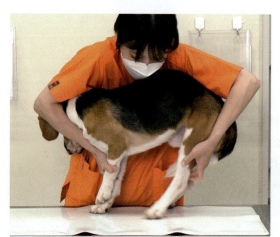

■図14　立位から横臥位（1人）
立位で前肢と後肢をつかむ様子．

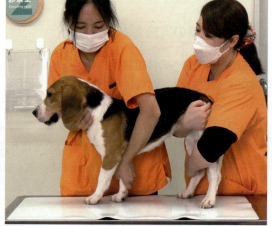

■図15　立位から横臥位（2人）
立位で前肢と後肢をつかむ様子．

引用・参考文献
1) 一般社団法人日本動物保健看護系大学協会カリキュラム委員会編，佐野忠士ほか監：愛玩動物看護師カリキュラム準拠教科書7巻．動物内科看護学／動物臨床検査学，第2版，p.46-50，EDUWARD Press，2022
2) 愛玩動物看護師養成専修学校教科書作成委員会編：愛玩動物看護師カリキュラム準拠動物看護実習テキスト，第3版．p.46-54，EDUWARD Press，2022

第2章 動物内科看護学実習

2 診察補助

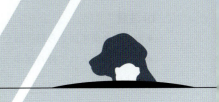

3 聴診器や体温計，注射器を適切に取り扱うことができる

ポイント
- 聴診器・体温計・注射器は獣医療の現場では高頻度で使用される医療器具である．
- これらの構造と名称を理解し正しく取り扱えるようにする．

聴診器の取り扱い

- 心拍数の測定，心音や呼吸音の聴診に使用する（図1，2）．

a) 聴診器の種類

- さまざまなタイプの聴診器が市販されているが，一般的な聴診器のチェストピースには膜面とベル面がある．
- **膜面（ダイヤフラム面）**：高周波数の音を聞く際に使用する（呼吸音）．使用する際は動物にしっかりと押しあてる．
- **ベル面**：低周波数の音を聞く際に使用する（心音）．使用する際は軽く動物にあてる．
- 聴取したい音に合わせて使い分けるが，通常の診療では膜面を使用することが多い．
- 聴診器は動物に直接触れるため，使用前後は清潔に保つように心がける．聴診器の取り扱い説明書に従った方法で手入れを行う．

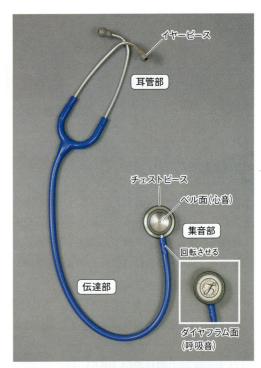

■図1 一般的な聴診器の各部位の名称

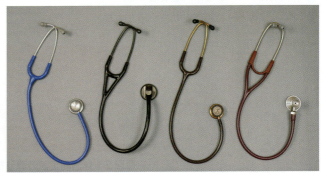

■図2 いろいろな聴診器

79

b) 注意
- 安全面と衛生面から聴診器を首に掛けての持ち運びは推奨されていない.
- ポケットに入れて持ち運ぶ,専用のケースを使用する,すぐに使用できる場所に保管するなどの対応をするとよい.

c) 聴診器のつけ方（図3）
① 耳管部を両手で持ち,真上から見て「ハ」の字になるように持つ.
② イヤーピースの角度が外耳道に沿った角度になるよう装着する.

聴診器の
つけ方

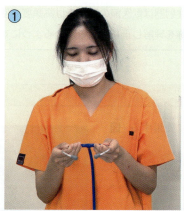

■図3　聴診器のつけ方

体温計の取り扱い

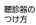
体温計の
取り扱い

- 体温計には電子体温計とアナログ体温計がある.
- また耳で測定できるような非接触式の体温計もあるが,動物病院で体温測定を実施する際は深部体温に近い直腸温を短時間に測定できる動物用電子体温計を使用することが望ましい（図4）.
- 体温計の種類により操作方法や手入れ方法は異なるため,使用する体温計の取り扱い説明書をよく確認する.

a) 体温測定前の取り扱い（図5）
① 体温計にプローブカバーを装着する.
② プローブカバーに潤滑ゼリーを塗布する.

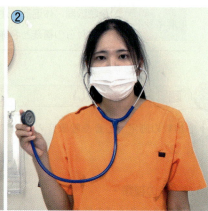

■図4　体温測定に必要な物品
①プローブカバー,②電子体温計,③キシロカイン®ゼリー

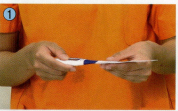
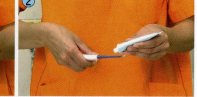

■図5　体温測定前の取り扱い

b) 体温測定後の取り扱い（図6）

① 測定後は速やかにプローブカバーを処分する．
② 体温計はアルコール綿などで清潔な状態にする．

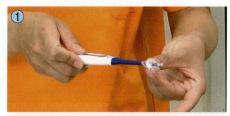
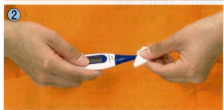

■図6 体温測定後の取り扱い

注射器の取り扱い

- 薬剤の投与・採血・採尿・細胞診（細胞の採取）など，獣医療の現場ではさまざまなシチュエーションで使用される医療器具である．正しく無菌的に扱う方法を習得する．

a) 知っておくべき情報

- 注射器は注射筒（シリンジ）と注射針に分かれており，それぞれ用途に応じてサイズ・種類を選択し接続して使用する．
- **注射筒**：筒先，外筒，内筒，ガスケットからなる構造である（図7，8）．筒先に注射針を接続して使用する．
- **注射針**：注射針は針先，針管，針基（ハブ）からなる構造である（図9）．注射針の太さはゲージ（G）という単位で表し，値が大きいほど注射針は細くなる．ISO規格の指定カラーコードで針基が色分けされている（図10）．注射針の長さはインチ（″）で表す．先端の刃面（ベベル）の角度によりRegular bevel（R.B.），Short bevel（S.B.）の2種類に分類される（図11）．

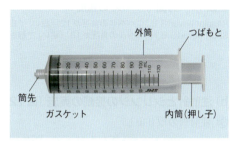

■図7 シリンジの各部位の名称

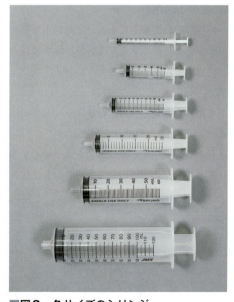

■図8 各サイズのシリンジ
上から1mL，5mL，10mL，20mL，50mL，100mL

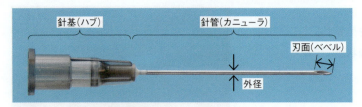

■図9 注射針の構造

（安井はるみ編：事故防止とスキルアップのための注射・輸液手技完全マスター, p.13, Gakken, 2011）

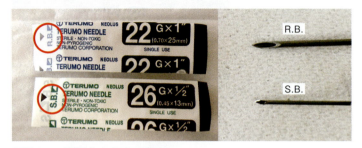

■図11 刃面（ベベル）の角度

Regular bevel（R.B.）：ベベルの角度が12°（鋭い）で皮下および筋肉注射に適する
Short bevel（S.B.）：ベベルの角度が18°（鈍い）で静脈および皮内注射に適する

（文献1, p.441より引用）

針外径		カラーコード
mm	G	
0.3		yellow
0.33	29	red
0.36		blue-green
0.4	27	medium grey
0.45	26	brown
0.5	25	orange
0.55	24	medium purple
0.6	23	deep blue
0.7	22	black
0.8	21	deep green
0.9	20	yellow
1.1	19	cream
1.2	18	pink
1.4	17	red-violet
1.6	16	white
1.8	15	blue-grey
2.1	14	pale green
2.4		purple
2.7		pale blue
3		green-yellow
3.4		olive brown

■図10 カラーコード

（文献1, p.441より引用）

b）注射針とシリンジの接続の実施（図12）

① 注射筒の取り出し
- 外装を両開きするように開封する．内筒側から取り出し筒先がものに触れないよう注意する．

② 注射針の開封
- 注射針の外装を開封する．針基側から開封し，針基内腔にものが触れないよう注意する．注射筒は片手に持ち，筒先には触れないよう注意する．

③ 注射針とシリンジの接続
- 注射針の外装を持ち，針基にシリンジの筒先を差し込む．

④ 刃面の向きと目盛りを揃える
- 注射器を使用する際に用量を見やすくするために，シリンジの目盛りと注射針の刃面の向きは同じ向きに揃えておく．

注射器の扱い方

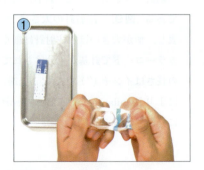

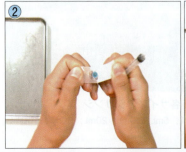
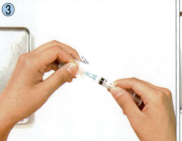
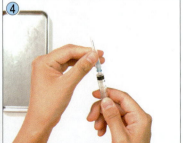

■図12 注射針とシリンジの接続

c) 注射針キャップのはずし方，つけ方
- **注射針とシリンジの接続確認**：注射針とシリンジの接続が確実かどうか，ゆるみはないかどうか確認する．
- **キャップの取りはずし方**：片方の手でシリンジを把持し，逆の手でキャップをまっすぐに引く．
- **キャップのつけ方（リキャップ）**：キャップをつける際は針刺し事故に注意しなければならない．スクープ法や二段階リキャップ法を用いる．キャップと針先の先に持ち手が直線上に並ぶような装着は絶対に行わない．
- **スクープ法（図13）**：キャップを平らな場所に置き，片手でキャップをすくい上げるように注射針を入れた後にリキャップを行う方法．
- **二段階リキャップ法（図14）**：注射針にキャップを軽くかぶせた後にリキャップを行う方法．

d) 注射針のはずし方（図15）
- 片側の手でキャップを持ち，逆の手でシリンジを持ちキャップをねじりながら引く．

e) 注射器の持ち方と基本操作法
- **持ち方（図16）**：シリンジのつばもとのあたりを親指と人差し指でつかむように持つ．
- **基本操作法（図17）**：片手で操作する際は中指で内筒の先端（内筒頭）を引き，薬指で内筒頭を押す操作が基本の動作となる．シリンジや手指の大きさによっては両手を使用したり，つばもとを親指と押すなどして内筒を引くこともある．

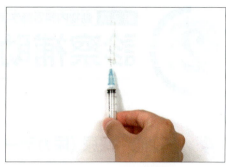

■図13　リキャップ：スクープ法
キャップをすくい上げている様子．

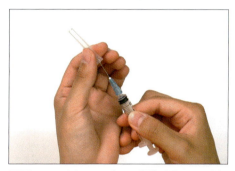

■図14　リキャップ：二段階リキャップ法
針先とキャップの角度をずらしてかぶせる様子．

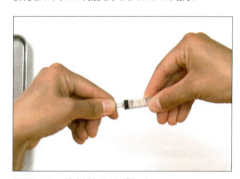

■図15　注射針のはずし方

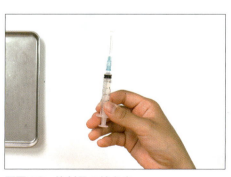

■図16　注射器の持ち方

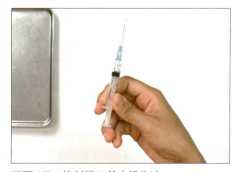

■図17　注射器の基本操作法

引用・参考文献
1) 藤村響男ほか編：愛玩動物看護師必携テキスト．Gakken，2023
2) 一般社団法人日本動物保健看護系大学協会カリキュラム委員会編，佐野忠士ほか監：愛玩動物看護師カリキュラム準拠教科書7巻．動物内科看護学／動物臨床検査学，第2版，p.105-106，p.113-114，EDUWARD Press，2022

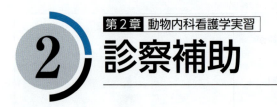
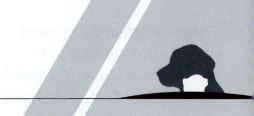

第2章 動物内科看護学実習

2 診察補助

4 採血・採尿（尿カテーテルの挿入を含む）の手順を習得している

ポイント
- 愛玩動物看護師は獣医師の指示のもとに，採血および尿道カテーテルを用いた採尿を行うことが認められている．

採血

a) 目的
- 血球数測定，血液化学検査，凝固能測定などを実施し，病態の評価を行う．

b) 注意
- 動物へ注射針を刺入するため，侵襲性と痛みを伴う処置である．適切な採血手技を習得し動物への負担を軽減しなければならない．

c) 知っておくべき情報
- 採血管にはさまざまな凝固阻止・促進剤が入っており，用途に応じて使い分ける（**図1**）．
- 静脈採血では一般的に首にある外頸静脈，前肢にある橈側皮静脈，後肢にある外側伏在静脈，大腿静脈が用いられる（**図2, 3**）．

凝固促進剤＋ 血清分離剤	EDTA-2K	フッ化ナトリウム＋ EDTA-2Na	ヘパリンリチウム	ヘパリンリチウム＋ 血漿分離剤
キャップカラー：黄色	キャップカラー：ラベンダー	キャップカラー：灰色	キャップカラー：緑	キャップカラー：うす緑
	ラベンダーは，JISのカラーコード*では他にEDTA-2Na, EDTA-3Kへの使用が推奨されている．			
血清分離に使用	全血で血球検査に使用	血糖検査で使用	血漿分離して血液化学検査に使用	血漿分離に使用

＊カラーコードは，ISO/JISが推奨している色．
※メーカーによりキャップの色は異なる場合がある．

■**図1 採血管の種類とキャップカラー**

（写真提供：日本ベクトン・ディッキンソン株式会社）
（藤村響男ほか編：愛玩動物看護師必携テキスト．p.376, Gakken, 2023）

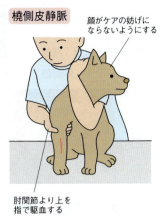
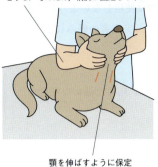

■図2 採血に用いる主な血管（イヌ）

（文献1，p.371より引用）

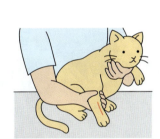
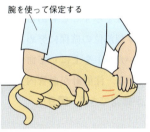
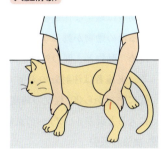

■図3 採血に用いる主な血管（ネコ）

（文献1，p.371より引用）

d) 採血の準備（図4）

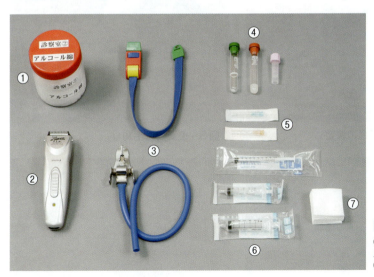

■図4 採血の準備
①消毒用アルコール綿，②バリカン，③駆血帯，④採血管，⑤注射針，⑥シリンジ，⑦カット綿

e) 採血の実施

① 採血に用いる血管を決定する
- 今後の処置に使用する予定の血管は使用しないようにする．例としては静脈留置針（橈側皮静脈，外側伏在静脈のいずれか，実施者の好みによる），中心静脈カテーテル（外頸静脈）の設置などである．

採血の手順

② 動物の保定（図5～7）
- 補助者は実施者の決定した採血部位に応じた適切な保定を行う．

③ 駆血と採血部位の消毒
- 補助者は実施者の指示に従い駆血を行い実施者が採血穿刺部位を確認できるようにする（外頸静脈採血では実施者が自身で駆血を行う）．実施者はアルコール綿で被毛をよけ，穿刺部位を消毒する．必要な際は毛刈りする（図8）．

④ 注射針の血管穿刺
- 補助者は適切な保定を維持する．特に穿刺時には疼痛が生じるため動物が動こうとしたり，攻撃性を示すこともあるため，動物と人間の外傷を防ぎつつ穿刺部位の確保に努める．実施者は注射針の刃面（穴のあいた側）を上にして血管に平行から20°程度の角度で刺入する．注射針が血管内に入ると針基（ハブ）への血液流入が確認できる（図9）．

⑤ 血液の吸引
- 実施者は血管内に注射針が入った状態を維持し，シリンジの内筒を引く（図10）．内筒を引くときには血液の流入速

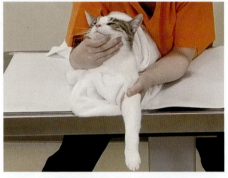
■図5　橈側皮静脈採血の保定（ネコ）

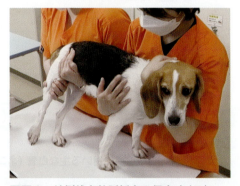
■図6　外側伏在静脈採血の保定（イヌ）

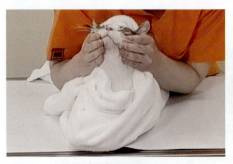
■図7　外頸静脈採血の保定

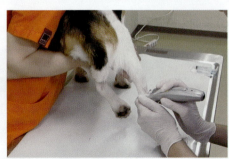
■図8　必要時に毛刈り

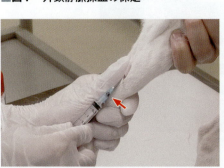
■図9　ハブへの血液流入

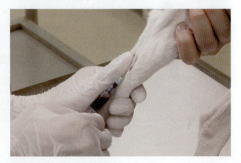
■図10　血液の吸引

度に合わせ，必要以上の速度で引かないようにする．過剰な陰圧は血管内腔を閉塞させ採血困難となる，血球の破壊につながる，などの原因になる．補助者はその間，動物を動かさないことに注力する．

⑥ 注射針の抜去と止血
- 実施者は注射針を抜去する際は必ず前もってそのことを補助者に伝達する．補助者が駆血を解除したこと確認し，刺入部位を乾綿で押さえながら注射針を抜去する（**図11**）．補助者は止血が終了するまで動物が動かないよう注意する．駆血を解除した際や実施者が支持していた手が動物の肢から離れた瞬間などに動こうとすることが多い．圧迫止血は補助者が行うことも実施者が行うこともある（**図12**）．

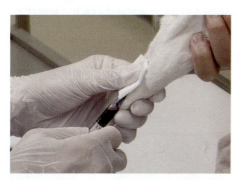
■**図11** 乾綿で押さえながら注射針を抜去

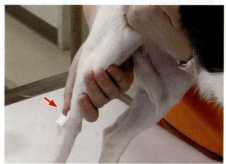
■**図12** 補助者による圧迫止血

採尿

a) 目的
- 泌尿器疾患および尿に特徴的な変化を及ぼす疾患を評価する．

b) 注意
- 採尿方法による尿検査結果への影響，それぞれの手技による合併症リスクを把握しておく必要がある．目的とする検査の内容に適した採尿方法を選択する．

c) 知っておくべき情報
- 採尿方法には，自然排尿法，圧迫排尿法，カテーテル法，膀胱穿刺法などがある（**表1**）．

■**表1** 採尿の種類

採尿法	メリット	デメリット	方法，注意点
自然排尿法	非侵襲的	培養検査に適さない，待たなければならない	・自然排尿されたものを収集する ・ウロキャッチャーやキャップ付き容器などが使われる ・簡易的で非侵襲的な利点がある反面，膀胱内の細菌感染の有無を評価できない
圧迫排尿法	非侵襲的，自然排尿を待たなくてよい	尿管への逆流・膀胱破裂などの医原性疾患のリスク	・立位の動物の下腹部を触診し，膀胱を包み込むようにして柔らかく圧迫する ・排尿を待たずに採尿できる反面，尿管への尿の逆流を促して場合によっては腎盂腎炎などを引き起こすリスクがある
カテーテル法	蓄尿がわずかでも採取可能，持続的採取が可能，尿道閉鎖の解除にも有効	膀胱への医原性感染や尿道を傷つけるリスク	・カテーテルを尿道に挿入し，尿を採取する ・蓄尿量が少なくても採尿が可能な反面，尿道を傷つけたり，膀胱を感染させないよう注意が必要である
膀胱穿刺法	培養検査に適する	尿道を評価していない，軽度だが侵襲的	・下腹部腹壁から注射針にて膀胱に穿刺して尿を採取する ・膀胱内の尿を観察できる反面，軽度であるものの侵襲的である点や，尿道の評価ができないことに注意が必要である

（文献1，p.377より引用）

尿道カテーテルの挿入

a) 目的
- 検査のための採尿,膀胱洗浄処置,造影剤の注入,尿路の確保(尿道狭窄や閉塞)などを目的として行われる.

b) 注意
【尿道カテーテルの挿入による合併症】
- 尿道・膀胱の損傷や穿孔:無理な挿入は尿路の損傷を引き起こす可能性があり,程度によっては外科処置が必要となる.
- 医原性尿路感染症:不適切な操作により汚染されたカテーテルの挿入は感染の原因となる.
- 膀胱内でのカテーテルループ・結び目の形成:カテーテルを挿入しすぎると生じる可能性があり,カテーテルの抜去ができなくなることがある.

c) 尿道カテーテル挿入の準備(図13)
- 対象動物の雌雄,イヌ,ネコにより異なる.
- 雌雄に共通して,滅菌状態のシリンジ,手袋,局所麻酔添加潤滑剤(キシロカイン®ゼリー),対象動物のサイズに応じたカテーテル,消毒液(ポビドンヨード希釈液など)を準備する.
- 雌イヌで外尿道口を肉眼的に確認して挿入する場合には腟鏡や照明を準備する.

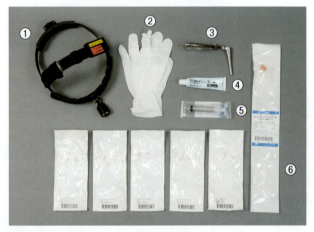

■図13 尿道カテーテル挿入の準備
①ヘッドライト,②手袋,③腟鏡,④キシロカイン®ゼリー,⑤シリンジ(10mL),⑥カテーテル(各サイズ)

d) 雄イヌのカテーテル挿入の実施
① 動物の保定
- 実施者の指示に従い保定する.一般的には実施者が右利きであれば左横臥位に保定する(図14).

② 包皮の洗浄・消毒
- 包皮の先端・周囲の汚れを取り除き清拭する.包皮をある程度閉じた状態で消毒液を包皮内に注入し洗浄・消毒する(図15).

③ 陰茎先端の露出
- 包皮を尾側に牽引し陰茎が露出した状態で保持する.保定者が包皮の牽引を補助することもある.

④ 尿道口へのカテーテル挿入
- カテーテル先端に潤滑剤を十分塗布し,尿道口にゆっくり挿入する(図16).

採尿の手順

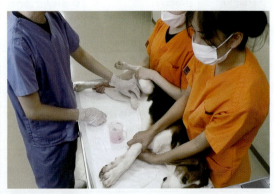

■図14 保定

⑤ 膀胱内へのカテーテル挿入
- 尿道内にカテーテルを挿入できれば，そのままゆっくりと進めていく．膀胱内まで到達するとカテーテル内への尿の流入を確認する．あるいは挿入したカテーテルの長さが膀胱内に到達していると想定される際は途中でシリンジをカテーテルに接続し尿が吸引できるか確認する．

⑥ 尿の採取
- カテーテルにシリンジを接続し陰圧をかけすぎないよう注意して尿を採取する（**図17**）．

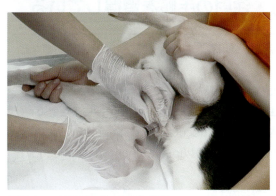
■図15　消毒液で包皮内を消毒

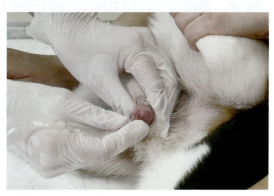
■図16　包皮を保持してのカテーテル挿入

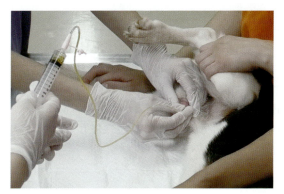
■図17　シリンジ内への尿の採取

引用・参考文献

1) 藤村響男ほか編：愛玩動物看護師必携テキスト．Gakken，2023
2) 辻本元編：犬と猫の検査・手技ガイド2019 ― 私はこう読む．p2-7, Interzoo，2019
3) 一般社団法人日本動物保健看護系大学協会カリキュラム委員会編，佐野忠士ほか監：愛玩動物看護師カリキュラム準拠教科書7巻．動物内科看護学／動物臨床検査学，第2版．p.105-106，p.113-114，EDUWARD Press，2022
4) 愛玩動物看護師養成専修学校教科書作成委員会編：愛玩動物看護師カリキュラム準拠 動物看護実習テキスト，第3版．p.46-54，EDUWARD Press，2022

第2章 動物内科看護学実習

2 診察補助

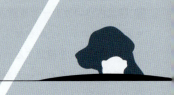

5 薬剤の取り扱い，経口投与・注射の手順を習得している

> **ポイント**
> - 動物病院で取り扱う薬剤には，内服薬，外用薬，注射薬，坐薬，点眼薬，点耳薬などがある．
> - 内服薬には，錠剤，散剤・顆粒剤，シロップ剤，カプセル剤などがある．
> - 注射薬の投与経路には，静脈内注射（iv：intravenous injection），皮下注射（sc：subcutaneous injection），皮内注射（ic：intracutaneous injection），筋肉内注射（im：intramuscular injection），腹腔内注射（ip：intraperitoneal injection）がある．
> - 注射薬の投与経路は，動物病院では静脈内注射，皮下注射，筋肉内注射がよく使用される．
> - 各剤型の取り扱い，保存方法，投与回数や方法の表記などを理解する．

薬剤の取り扱い

- 愛玩動物看護師には動物への内服薬の投与および外用薬の塗布など一部の投薬行為が認められている．
- 投薬を行うためには対象動物，薬剤名，投与用量，投与方法，保存方法，使用期限などを正しく理解しなければならない．これらの取り違えや間違いは重大な事故につながる．

a）知っておくべき情報

- **投薬に関する主な略語（表1）**
- **薬剤の保存について**：各薬剤の添付文書（電子添文）を参照し適切に保管する．不適切に保存管理された薬剤は効果の減弱や細菌汚染など，期待した薬効を発揮できないだけではなく動物に害をもたらす可能性もある．常温保存・冷所保存・遮光保存など指定された保存方法を遵守する．また，劇薬，毒薬，向精神薬，麻薬に指定された医薬品は一般の薬剤と区別し徹底した管理が必要となる（表2，3）．
- **調剤について**：愛玩動物看護師は調剤を認められていない．しかし，獣医師の指示のもとでの経口投与，在庫管理，飼い主への説明など薬剤に関わる機会は多い．よく動物病院で使用される調剤のための道具や方法は覚えるべきである（図1〜4）．

■表1　投薬に関する主な略語

SID：1日1回	PO：経口投与
BID：1日2回	SC：皮下投与
TID：1日3回	IV：静脈内投与
QID：1日4回	IM：筋肉内投与
EOD：隔日（2日に1回）	

■表2 毒薬，劇薬，向精神薬，麻薬の表示

毒薬	劇薬	向精神薬	麻薬
毒（黒地+白枠）	劇（白地+赤枠）	向（丸枠）	麻（丸枠）
・黒地+白枠 ・白文字で品名と「毒」の表示	・白地+赤枠 ・赤文字で品名と「劇」の表示	・容器や外箱に表示する ・色は問わない	・丸枠で「麻」 ・色は問わない

(文献1, p.380より引用)

■表3 劇薬，毒薬，向精神薬，麻薬の特徴と保管方法

種類	特徴	保管方法
劇薬	安全域が狭い（副作用が出やすい）	・他の薬剤と区別して貯蔵 ・必ずしも鍵はいらない
毒薬	劇薬よりさらに安全域が狭い	・他の薬剤と区別して，鍵をかけた保管庫で貯蔵
向精神薬	容器や外箱に「○の中に"向"」と表示されている	・鍵をかけた保管庫で貯蔵
麻薬	知事から免許を受けた医師・歯科医師・獣医師のみ使用可能	・他の薬剤と区別して，鍵をかけた堅固な保管庫で貯蔵 ・紛失時は，都道府県知事への届け出が必要

(文献1, p.380より引用)

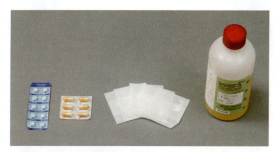

■図1 種々の剤型の薬剤
左から錠剤，カプセル剤，散剤，シロップ剤・液剤

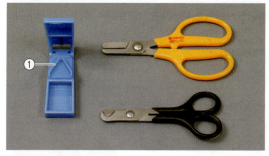

■図2 錠剤カッターとハサミ
錠剤を①にセットし，はさむようにして力を入れて握ることにより半錠に割る．ハサミは錠剤をはさんで割る．

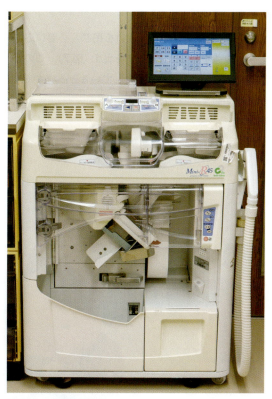

■図4 自動分包機
手分包より速く効率的である．

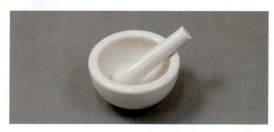

■図3 乳鉢と乳棒
市販の剤形で対応できない場合，乳鉢に薬剤を入れ，乳棒でつぶし，分包する．

経口投与について

- 食欲がある動物であれば，薬剤を飲食物に混ぜることで自主的に薬剤を投与することができる．しかし，薬剤への嫌悪を示し，食物を食べなくなり，正しい用量を投与できなくなることもある．この方法で投与する場合は，薬剤を混ぜた飲食物を確実に完食させる工夫が必要である．
- 錠剤やカプセル剤は直接口腔内に投与し，嚥下させる方法が可能である．おとなしく協力的な動物であれば1人で実施可能である．動物の性格によっては補助者が必要なこともある．
- シロップ剤や水に溶かした散剤は口唇の内側や舌の上に少量ずつ投与する方法がある．
- 攻撃性のある動物や動きの激しい動物ではこれらの投与方法は困難となる．

a) 錠剤・カプセル剤の手順

① 薬剤を利き手に持ち下顎を開く準備をする．逆の手は顔を支える準備をする（図5）．
② 両手で顔を上向きにする．
③ 利き手のあまった指で下顎を下に開きつつ，逆の手を上顎の犬歯の後ろの隙間に入れ口を開きやすくする．
④ 口が開いたら，利き手に持った錠剤を舌の奥の方へと入れる（図6）．
⑤ 薬剤を吐き出さないよう口を閉じ，必要に応じて喉をさするなどして嚥下を促す（図7）．このときに顔を上に向けたままにしていると誤嚥するリスクが高まるので注意する．

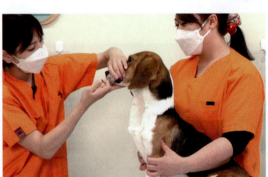

■図5 錠剤を手に持ち，口を開く準備

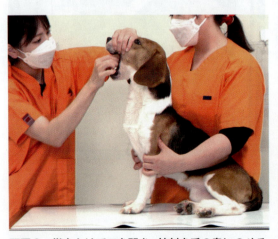

■図6 指をかけて口を開き，錠剤を舌の奥にのせる

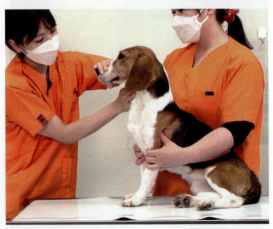

■図7 喉をさすり嚥下を促す

⑥ 嚥下する動作が確認できたら，もう一度口を開き薬剤が飲み込まれたことを確認する（図8）．その後もしばらく様子を観察し薬剤を吐き出したり，咳き込んだりしていないか確認する．

b) シロップ剤・液剤の手順
① シリンジに必要量の薬液を吸い上げる．
② 口の中にシリンジを入れ少量ずつ投与する．犬歯の裏などの隙間が与えやすい（図9）．
③ 投与が終わるまで根気よく続ける．

c) 注意
- 協力的な動物であれば経口投与は比較的容易である．しかし警戒心の強い動物や経口投与に苦手意識のある動物は，回避行動をとろうとする．
- そのような動物にはやさしく声をかけるなどして警戒心をとき（特に警戒状態のネコなど声をかけると逆効果となる動物もいる），投薬の準備を悟られぬうちに背後から投薬を実施するなどの工夫をするとうまくいく．

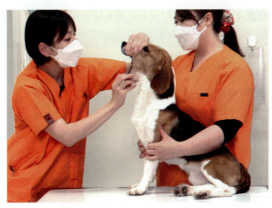
■図8　口を開き錠剤が飲み込まれたことを確認

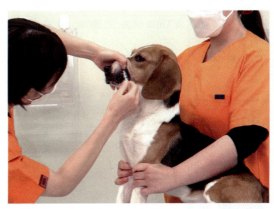
■図9　シリンジを口に入れ投与する

注射薬について

a) 知っておくべき情報
- 注射薬はバイアルやアンプルといった容器に入っている．
- 薬液として封入されているものと錠剤や粉末が封入されているものがある（図10）．
- 錠剤や粉末が封入されているものは注射用水や指定の溶媒で溶解する．
- 各注射法にはそれぞれメリットとデメリットがある（表4）．

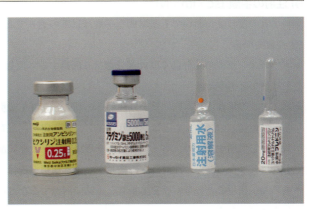
■図10　注射薬各種
左からバイアル(粉)，バイアル，アンプル，アンプル(粉)

■表4 注射法のメリットとデメリット

注射法の種類		メリット	デメリット
静脈内注射（iv）	静脈への投与	・即効性 ・薬剤の代謝が早い	・早い吸収により薬剤の最大濃度が高くなりすぎ，副作用が発現しやすいリスクがある ・持続性は短い ・油性剤や懸濁液は投与できない
筋肉内注射（im）	筋層への投与 例：後肢の半膜様筋，半腱様筋，腰椎・仙椎の棘突起外側の筋肉	・末梢血管が多く容積の大きい筋肉に投与するため，吸収はiv，ipに続いて早い	・神経の損傷，血管への刺入のリスクがある ・大量の薬剤を注入できない ・同部位に繰り返し行うと炎症や壊死のリスクがある
皮下注射（sc）	皮下組織（皮膚と筋層の間）への投与	・吸収が遅いため，効果が持続する ・大量注入が可能	・効果が現れるまでが遅い ・等張性，非刺激性，非粘稠性，溶解性の薬剤以外は投与できない
皮内注射（ic）	表皮と真皮の間に投与	・もっとも吸収が遅い ・安全性が高い ・薬剤が投与部位から広がりにくい＝アレルギーテストに有効	・ごく少量しか投与できない
腹腔内注射（ip）	腹腔内への投与（筋層の下）	・大量投与可能 ・ivの次に吸収が早い	・腹腔臓器を痛め，腹膜炎を起こす可能性あり ・頻繁には用いにくい

（文献1，p.382より引用）

b）注射の手順（sc・im・iv）

いずれの投与法においても基本的な手順は以下の通りである．

① 薬液の準備

- ガラスアンプルの場合はくびれ部分を折り開封する．開封したアンプル内に注射針を挿入し薬液を吸引する．
- バイアルの場合はゴム栓に垂直に注射針を刺入し薬液を吸引する．使い切りのアンプルとは異なりバイアルは一定期間保存し繰り返し使用するため，バイアル内部を汚染しないように配慮しなければならない．注射針を汚染しないよう適切な操作はもちろん，使用ごとにゴム栓をアルコール綿で消毒するなどの対応が必要となる．
- 薬液を吸引したシリンジ内の気泡を取り除く（図11）．

② 動物の保定

- 投与方法や部位により，必要な場合は毛刈りし（図12），実施者の作業のしやすいスペースを確保して動物を制御する．

③ 穿刺位置の決定と消毒

- scでは皮膚をつまみ上げて三角形をつくり出すように皮下組織

注射の手順

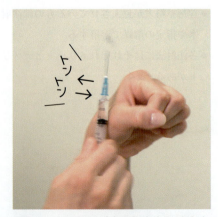
■図11 シリンジ内の気泡を取り除く

のスペースをつくり薬液を注入する．投薬のしやすさや皮下組織の広さから背部がしばしば選択される（図13）．
- imでは大腿部や腰部の筋肉が選択される．
- ivでは外側伏在静脈（図14）や橈側皮静脈がよく選択される．必要に応じて静脈留置針を設置する．

④ 注射針の刺入
⑤ 陰圧・血液流入の確認（シリンジの内筒を引く）
- scとimでは陰圧を確認する（引いたシリンジがもとの位置に戻る）．空気が吸引される場合は針の貫通，血液が流入する場合は血管へ穿刺していると考えられる．
- ivでは針基への血液流入を確認し，さらに内筒を引くとシリンジへの血液の流入を確認できる．

⑥ 薬液の注入
- 内筒を進めて薬液を注入する．scとimでは薬液の注入時に刺激や疼痛が生じることがあるため保定には注意する．ivでは刺激や疼痛は少ないとされる．
- 特にimとiv時に動物を制御できず刺入している注射針がずれると血管や神経に損傷を与えるリスクがあるため保定と処置に注意する．

⑦ 注射針を抜去し刺入位置の止血を確認し（図15），消毒する．

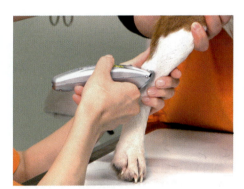
■図12　必要な場合は毛刈りする

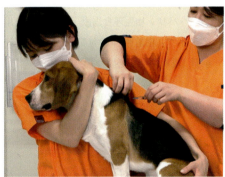
■図13　薬液の注入

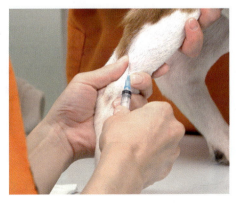
■図14　外側伏在静脈への刺入

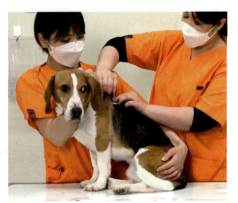
■図15　刺入位置の止血の確認と消毒

引用・参考文献
1) 藤村響男ほか編：愛玩動物看護師必携テキスト．Gakken，2023
2) 一般社団法人日本動物保健看護系大学協会カリキュラム委員会編，佐野忠士ほか監：愛玩動物看護師カリキュラム準拠教科書7巻．動物内科看護学/動物臨床検査学，第2版，p.147-159，EDUWARD Press，2022

第2章 動物内科看護学実習

3 輸液・輸血に関わる技術

1 留置針設置の手順を習得し，準備および補助ができる

> **ポイント**
> ●留置針設置の手順を習得して，適確な保定を行う．

● 留置や採血の成功を左右するのは保定者の技量によるところが大きいとされている．

準備するもの（図1）

● バリカン，留置針，インジェクションプラグ，ヘパリン加生理食塩水，留置針固定用のテープ（粘着性伸縮包帯など），22G注射針（皮膚切開が必要な場合）．

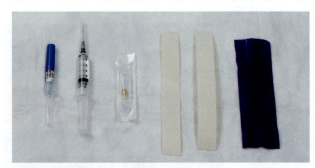

■図1 準備物品
左から，留置針，ヘパリン加生理食塩水入りシリンジ，インジェクションプラグ，留置針固定用のテープ各種

血管の選択

● 血管確保に使用する血管は通常橈側皮静脈もしくは外側伏在静脈であるが，ショック状態にある動物では，これらの末梢静脈は循環血流の低下などにより収縮し，その位置を確認することが困難であることが多い．
● 肥満動物，血管が細い幼齢および老齢動物，皮膚疾患をもつ動物などにおいて血管の位置を特定するのはより困難となる．このような場合，次の候補となるのは外頸静脈であろう．

手順（橈側皮静脈を穿刺する場合）

① 小型の動物であれば診察台上，大型犬では床で保定を行う．このとき，動物は後退して逃れようとするため，必ず動物の真後ろに体を位置させ後退させないようにする．
② 肘関節を掌で包むように把持し，動物が前肢を引かないように関節を伸展させる．対側の手で頭部をコントロールする（図2）．
③ バリカンで留置針刺入部位周辺を剃毛する（図3）．
④ 術者にアルコール綿花またはグルコン酸クロルヘキシジンスクラブに浸漬したガーゼを手渡し消毒を行う．
⑤ 母指もしくは示指で血管が走行する近位側を圧迫して駆血し怒張させる．

留置針の設置

コツ：大型犬などに対して手が小さくてうまく怒張できない場合には駆血帯(くけつたい)を使用する.

⑥ 術者の視野を妨げるため頭は下げないようにする.
⑦ 術者の手元を注視して留置針の内針に血液が十分にフラッシュバックするのを確認する（**図4**）.
注意：この際，雄ネコなど皮膚が厚く硬い動物に対しては刺入位置を補助切開するため注射針が必要となる場合がある.
⑧ フラッシュバックが認められたら駆血をゆるめる.
注意：この際，肘関節の固定をゆるめないこと.
⑨ 術者が外套(がいとう)を進め内針を抜去したら（**図5**），インジェクションプラグを渡す.
⑩ インジェクションプラグで外套をキャップしたら（**図6**），留置針固定用のテープを渡し（**図7**），留置が固定されたら追加のテープを渡す.
⑪ 固定が終了した後（**図8**），ヘパリン加生理食塩水入りのシリンジを手渡しヘパリンロックを行う（**図9**）.
根拠：カテーテル内に逆流した血液の凝固によるルート閉塞を防ぐため.

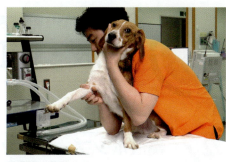
■図2　保定

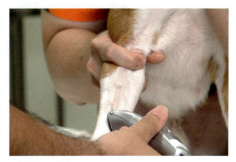
■図3　剃毛

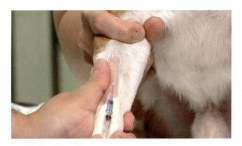
■図4　留置針の穿刺

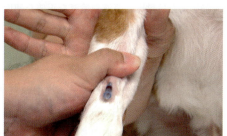
■図5　内針の抜去

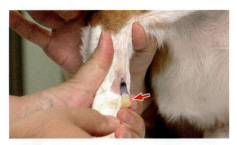
■図6　外套をキャップ

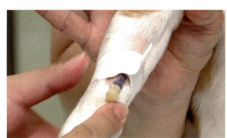
■図7　粘着包帯での固定開始

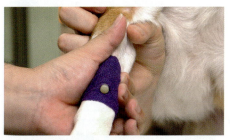
■図8　固定の終了

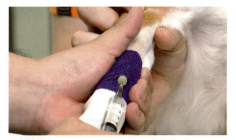
■図9　ヘパリンロック

第2章 動物内科看護学実習
3 輸液・輸血に関わる技術

2 輸液ポンプ，シリンジポンプを使用できる

ポイント
- 輸液流量のコントロールを輸液セットのクレンメにより手動で行うのではなく，機械のポンプ力で正確に行うものである．

- 静脈内輸液療法は，獣医診療において多くの患者に不可欠な治療であり，獣医師の指示のもと愛玩動物看護師が準備や管理を行うこととなる．その際に使用する機材には輸液ポンプと低用量で精密投与できるシリンジポンプがある．

目的
- 静脈または動脈に薬液や輸液を正確な速度と量で投与する．
- 微量投与や長時間の安定した投与をする．

適応
- 厳密な流量管理やIn-Outバランス管理
- 高エネルギー輸液，血中濃度を安定させたい薬物，循環代謝系薬物

輸液ポンプ

- 輸液ポンプは一般的な輸液に使用される器械であり，輸液バッグを吊り下げるアームがついた架台と一体化されていることが多い．
- 図1-1，1-2に輸液ポンプの本体と内部構造を示す．

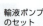

輸液ポンプのセット

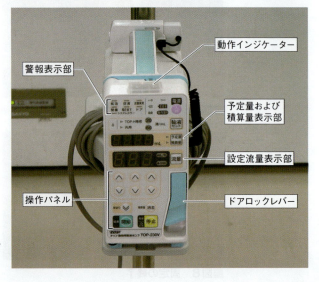

■図1-1　輸液ポンプ（本体）

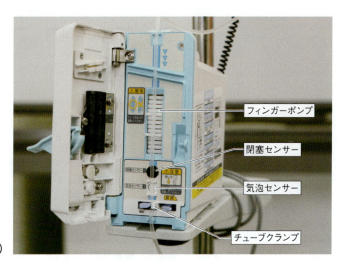

■図1-2 輸液ポンプ
（ポンプ内部）

●輸液セットを図2に示す．

a) 手順

① ポンプ設置位置の確認：架台へのポンプの設置は，必ず脚の上にポンプが来るように設置する（図3）．
　根拠：バランスを崩して転倒するおそれがあるため．

② プライミング（図4）：プライミングは輸液バッグに輸液ラインを装着し，内部の空気を抜いて患者に接続できる状態に準備する工程である．

③ 輸液ラインのセット：輸液ラインをポンプ内のガイドに沿わせてはめる（注意：輸液ラインは下からはめていく）．この際，クレンメは輸液ポンプより患者側に移動させておく．輸液ラインをポンプに固定する際にはポンプより輸液バッグ側のラインをたるませておく（根拠：輸液が漏れてポンプ内に浸入するのを避けるため）（図5）．

④ ドリップセンサーを取り付ける（図6）．

⑤ 時間流量と予定量を設定する（図7）．

⑥ 動物に留置するコネクター部をアルコール消毒し，乾燥してから輸液ラインと接続する．

⑦ クレンメを開放して（図8），輸液を開始する．

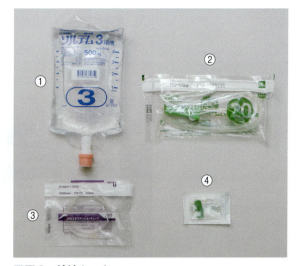

■図2　輸液セット
①輸液，②輸液セット，③エクステンションチューブ，④翼状針

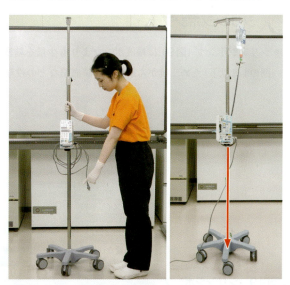

■図3　ポンプ設置位置の確認

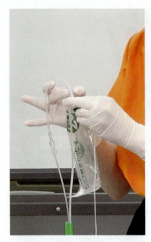
■図4 プライミング（内部の空気を抜く）

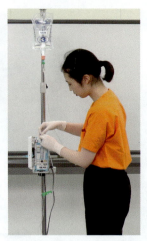
■図5 輸液ラインのセット

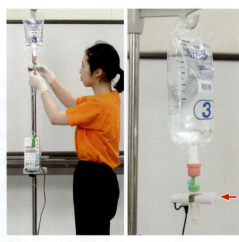
■図6 ドリップセンサーの取り付け

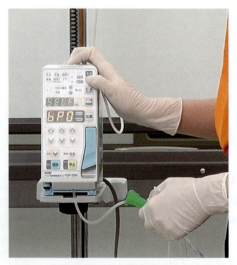
■図7 時間流量と予定量を設定

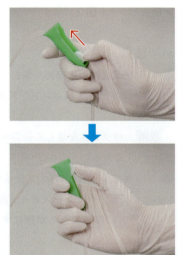
■図8 クレンメの開放

シリンジポンプ

- シリンジポンプ（図9）は輸液ポンプよりも少量を精密に投与できる（輸液ポンプの誤差範囲の1/3以下）ため，抗がん剤や麻酔鎮痛薬などの投与に使用される．

シリンジポンプのセット

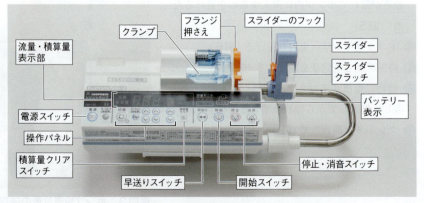
■図9 シリンジポンプ

● シリンジポンプのセットを図10に示す.

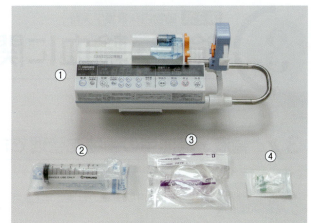

■図10 シリンジポンプのセット
①シリンジポンプ，②シリンジ，③エクステンションチューブ，④翼状針

a) 手順

① 適合するシリンジのメーカーおよびサイズを確認する.
② シリンジをクランプで固定して押し子をスライダーにセットする（図11）.
③ 必ずポンプの早送り機能を使用してシリンジに接続した輸液チューブのプライミングを行う（図12）.
　注意：押し子とスライダーの間にスペースがあるため，スタートボタンを押してもしばらく送液されないタイムラグが発生する可能性があり，血液の逆流を起こすことがある.
④ 患者と同じ高さに設置する：患者より高い位置にシリンジポンプを設置すると，シリンジポンプの故障やシリンジの脱落により，高低差によって薬剤が急速に注入されてしまうサイフォニングが生じる可能性があるため注意する.
⑤ 流速と予定量を確認し開始ボタンを押す（送液ランプの点滅を確認）.

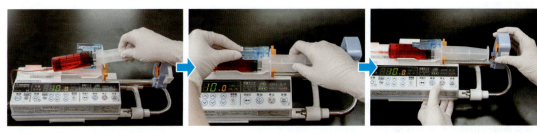

■図11 押し子をスライダーにセット

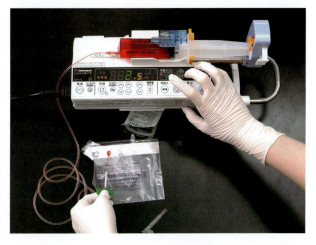

■図12 輸液チューブのプライミング

3 輸液・輸血に関わる技術

第2章 動物内科看護学実習

3 輸液・輸血中の動物を管理できる

ポイント ●輸液・輸血中の動物の管理上の注意点を理解する．

輸液の管理

輸液と輸血の管理

- 輸液治療は頻繁に行われる身近な治療であるが，特に過剰な輸液を行った場合に肺水腫など致命的な状態に陥るリスクがあることを忘れてはならない．このリスクを最小限とするためには漫然と輸液をするのではなく定期的な患者の評価を行う必要がある．
- 評価項目は，一般的に心拍数，脈拍数，呼吸数，粘膜の色，毛細血管再充満時間，精神状態，体温とされているが，最も簡単で感度の高い方法は，輸液投与中に定期的に体重のチェックをすることである．
- 体内全水分量（TBW：total body water）は体重の60％であるため，すべての体液コンパートメントが増加すれば，同時に患者の体重が増加する．
- ベースラインの入院時体重から10％を超えて増加した場合は，患者が水分過多になっている可能性を疑う必要がある．
- このような過剰輸液による体液過多は最も起こりうる合併症であり，肺水腫，腹水，末梢浮腫を引き起こし，致命的となる可能性がある．
- 輸液療法の最中に，呼吸数が急増したり，鼻汁が出たり，胸部聴診で雑音が認められる場合には輸液の過剰を疑うべきである．
- さらに，結膜の腫脹が認められる場合は体液過剰の末期的状況を反映しており，輸液の中止や利尿剤の投与など緊急の治療が必要となる．

輸液管理の手順

① 輸液内容（ヒトでは指示書などがある）を獣医師もしくはカルテで確認する（特に添加剤をミキシングする場合には配合量などを複数人でチェックする）．
② 輸液ラインを開封し，まずクレンメを閉じる．
　注意：開放したままだと輸液バッグに接続した際に，薬液が漏出する．
③ 輸液バッグを所定の位置に吊り下げ，フィルムを剥離し，刺入部をアルコール綿で消毒し，ビン針を垂直に刺入する．
④ 点滴筒を数回ポンピングし，筒内に液体を貯める．
　根拠：液量が多いとドリップが確認しづらく，少ないと移動の際などの揺れにより空気が混入しやすくなる．

⑤ クレンメをゆっくり解放して輸液をラインの先端へ送る"プライミング"を行う（輸液ポンプにセットして送り出してもよい）.
　コツ：プライミングを行う際に流速を早くすると気泡が混入しやすくなるためなるべく緩徐に行う．また，自然落下では大気圧によって輸液の落下スピードが変わるため，輸液チューブの先端の作業を行う位置を調整することで輸液の落下スピードを調節することができる．
⑥ 必要があれば延長チューブや三方活栓や翼状針を接続し，さらにプライミングする．
⑦ 動物に接続して流速を確認して輸液を開始する（輸液ポンプの流量もしくはドリップの滴下数を確認）．
⑧ 定期的に閉塞などがないか，動物の呼吸状態などを確認する．
　注意：特にネコでは輸液部より遠位が還流障害により浮腫を起こすことがあるため肢端部の腫れに注意する．

輸血の管理（図1, 2）

- 交差適合試験をクリアしたとしても輸血反応が生じる可能性があるため，モニタリングが必要となる．輸血反応は溶血性反応からアレルギー反応，アナフィラキシーまで多岐にわたる．
- 輸血反応は急性または遅発性，免疫学的または非免疫学的に分類される．免疫学的反応は赤血球や白血球上の抗原-抗体相互作用によって引き起こされる．
- 特に溶血性のものは致命的となるため早期の発見が必要であり，輸血を行っている間は常にモニタリングを欠かさないようにする．
- 輸血反応のリスクがあるため，輸血はすべて低流量で開始し，30分かけて徐々に最終速度まで上げる．少なくとも最初の30分間は，身体検査，血圧，心拍数，血圧を5～10分ごとに測定し，その後，段階的に速度を上げるようにする．さらに時間経過とともに血漿と血球が分離するため定期的に優しく混和する（図2）．

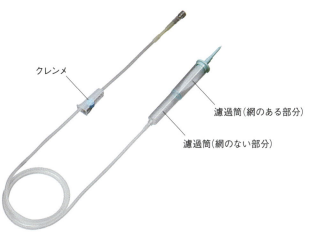

■図1　輸血用点滴セット（テルフュージョン輸血セット）
（写真提供：テルモ）

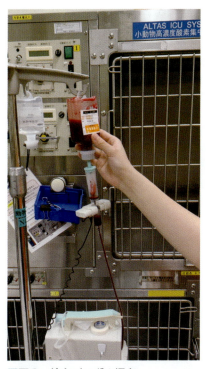

■図2　輸血バッグの混和

輸血管理の手順

① 動物種および輸血量を確認する．
② 輸血ラインを開封し，クレンメを閉じてまずライン内のプライミングを生理食塩液で行う．
　根拠：プライミングを血液で直接行うと血液のロスが出る可能性がある．
③ 輸血ラインの中が全て生理食塩液で満たされた後輸血バッグに点滴筒を接続する．
　注意：スパイク針を捻りながら刺入し根元まで差し込む．刺入が不十分な場合は血液が漏れることがある．
　注意：血液バッグは水平に保持して針を差し込む．スタンドなどに吊り下げて行うと血液が漏出することがある．
④ 血液バッグをスタンドなど所定の位置に吊り下げる．
⑤ 輸血セットのクレンメを閉じた状態で，点滴筒の濾過フィルターがある上室をポンプして筒内に血液を満たす．
⑥ 濾過フィルターのない下室をポンプして半分程度まで血液を満たす．
⑦ クレンメをゆっくり解放して，生理食塩液を押し出しながら先端まで血液を進め動物に接続して輸血を開始する．
⑧ バッグ内の血液がすべて流れ出した後は，再び生理食塩液を接続し，ライン内の血液を後押しする．
　注意：後押しに輸液剤を用いると含有するカルシウムによる凝血や浸透圧による溶血が生じるため絶対に使用してはならない．

Memo

第2章 動物内科看護学実習

4 マイクロチップに関わる技術

1 マイクロチップの適切な挿入部位について理解する

ポイント
- 動物愛護管理法の改正によりブリーダーやペットショップ等で販売されるイヌやネコのマイクロチップ装着と登録が義務付けられた．
- 愛玩動物看護師法の成立により，愛玩動物看護師にも獣医師の指示下での動物へのマイクロチップ挿入が許可されている．
- マイクロチップ挿入部位は厳密には定められてはいない．
- イヌやネコでは一般的に，背部肩甲骨間の尾側寄り，正中線よりやや左寄りに装着する．
- マイクロチップの装着は，イヌで生後2週間，ネコで生後4週間程度から可能である．

知っておくべき情報

a) マイクロチップとは

- マイクロチップは直径約1.4～2mm，長さ約8～12mmの円筒形の電子標識器具（チップ）である（**図1**）．
- 世界で唯一となる個体識別番号が記録されており専用のリーダー（読み取り装置：**図2**）をマイクロチップに近づけることでこの番号を読み取る．
- マイクロチップそのものは電源や電池を必要とせずリーダーの電波に反応して識別番号を送り返すことができるため，インジェクター（**図3**）によって一度体内に挿入すれば基本的には一生交換する必要がないといわれている．
- 環境省の定めたマイクロチップ情報登録の制度では国際標準化機構（ISO：International Organization for Standardization）規格（**図4**）に適合したマイクロチップを装着しなければならない．

b) マイクロチップの登録

- マイクロチップを装着した場合には，データベースに飼い主の情報を登録しなければならない．
- そのため愛玩動物看護師はマイクロチップ装着の手技だけではなく，飼い主が正しく登録ができるように，登録手続きに関しても把握し説明できるようにする．

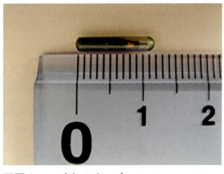

■**図1　マイクロチップ**
（環境省：犬と猫のマイクロチップ情報登録に関するQ&A．
https://www.env.go.jp/nature/dobutsu/aigo/pickup/chip_qa.htmlより2024年5月27日検索）

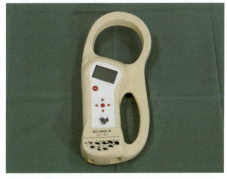

■**図2　マイクロチップリーダー**

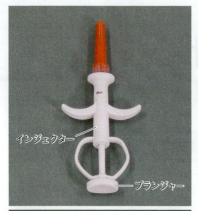
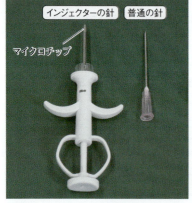

■図3　マイクロチップインジェクター
　　　（外観および各部位の名称）

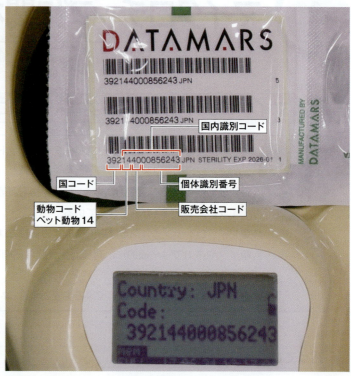

■図4　ISO規格15桁の数字の説明

c) マイクロチップ装着のメリットとデメリット

- マイクロチップは動物の身元証明の手段として非常に有効である．たとえば万が一の災害や事故，迷子などで動物と離れてしまうことがあっても飼い主のもとに帰ってくる可能性が高くなる．
- また現在のところ，マイクロチップ装着による動物への明らかな健康被害，副作用は報告されておらず，装着に対する安全性は高いと考えられている．
- 一方で，マイクロチップの装着はX線検査（図5），CT検査やMRI検査などの画像検査の結果に影響することがある．特に磁気で撮像するMRI検査ではマイクロチップに含まれる金属の影響により，装着部位を中心に画像が大きく乱れてしまうことがある．
- マイクロチップ装着に関わる愛玩動物看護師はこのようなメリット，デメリットを理解しておく必要がある．

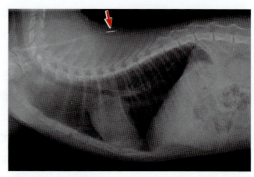

■図5　X線画像
マイクロチップが写っている．

マイクロチップの挿入部位

- マイクロチップの挿入部位は厳密には定められていないが，イヌやネコでは背部肩甲骨間の尾側寄り，いわゆる首の後ろあたりのやや左側に一般的には挿入される（**図6，7**）．
  - **挿入部位の根拠**：尾側寄りにすることでMRIなどへの影響を少なくし，左寄りとすることで椎体突起に触れるリスクが低減される．
- 動物病院においても動物のマイクロチップの読み取りを行う機会にしばしば遭遇する（**表1**）．
- したがって，マイクロチップの挿入部位を正しく理解しリーダーを用いて読み取りを実施できるようにする必要がある．
- 一般的に頸部付近をリーダーでスキャンすることで読み取りができるが，まれに挿入されたマイクロチップが皮下で移動することがある．
- そのため頸部で読み取りができなくとも全身をくまなくスキャンすることで，他の部位で読み取りできるケースがあることにも留意しておく必要がある．

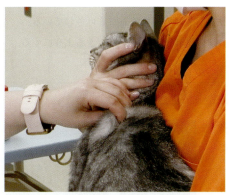

■図6 マイクロチップの挿入部位：背部肩甲骨間の尾側寄り，やや左側

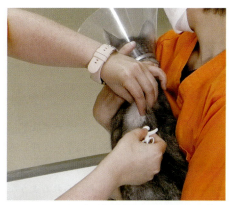

■図7 頸部の皮膚をつまみ上げマイクロチップインジェクターを挿入部位にあてている様子

■表1 動物病院でマイクロチップの読み取りを行う機会（例）

①マイクロチップ装着前の事前確認（二重装着の防止）
②マイクロチップ挿入後，適切に動物の皮下に装着できているかの確認
③迷子・保護動物の身元確認依頼

引用・参考文献

1) 一般社団法人日本動物保健看護系大学協会カリキュラム委員会編，佐野忠士ほか監：愛玩動物看護師カリキュラム準拠教科書7巻．動物内科看護学／動物臨床検査学，第2版，p.140-142．EDUWARD Press，2022
2) 環境省：犬と猫のマイクロチップ情報登録に関するQ&A，2022
 https://www.env.go.jp/nature/dobutsu/aigo/pickup/chip_qa.html より2024年5月5日検索
3) 環境省：動物の愛護及び管理に関する法律に基づく犬と猫のマイクロチップ情報登録，2022
 https://reg.mc.env.go.jp/owner/microchip_registration_system より2024年5月5日検索
4) 環境省：獣医師及び動物愛護管理行政担当者のためのマイクロチップの装着・読取りガイドライン，2022
 https://www.env.go.jp/nature/dobutsu/aigo/2_data/pamph/r0407/mc_guide.pdf より2024年5月5日検索

第2章 動物内科看護学実習
4 マイクロチップに関わる技術

2 マイクロチップ装着手順を習得している

ポイント
- マイクロチップインジェクターの仕組みと装着部位を正しく理解する.
- マイクロチップ装着には皮下注射と同様の手技を必要とする.

目的

- 愛玩動物看護師は獣医師の指示下での動物へのマイクロチップ装着が許可されている.
- 動物に対して侵襲的な処置であるため,その手技を理解し安全に実施できるようにする.

注意

- マイクロチップインジェクター(以下,インジェクター;図1)の注射筒を一度押し込むと元には戻らない.
- 針の径は一般的に採血に用いられるような注射針よりも太い(12G程度)(図1).

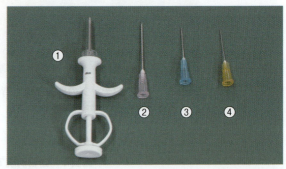

■図1 マイクロチップインジェクターと注射針の比較
①インジェクター,②18G,③23G,④25G

マイクロチップ装着を行うための準備 (図2)

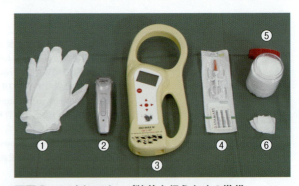

■図2 マイクロチップ装着を行うための準備
①手袋,②バリカン,③リーダー,④インジェクター,⑤アルコール綿花(消毒用),⑥乾綿

108

マイクロチップ装着の実施

マイクロチップの装着

① 動物にマイクロチップが装着されていないことの確認（二重装着の防止）（図3）：マイクロチップを装着する前に，まずは動物にマイクロチップリーダー（以下，リーダー）をあてて既に装着済みのマイクロチップがないかどうかを確認する．マイクロチップが装着部位から移動していることもあるので，頸部を中心に読み取りを開始し，反応しない場合は忘れずに全身を広い範囲で確認する．

② 装着予定のマイクロチップの識別番号の確認（図4）：装着予定のマイクロチップの読み取りを行い，付属のバーコードシール記載の番号と読み取り番号が一致していることを必ず確認する．

③ 動物を保定する．

④ 装着部位の消毒（図5）：皮下注射を実施する場合と同様に背部肩甲骨間の尾側寄り，正中線よりやや左寄りの皮膚面をアルコール綿などで消毒する．目立つ汚れがある場合は消毒前に取り除いておく．

⑤ 肩甲骨の後ろの皮膚を親指と中指でつまむ（図6）．

⑥ つまんだ皮膚の中央を人差し指で上に引っ張り，つまんだ皮膚を三角形にする（図7）．

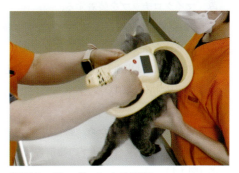
■図3　リーダーによる確認

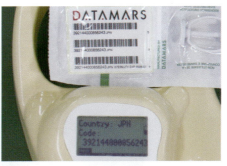
■図4　リーダー表示の番号とバーコードの番号の照合・確認

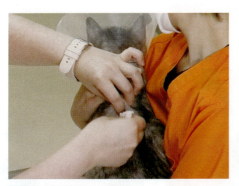
■図5　装着部位の消毒

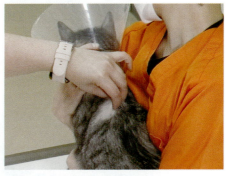
■図6　装着部位の皮膚をつまむ

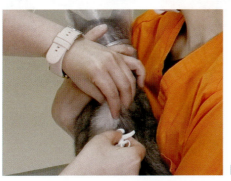
■図7　装着部位の皮膚を三角形にする

⑦ つまんだ皮膚の根元部分にインジェクターを挿入する（図8）．挿入する際は筋肉や神経を傷つけないようにするために，インジェクターを立てずに体に対して水平に挿入する．
⑧ インジェクターの針を所定の位置まで差し込んだ後，外筒であるプランジャーを最後までしっかり押し込み，マイクロチップを装着する．
⑨ 装着が完了したらインジェクターを引き抜く．この際には針とともにマイクロチップが抜け落ちないように装着部位を指で押さえながらインジェクターを引き抜く（図9）．
⑩ 装着完了後には出血していないか，貫通していないか等をよく観察し，必要に応じて圧迫処置や止血処置などを実施する（図10）．
⑪ 装着後は動物の安静に努めマイクロチップの脱落を予防する．マイクロチップの脱落は装着後24時間以内に多いといわれているため，動物病院より帰宅後の過ごし方に関しても飼い主に指導する必要がある．
⑫ 最後に必ずマイクロチップの識別番号の読み取りテストを実施する．確実に装着されていることを確認する（図11）．

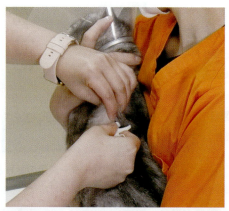

■図8　インジェクターを挿入する

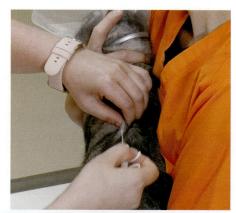

■図9　挿入部位を押さえつつインジェクターを引き抜く

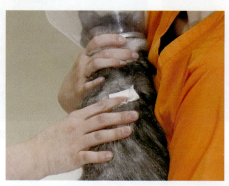

■図10　乾綿による圧迫止血

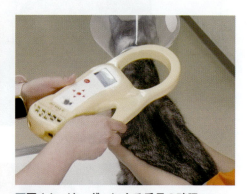

■図11　リーダーによる番号の確認

マイクロチップの読み取りの方法

① 装着部位（背部肩甲骨間の尾側寄り，正中線よりやや左寄り）の周辺から読み取りを開始する．
② リーダーをイヌやネコの被毛に接触させながら沿わせるように操作する．
③ 縦，横にゆっくりと動かす．
④ 肩や首の周辺で読み取りができなければ全身の読み取りを行う．
⑤ 読み取りができない場合には，リーダーをあてる角度を変える．
※マイクロチップ装着の実施（p.110）⑫を参照．

止血処置の方法

① 装着部位から出血する場合には，出血部分に乾綿をあてて1〜2分ほど圧迫止血を行う．
※マイクロチップ装着の実施（p.110）⑩を参照．
② 出血が止まらない場合は，血管収縮作用のあるアドレナリン外用液（図12）などを乾綿に浸み込ませて出血部にあてて引き続き圧迫止血する．

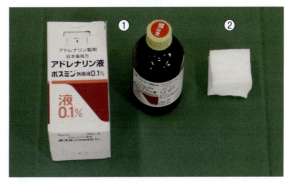

■図12　止血に必要な物品
①ボスミン（アドレナリン外用），②乾綿

引用・参考文献

1) 一般社団法人日本動物保健看護系大学協会カリキュラム委員会編，佐野忠士ほか監：愛玩動物看護師カリキュラム準拠教科書7巻．動物内科看護学 動物臨床検査学，第2版，p140-142，EDUWARD Press，2022
2) 環境省：犬と猫のマイクロチップ情報登録に関するQ&A，2022
https://www.env.go.jp/nature/dobutsu/aigo/pickup/chip_qa.html より2024年5月5日検索
3) 環境省：動物の愛護及び管理に関する法律に基づく犬と猫のマイクロチップ情報登録，2022
https://reg.mc.env.go.jp/owner/microchip_registration_system より2024年5月5日検索
4) 環境省：獣医師及び動物愛護管理行政担当者のための マイクロチップの装着・読取りガイドライン，2022
https://www.env.go.jp/nature/dobutsu/aigo/2_data/pamph/r0407/mc_guide.pdf より2024年5月5日検索

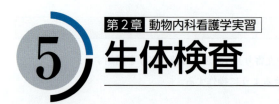
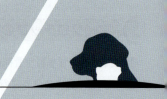

5 生体検査

第2章 動物内科看護学実習

1 心電図を実施し，結果を記録できる

ポイント
- 心臓の動きを電気信号の波形で確認することができる検査である．
- 心電図を測定する心電計には，記録式心電計，モニター心電計，ホルター心電計などの種類がある．
- 通常の心電図検査といえば，記録式心電計を用いた検査であるが，手術中や重症動物の状態をリアルタイムでモニター可能なモニター心電計や，24時間の記録をつけ不整脈発生を確認できるホルター心電計なども心電図検査に含まれる．

目的

- 心臓の動きを電気信号の波形で確認することで，主には不整脈，その他，心拡大，電解質異常やそのモニターをすること．

適応

- 循環器疾患が疑われる場合や電解質異常の場合．また，手術中のモニターや一般状態の悪い症例のモニターとして．

禁忌

- 特になし．

注意

- 循環器疾患がある動物は一般状態が悪い場合がある．一般状態の悪い動物では，体位変換を慎重に行い，特に仰向けにはしないこと．
- 電極は色で分かれているので，色の間違いに気をつけ，動物の適切な位置に装着すること．

知っておくべき情報

- 検査前に動物の一般状態について把握し，体位に注意する．また，検査中も適宜動物の様子をうかがう．
- 必要に応じて酸素化の準備をし，酸素化をしながら測定する．

心電図検査を行うための準備

- ①心電計，②電極パッド，記録用紙，③アルコールスプレー，（必要に応じて④バリカンとサージカルテープ）（図1）．

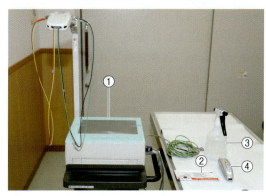

■図1　心電図検査のための準備物品

心電図測定の実施

① 心電計の電源を入れる．
② 感電事故防止のため，装置のアースを取り付ける．
③ 記録式では患者情報を入力する．
④ 動物を横臥位に保定する．
⑤ 前後肢に電極をつける（図2）．

- 電極はクリップであれば皮膚に挟むようにして付け，アルコールスプレーをかけ（図3），クリップの金属と皮膚をしっかり接触させる．被毛が邪魔であれば毛刈りを行う．また，粘着ゲルタイプのものを使用する場合は肉球に貼り付け，サージカルテープなどで固定を行う．
  根拠：乾燥していると通電しないため．
- 電極はクリップタイプが一般的であるが，ディスポーザブルの粘着ゲルを組み合わせて使用するタイプもある．
- 電極は通常，右前肢に赤（<u>あ</u>か），左前肢に黄（<u>き</u>いろ），右後肢に黒（アース）（<u>く</u>ろ），左後肢に緑（<u>み</u>どり）を装着する（「あきよしくみこ」と覚える）（図4）．

⑥ 1mV（ミリボルト）の較正信号を記録し，測定を開始する．

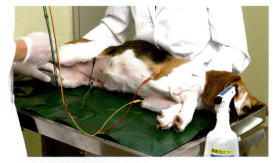

■図2　電極の装着

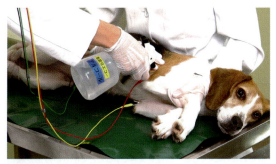

■図3　アルコールの塗布

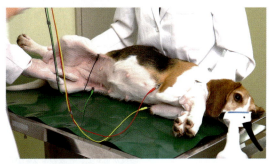

■図4　電極を装着し保定

心電図の記録紙

- 縦が電位，通常は10mm（10マス）で1mV（ミリボルト）となる（**図5**）．
- 横は時間で，通常は紙を送る速度は25mm/秒もしくは50mm/秒の設定とし，25mm/秒の場合は1マスが0.04秒，50mm/秒の場合は1マスが0.02秒となる．
- 波形を確認し，適宜設定を調整する．
  1) 心拍数が多い場合は紙を送る速度を速く（50mm/秒）し（**図6**），心拍数が少ない場合は遅く（25mm/秒）する．
     根拠：各波形を見やすくするため．
  2) 縦の波形が大きすぎる場合や小さすぎる場合には感度を調整する（**図7**）．
  3) 感度を調整した場合は必ず1mVの較正信号を記録し直す（**図8**）．
     根拠：較正信号で1mVが何マスに相当するか確認する．

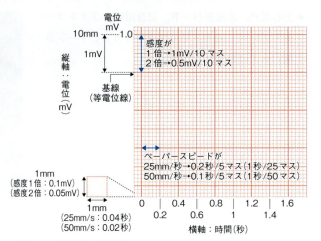

■**図5　心電図の記録紙**

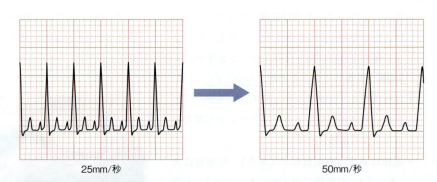

■**図6　心拍数が多い場合**
心拍数が多い場合は，25mm/秒だとマス目いっぱいになってしまい各波形が見にくいので，50mm/秒にして紙を送る速度を速くする．

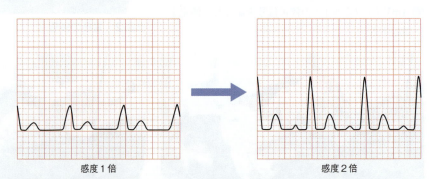

■**図7　感度が低い場合**
感度が低いと，P波のような小さい波形がわかりにくくなる．感度を大きくすることで小さい波形が検出しやすくなる．

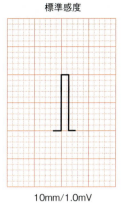

■図8　較正信号
左の図は10マス(10mm)で1mVの感度となっている．右の図は5マス(5mm)で1mVとなっている．

測定し出力された記録紙

心電図の肢誘導について

- 心電図は心臓の電流を波形で捉えているが，実際の生体内の電流は立体的である．しかし，電気の動きは直線的であり，ある2か所の電位差を捉えているにすぎない．そのため，四肢に電極を3つ装着し（右後肢はアースであり電極ではない），それぞれの電位差を測定している．
- 基本的には右前肢から左後肢に流れる電流が，心臓の電流（電気軸）を最も反映しており，この流れ（Ⅱ誘導）をメインに評価する．そのほかにⅠ誘導（右前肢から左前肢の電流），Ⅲ誘導（左前肢から左後肢の電流）がある．モニター心電図でもⅡ誘導を見ている．これらⅠ～Ⅲ誘導を，2か所の電位差を見ていることから「双極肢誘導」という（図9）．
- さらに，3か所の電極があることで，その中心部に架空の電極を形成することができる．この電極を不関電極というが，不関電極を起点にして3方向への心電図を測定する方法を「単極肢誘導」という（図10）．単極肢誘導ではaV_R，aV_L，aV_Fの3つを記録する．
- これら合計6つの肢誘導から，心臓のどこに問題があるのか判断することができる．

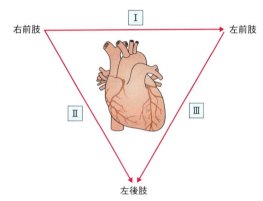

■図9　双極肢誘導

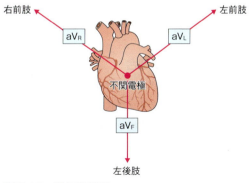

■図10　単極肢誘導

心電図でみられる波形について

a) P波，QRS波，T波
- 心電図の波形はPからアルファベット順にQRSTと並んでいる（**図11**）．
- 心臓の収縮は，電流が流れることで起こるが，まずは心房が収縮する．その後，心室が収縮し，心室の収縮が元に戻る，という動きを繰り返している．
- そのなかでの心房の収縮がP波（心房の脱分極），心室の収縮がQRS波（心室の脱分極），元に戻る動きがT波（心室の再分極），この動きを電気的に捉えているとおおまかに考えてよい（**図12**）．
- 心室の収縮が最も大きい動き（全身に血液を送るため）なので，QRS波が最も大きい波形を示している．なお，QRS波は連続して生じるため，3つの波をまとめてQRS波，QRS群と呼ぶ．

b) アーチファクト
- 基線（波形がみられないベースとなるライン）がぶれている場合は，ノイズの混入や，動物の震え，筋肉の緊張などのアーチファクトを拾ってしまっている可能性がある（**図13**）．

コツ：アーチファクトがみられた場合，装置のアースを確認し，動物がリラックスできるように努める．

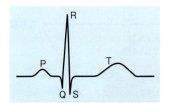
■図11 心電図の基本波形

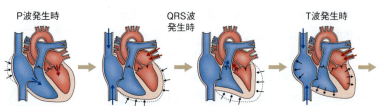
■図12 心臓の収縮と心電図の波形の関係

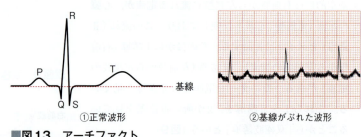
■図13 アーチファクト

c) 波形がとれない場合
- 波形がうまくとれない場合は，電極と皮膚との接触不良が考えられる．特に皮膚が乾燥していると電流が流れにくいため，クリップ式の場合は再度しっかりアルコールスプレーをかけ，被毛を噛んでいる場合は被毛を掻き分けるか，電極を装着する場所を変更する．場合によってはバリカンで被毛を除去してから再度測定を行う．また，電極を自身の指に挟んでみて波形がとれるか確認することで，機械の故障を確認できる．

d) 陽性波と陰性波
- 心電図検査においては，基線より上に向いた波形を陽性波，下に向いた波形を陰性波と呼ぶ．**図13**①に示したように，正常波形ではP波，R波，T波が陽性波で，Q波とS波は陰性波となる．

e) 波形の評価
- 心電図では，記録した結果から心拍数や各波形の大きさ，波形の消失，波形どうしの間隔（PP間隔，PR間隔など），異常な波形を確認し，心臓の電気的な動きを評価する．

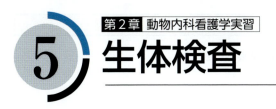
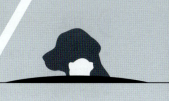

第2章 動物内科看護学実習

5 生体検査

2 X線撮影のための基本的な保定ができる

ポイント
- 獣医療法施行規則でX線撮影時の保定は「保定具又は医薬品により行うこと．（中略）保定具又は医薬品により保定を行うことが困難であり，かつ，必要な防護措置を講じたときは，この限りでない」と規定されていることに注意して保定すること．
- 適切な保定（ポジショニング）で撮影された画像でなければ，適切なX線診断はできない．

目的

- 患者の異常，疾病の存在診断
- 診療方針決定の一助

適応

- 健康診断
- ほぼすべての疾病（例：腫瘍や炎症の存在部位や侵襲範囲の評価，骨折の評価と治療計画の立案，結石症など）

禁忌

- 特になし．ただし，X線透視撮影やCT検査などのX線被ばくが大きくなる検査は，妊娠動物において器官形成期が終わるまで（イヌは35日以後[1]，ネコは32日以後[2]）は，控えたほうがよいかもしれない．

知っておくべき情報

a) 実施するために必要な情報

- 動物のカルテ番号（ID）や名前
  - 根拠：得られた画像は診療記録（カルテ）とみなされ，獣医師法第21条に基づき3年以上の保管義務がある．
- X線発生装置と検出器（フィルムカセッテ，コンピューテッドラジオロジー［CR：computed radiology］カセッテ，フラットパネルディテクター［FPD：flat panel detector］）の仕様
- 動物の撮影部位の厚さ
- 動物の性格
  - 根拠：エリザベスカラーを使用する，口輪を使用する，化学保定（鎮静）の必要性について検討する必要がある．

117

方法

- X線使用記録簿に動物の名前やカルテ番号,撮影部位等の必要事項を入力
- 撮影部位の厚み測定
- 撮影(照射)条件の確認
- X線発生装置のセッティング
- グリッドのセッティング
- 照射範囲のセッティング
- 保定:観察部位のセンタリング
- 照射範囲の微調整
- X線の照射
- 撮影画像の確認
- 得られた画像の画質調整,アノテーション(「注釈」RLやVDなどの表記のこと)の記入
- 使用記録簿への記録

評価

- 露出条件
- 撮影範囲
- ポジショニング
- 呼吸状態

X線撮影と患者の保定

a) 準備
【物品・装置の準備】(図1)

① X線発生装置
② 撮影テーブル
③ グリッド
④ 検出器(フィルムカセッテ,CRカセッテ,FPD)
⑤ 操作盤
⑥ 検出装置コンソール(CRカセッテやFPDといったデジタルX線の場合)
⑦ 撮影記録簿
⑧ 胸測計
⑨ ポジショナー
⑩ 架台(楔状や平板など)
⑪ ロープ
⑫ サンドバッグ

【実施前の準備】
- 患者の状態や性格に応じて,患者にエリザベスカラーの着用あるいは鎮静の必要性を獣医師に確認する.

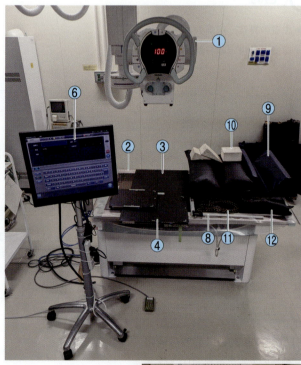
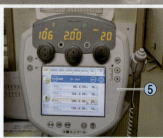

■図1 X線撮影の物品・装置の準備

b) X線撮影ならびに撮影時の保定の実際

① X線使用記録簿に動物情報の記入・入力を行う（図2）．

X線撮影の実際

根拠：獣医療法施行規則第19条に「診療施設の管理者は，帳簿を備え，エックス線装置の使用状況を記載し，これを1年ごとに閉鎖し，閉鎖後3年間保存しなければならない」と規定されており，少なくとも撮影年月日，動物の名前，撮影部位，X線を照射した回数の記録が必要．また，得られた画像は診療記録（カルテ）とみなされ，獣医師法第21条に基づき3年以上の保管義務がある．

② 動物の撮影部位の厚さを測定する．測定部位は照射範囲（観察範囲）に含まれる一番厚いところを測定する（図3）．

コツ：胸部と腹部はどちらも最後肋骨付近で最も体が厚くなるので，条件設定の際の厚さは各方向で胸部と腹部ともに同じとなることが多い．

③ 撮影条件表をもとに，コンソールで管電圧，管電流時間，焦点の大きさを設定する．装置によっては焦点の大きさが変えられないものもある（図4）．

根拠：焦点サイズは小さいほうが，画像のボケ（半陰影）を少なくすることができる．ただし，大線量の照射ができなくなったり，照射時間が伸びたりするデメリットが生じる．

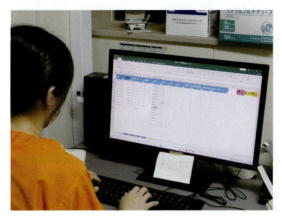
■図2　X線使用記録簿に患者情報を記入・入力

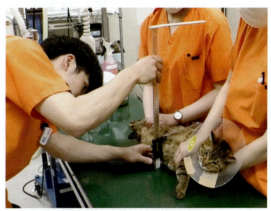
■図3　動物の撮影部位の厚さの測定

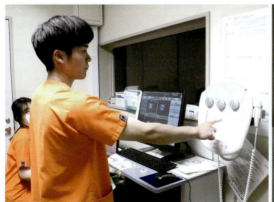
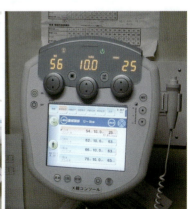
■図4　管電圧，管電流時間，焦点の大きさの設定

④ X線発生装置の位置とグリッド，特にフォーカスグリッドを使用する場合は，グリッドの中心線が十字照明の中央線と一致するように設置する（図5）．
⑤ 厚さ測定をした結果などを参考に，撮影部位の大きさに合わせて照射範囲をある程度絞っておく（図6）．
　コツ：あらかじめ照射範囲を設定することで，患者を保定してから絞り（コリメータ）を調整する手間が省ける．少人数での撮影では必須の手順である．
⑥ 患者を撮影部位に応じた中心位置を十字照明の中心に合わせ保定する（図7）．大まかなポジショニングと中心位置の設定に関して表1にまとめた．

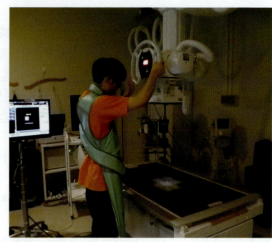

■図5　グリッドの位置の調整

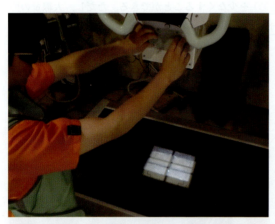

■図6　撮影部位の大きさに合わせて照射範囲を絞る

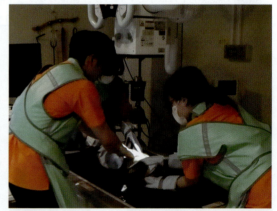

■図7　中心位置を十字照明の中心に合わせて保定

■表1　X線撮影時のポジショニングと中心位置の設定

撮影部位	頭/近位側	尾/遠位側	中心位置，注意
胸部	胸腔入口	剣状突起と最後肋骨の中間	四肢を伸展したのち，肩甲骨尾側縁を中心にする．
腹部	四肢を伸展した状態で肩甲骨後縁と剣状突起との中間	大腿骨大転子	大型犬，胴長犬で，1回で撮影範囲に収まらない場合は分割して撮影．
長骨	近位関節	遠位関節	両端の関節を最大限含める．
関節	近位長骨の1/2	遠位長骨の1/2	観察対象の関節を中心とする．
頭蓋	鼻端部	第1頸椎	評価したい部位（例：鼻腔）に極力絞る．
鼻腔	鼻端部	頭頂部	DV像では15～20°吻側より傾けて照射[*1]．
股関節	腸骨翼	膝関節	股関節を中心とし，腸骨翼，閉鎖孔を左右対称にする．
骨盤	腸骨翼	坐骨	腸骨翼と閉鎖孔が左右対称となるように撮影する．
脊椎	焦点-検出器（フィルム）間距離を広げるとよい[*2]．頸椎は第4腰椎位置を中心とし，胸腰椎は第13胸椎～第1腰椎間を中心とし，腰椎は第3～4腰椎間を中心として，できるだけ観察したい脊椎を中心に撮影する．			

[*1] 鼻腔の奥まで可能な限り観察することができる（図8）．
[*2] 焦点-検出器間距離を広げることで，X線が平行束に近づき，中心から少し離れた椎間内にもX線が透過し，椎間の評価に優れるようになる．

⑦ 表1に示す範囲に収まるように，絞りを調整する（図9）．この際，保定者の体の一部であっても絶対に照射範囲内に含まれないようにする．防護手袋や防護エプロンは散乱線しか遮蔽できず，発生装置から直接照射されたＸ線（一次Ｘ線）をこれらの防護衣は遮蔽できない．
⑧ 獣医師によりＸ線を照射してもらう（図10）．獣医師は，撮影画像の確認を行い，診断に不適切な画像のときは射損（しゃそん）として照射条件やポジショニングの修正を指示する．
⑨ 画像を一般的な配置となるように調整し，撮影方向像や左右の注釈を入力する（図11）．
⑩ 射損した際の照射回数も含めて，Ｘ線を照射した回数をＸ線使用記録簿に記入・入力する．

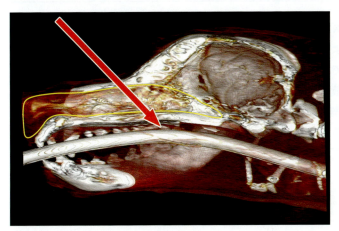

■図8　鼻腔撮影時の中心位置の設定

Ｘ線の入射角（矢印）を吻側へわずかに傾けることで，鼻腔の奥の観察ができるようになる．
鼻腔の中心を照射野の中心とするようにすべきである．

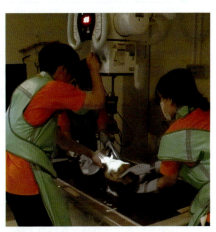

■図9　絞りの調整

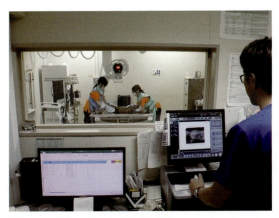

■図10　獣医師によるＸ線照射

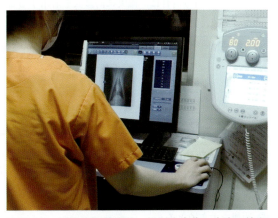

■図11　画像の配置調整，撮影方向像，左右の注釈の入力

引用・参考文献
1) Pretzer SD：Canine embryonic and fetal development：a review. Theriogenology 70(3)：300-303, 2008
2) Pieri NDG et al：Comparative Development of Embryonic Age by Organogenesis in Domestic Dogs and Cats. Reproduction in Domestic Animals 50(4)：625-631, 2015

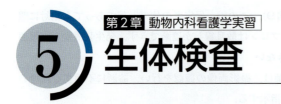
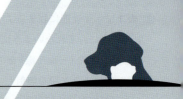

3 放射線防護のための装備を正しく扱える

ポイント
- 獣医療法施行規則でX線撮影時の保定は「保定具又は医薬品により行うこと．（中略）保定具又は医薬品により保定を行うことが困難であり，かつ，必要な防護措置を講じたときは，この限りでない」と規定されていることに注意して保定すること．
- 防護衣は散乱線を遮蔽するが，一次X線を完全には遮蔽することができない．
- 防護衣の多くは鉛繊維で織られており，簡単に切れるため，折り曲げず専用のハンガーにかけて保管する．

目的
- 診療従事者の無用な被ばくを低減する．

適応
- 用手保定を行う場合は，確実に防護衣を着用すること．

禁忌
- なし

知っておくべき情報

a) 実践するために必要な情報
【放射線防護の三原則】
① 遮蔽体を用いる
② 距離を大きくとる
③ 時間を短くする

【防護衣の素材】
- 含鉛素材と無鉛素材がある．
- 無鉛素材は鉛よりも軽い重金属を使用し，フィット感と快適性にすぐれるが，含鉛素材と比較して高価である．
- 遮蔽能力に大きな違いはない．
- 繊維が切れやすいため折り曲げたり，硬い角などに押し付けたりしないこと．また，専用のハンガーにかけて保管する．
- 定期的に透視検査を行い，遮蔽材の劣化を確認する．

122

【線量限度】

- 表1に獣医療法施行規則第13条で規定する年線量限度を示す.

■表1 放射線診療従事者等に関する年線量限度（獣医療法施行規則第13条より作成）

	実効線量	等価線量		
	全身	皮膚	眼の水晶体
放射線診療従事者等	5年間で100mSv （年平均として20mSv） 最大50mSv/年	500mSv/年	50mSv/年かつ 100mSv/5年
緊急時	100mSv	1Sv	300mSv
妊娠可能である女性	5mSv/3か月間	500mSv/年	150mSv/年
妊娠中である女性	内部被ばくについて1mSv （妊娠を知った時期から出産まで）	腹部表面で2mSv（同左）	

※注意：一般的にすべての放射線診療従事者等は，受けた線量が単に施行規則で規制されている線量限度を超えないようにするというよりは，むしろ線量を合理的に達成可能な限り低く抑えるべきである.

（日本獣医学会：獣医核医学の進展に向けて―核医学診療に係るガイドライン，およびマニュアル等―. p.20, 2009を参照）

方法

- 防護メガネ
- 甲状腺プロテクタ（ネックガード）
- 防護エプロン
- 防護手袋
- 線量計
- X線使用記録簿

評価

- 防護用品の損傷の確認
- 線量測定結果

防護対策のための装備（図1）

① 防護メガネ
② 甲状腺プロテクタ（ネックガード）
③ 防護エプロン
④ 防護手袋
⑤ X線使用記録簿

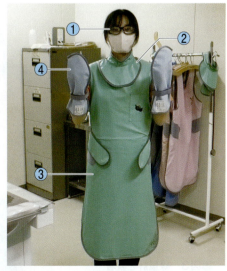

■図1 防護対策のための装備

実施前後の対応

① X線使用記録簿の記帳を徹底する．
② 防護用の装備は決して折り畳まず，固く尖ったものをぶつけない．

放射線防護衣の着用の実際

放射線防護衣の着用

① X線使用記録簿に記帳する（図2）．
　根拠：線量計でも完全に捉えることのできない身体の被ばく線量を推計するのに必須である．
② 全身の均等被ばくを評価するための線量計（ガラスバッジ）を，男性は胸部，女性は腹部に装着する（図3）．
③ 各防護衣を着用する（図4）．
● 甲状腺プロテクタは首の肌と接するように締める．
　根拠：男性でいうところの喉仏の位置より少し下に甲状腺がある（図5）．
● 防護エプロンはできるだけ膝上にまで至る長さのものを着用する．
　根拠：強いX線を照射したり，線量が大きくなる透視撮影の際には床からの散乱線の影響も考慮する必要がある．
④ 防護エプロンは専用のハンガーにかけて保管する．
　根拠：防護衣のほとんどは，柔らかい金属である鉛の繊維で織られており，折り曲げるだけで切れ目が入る．切れたところは遮蔽能力がなくなる．損傷がないか確認するには，低電圧で該当の防護衣を撮影すると，切れ目の部分だけX線が貫通していることを観察できる（図6）．切れた場合は修復ができず，買い替えとなる．

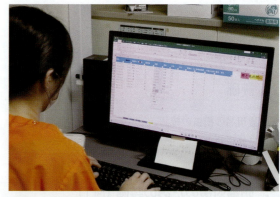

■図2　X線使用記録簿への記帳

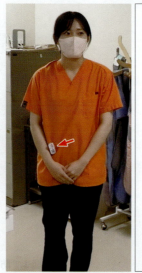

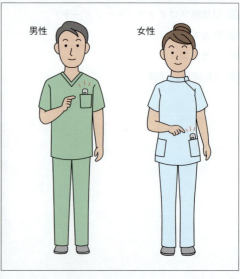

■図3　線量計を装着
男性は胸部，女性は腹部に装着する．

124

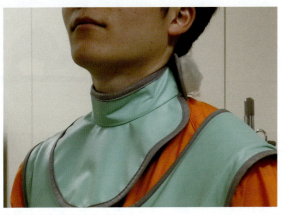
■図4　各防護衣を着用
甲状腺プロテクタは首の肌と接するように締める．防護エプロンはできるだけ膝上にまで至る長さのものを着用する（図1）．

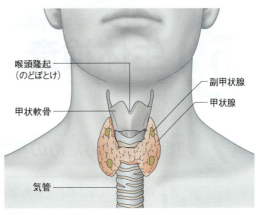
■図5　甲状腺の位置と形状

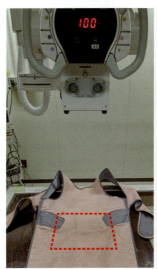
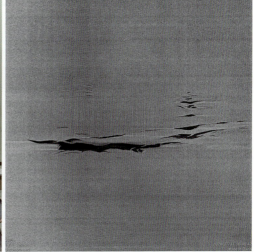
■図6　折り目の入った防護衣のX線撮影
低い管電圧（今回は40kVp）に対しても，X線画像上でくっきりと黒いライン（＝防護能力のなくなった部位，右図）が存在することがわかる．たった1回でも折り曲げて放置するだけで，鉛繊維は切れてしまう．

第2章 動物内科看護学実習
5 生体検査

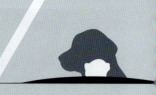

4 超音波検査のための基本的な保定ができる

ポイント
- 超音波検査は最もアーチファクト（画像の評価および診断に障害をもたらすノイズなどの像）を生じやすい画像検査であり，動物の準備が不完全だとアーチファクトだらけとなる．

目的
- X線検査と組み合わせ，さらに限局した部位の詳細な形態情報を見るための断面像を得る．

適応
- 健康診断
- 心疾患
- 一部の肺疾患
- 腹部疾患
- 関節疾患などの整形外科疾患
- 頭蓋泉門の解離など，頭蓋縫合が離開している場合の頭蓋内疾患

禁忌
- 特になし

知っておくべき情報

a) 実施するために必要な情報
- 動物のカルテ番号（ID）や名前
- 超音波プローブ（探触子）
- コンソール
- 動物の性格
  - **根拠**：エリザベスカラーを使用する，口輪を使用する，化学保定（鎮静）の必要性について検討する必要がある．

方法
- コンソール上で動物情報の入力
- 超音波ゼリー，超音波プローブの確認
- 保定
- 観察範囲の毛刈り
- 検査後の動物の払拭
- 検査ステージ（ポジショナー），超音波プローブの清掃

評価

- 探索部位の皮膚表面
- 超音波プローブのラバー面の損傷の有無

超音波検査と患者の保定

a）準備

【物品・装置の準備】
① 超音波検査装置本体（図1）
② 超音波プローブ
③ 検査台
④ バリカン
⑤ 超音波ゼリー
⑥ ポジショナー

【実施前の準備】
- 動物の状態や性格に応じて，患者にエリザベスカラーの着用あるいは鎮静の必要性を獣医師に確認する．

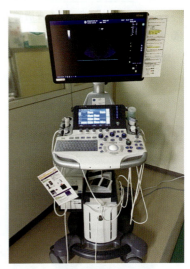

■図1　超音波検査装置本体

超音波検査と保定の実際

① コンソール上で患者情報の入力を行う（図2）．
   - 根拠：得られた画像は診療記録（カルテ）とみなされ，獣医師法第21条に基づき3年以上の保管義務がある．
② 検査内容に応じて動物を横臥位あるいはポジショナーを用いて仰臥位に保定する（図3）．
   - コツ：X線検査のときの保定と異なり，特に腹部の検査ではできるだけ体躯をやや屈曲させ，動物の皮膚にテンションをかけないほうがよい．皮膚が緩まることで，超音波プローブのラバー面と皮膚が密着しやすくなる．また，V字ポジショナーを用いて腹部の超音波検査を行うと，腹部の肉が中央に寄せられ肉厚が増し，超音波が深部まで届きにくくなるので注意が必要である．

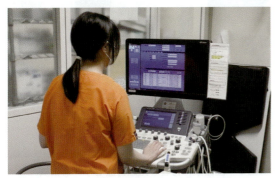

■図2　コンソール上で患者情報を入力

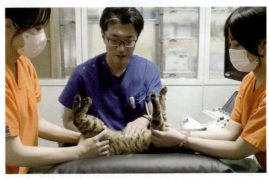

■図3　動物を保定

③ 探索部位をバリカンで毛刈りする．人手が足りないときは保定前に毛刈りを行う（図4）．
　根拠：超音波プローブと皮膚表面との間に毛があると，毛そのものや空気の層ができ，超音波が透過しない．適切な検査には毛刈りが必須である．エタノールでは十分な超音波プローブの接触面が得られず，また滑りが悪いために超音波プローブを動かす必要のある腹部検査では，使用を推奨できない．
④ 毛刈りした観察範囲全体に超音波ゼリーを塗布し，検査を進める（図5）．
⑤ 検査が終了したら，検査部位表面の超音波ゼリーを払拭する（図6）．
　コツ：超音波ゼリーは化粧品などでも使用される成分で構成されていることがほとんどであり，多少濡れた感触が残っても皮膚障害はエタノールよりも少ないとされる．
⑥ 超音波プローブやそのケーブル，コンソールについた超音波ゼリーは柔らかい布で払拭し，使用している機器に応じた消毒薬で拭いておく（図7）．
　コツ：エタノール等で拭いて自然乾燥させることは避ける．乾燥によりラバーがひび割れを生じることがある．

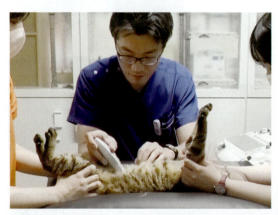

■図4　探索部位をバリカンで毛刈り

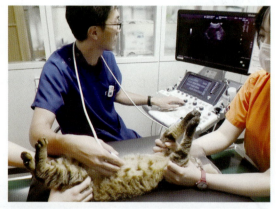

■図5　検査中

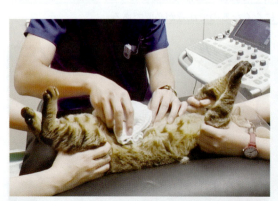

■図6　検査終了後，検査部位に付着した超音波ゼリーを払拭

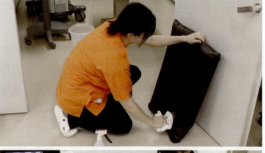

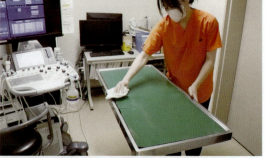

■図7　機器類に付着した超音波ゼリーを払拭
各機器に応じた消毒薬で払拭する．

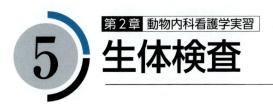
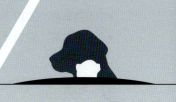

5 生体検査

第2章 動物内科看護学実習

5 CT検査とMRI検査のための補助ができる

ポイント
- CT (computed tomography：コンピュータ断層撮影) 検査とMRI (magnetic resonance imaging：磁気共鳴画像法) 検査は一般的に鎮静，麻酔下で撮影・撮像が行われる．
- CT装置の進歩により，無麻酔・無鎮静で撮影できるようになったとはいえ，放射線防護の観点から，決して用手保定で撮影を行ってはならない．

目的
- X線検査や超音波検査を含む，身体検査で異常を認めた部位の詳細な形態情報の探索と鑑別診断の絞り込みなど多岐にわたる．
- 手術支援画像の構築．

適応
- CT検査：ほぼすべての疾患，超音波ガイド下ではアプローチが困難な部位の生検．
- MRI検査：頭蓋内や脊椎内の疾患，呼吸ならびに心拍同期をかけることで，他の軟部組織でもCT検査と異なる組織性状を描出する．
  - 根拠：MRI検査は水素の原子核（プロトン）の存在量と存在様式（化学結合の様式や分子構造）をもとにさまざまな組織の性状に応じた画像化が可能である．

禁忌
- 麻酔リスクが高い動物．
- 造影剤に対する副反応（腎不全やアレルギー等）が考慮される動物．
- CT検査については，放射線防護の観点から，妊娠動物において器官形成期が終わるまで控えるか，実施しないほうが無難．

知っておくべき情報
- 動物のカルテ番号（ID）や名前
  - 根拠：得られた画像は診療記録（カルテ）とみなされ，獣医師法第21条に基づき3年以上の保管義務がある．
- 血管造影剤：［CT］非イオン性ヨード系造影剤，［MRI］ガドリニウム造影剤

129

- 脊髄造影剤：［CT］非イオン性ヨード系造影剤
- 胆管造影剤：［CT］イオトロクス酸メグルミン

方法

a) CT検査
- CT使用記録簿に動物名やカルテ番号，撮影部位等の必要事項を入力
- 血管造影，胆管造影を行う場合の用意
- 麻酔，鎮静の補助
- 生体情報のモニタリング
- ステージへ器具を用いて動物を固定
- 獣医師による撮影
- 血管造影
- 脊髄造影（実施する場合）
- 撮影記録の記入
- 麻酔，鎮静から覚醒の補助

b) MRI検査
- 麻酔，鎮静の補助
- 生体情報のモニタリング
- ステージへ器具を用いて動物を固定
- 獣医師による撮像（血管造影を含む）
- 麻酔，鎮静からの覚醒の補助

評価

- 覚醒後の状態確認：呼吸状態，循環状態（心拍，血圧等），悪心，嘔吐の有無，排尿，排便とその性状

CT検査，MRI検査の補助

a) CT検査
【物品，装置の準備】（図1）
① ガントリ
② ステージ
③ コンソール・ワークステーション
④ CT使用記録簿
⑤ 造影剤自動注入装置
⑥ ポジショナー
⑦ ロープ
⑧ サンドバッグ

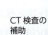
CT検査の補助

【実施前の準備】
① 造影検査が必要であれば，造影剤の種類，投与量の指示をもらい，血管造影や胆管造影であれば検査前に造影剤の準備を行う。
② 麻酔，鎮静の準備を行う。

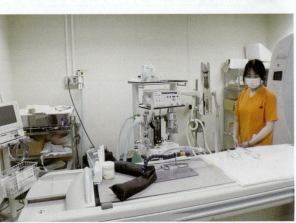
■図1　CT検査の物品，装置の準備の様子

【検査の実際】

① CT使用記録簿に動物情報の記入・入力を行う(図2).
   根拠：獣医療法施行規則第19条に「診療施設の管理者は，帳簿を備え，エックス線装置の使用状況を記載し，これを1年ごとに閉鎖し，閉鎖後3年間保存しなければならない」と定められており，CT装置もX線検査装置である．少なくとも撮影年月日，動物名，撮影部位，照射線量の記録が必要．また，得られた画像は診療記録（カルテ）とみなされ，獣医師法第21条に基づき3年以上の保管義務がある．

② コンソールへ動物情報の入力を行う（図3）．
③ 麻酔，鎮静の導入の補助を行う（図4）．
④ 獣医師により撮影が行われる（図5）．

〈造影検査〉

ⅰ）一般的な血管造影
- 自動注入装置に設置した造影剤入りのシリンジから耐圧チューブを介して，静脈内留置カテーテルに連結する．
- 獣医師による血管造影CT撮影が行われる．

ⅱ）脊髄造影
- 脊髄針（スパイナル針）の穿刺部位の毛刈りと消毒を行う．
- 獣医師による脊髄造影剤の注入が行われる．

ⅲ）胆管造影
- 麻酔導入の直前に，30分から1時間かけて造影剤の緩徐静脈内投与を進めてから麻酔導入に入る．

⑤ 麻酔覚醒の補助を行う（図6）．完全に覚醒するまで，呼吸状態が安定しているかの観察を続ける．覚醒後も麻酔，鎮静や造影検査による副反応が生じていないか，数時間は継続して観察することが望ましい．

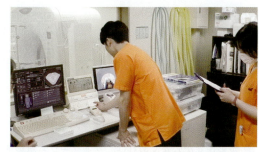
■図2 動物情報入力画面に動物情報の記入・入力

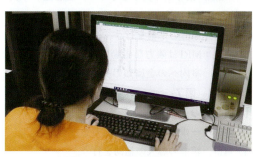
■図3 CT使用記録簿へ撮影年月日，動物名(ID)，撮影部位，照射線量を記録

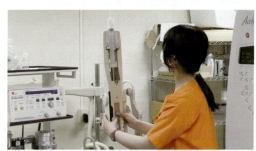

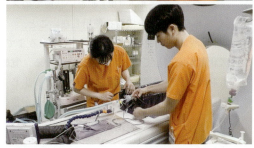
■図4 麻酔，鎮静の導入の補助および造影剤の用意

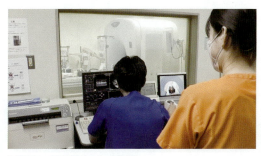
■図5 獣医師による撮影

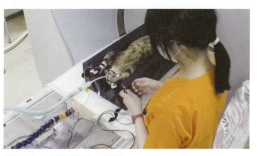
■図6 麻酔覚醒の補助

b) MRI検査（図7, 8）

【物品・装置の準備】
① ガントリ
② 受信コイル
③ ステージ
④ コンソール・ワークステーション

MRI検査室の様子

【MRI検査実施前の準備】
① 造影検査が必要であれば，ガドリニウム造影剤の種類，投与量の指示をもらい，血管造影や胆管造影であれば検査前に造影剤の準備を行う．
② 麻酔，鎮静の準備を行う．
　注意：MRIは強力な磁場を利用するため，MRI室内への金属類の持ち込みは厳禁である（図7）．

【MRI検査の実際】
① コンソールへ動物情報の入力を行う．
② 麻酔，鎮静の導入の補助を行う．
③ 獣医師により撮像が行われる．
　根拠：MRI検査はX線などのように光の影の画像を得るわけではないので，「撮像」という表現が用いられる．また，撮像で得られた画像のことを「MRI画像」と表記すると，MR imaging imageとイメージが重複した表現となることから「MR画像」と表現することが多い．
　注意：MRI撮像中は電磁波の影響を強く受けるため，シールド（扉）がない状態でのスマホなどの電子機器を使用しないこと．
④ 麻酔覚醒の補助を行う．完全に覚醒するまで，呼吸状態が安定しているかの観察を続ける．覚醒後も麻酔，鎮静や造影検査による副反応が生じていないか，数時間は継続して観察することが望ましい．

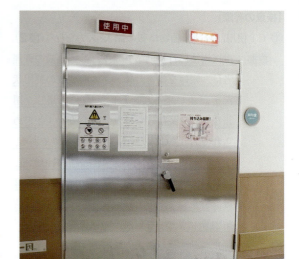
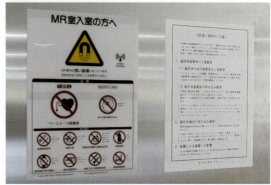
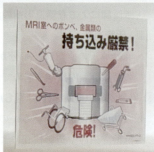

■図7　MRI検査室の外観

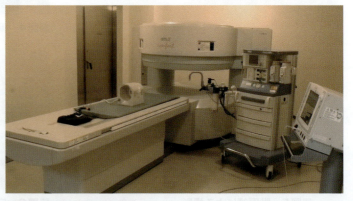

■図8　MRI検査室の様子

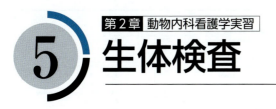
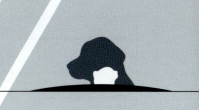

第2章 動物内科看護学実習

5 生体検査

6 神経学的検査の所見を記録できる

> **ポイント**
> - 神経疾患の有無を判断することができる基本的な身体検査の1つであり，特殊な機器が必要ないことから簡便に実施可能である．
> - 神経疾患の有無に加え，原因疾患の病変部位を推定することが可能である．

目的
- 神経疾患が疑われる動物において，神経疾患があるかないか判断すること．
- 神経疾患がある場合，部位を推定すること．

適応
- 四肢の麻痺や発作，眼振や旋回運動など神経疾患が疑われる場合．

禁忌
- 簡便な検査のため特にないが，痛みがある動物では，抱き上げる際に痛みから攻撃行動が生じる可能性がある．また，頸椎などに問題がある場合は，慎重に検査を実施する必要がある．

注意
- 脊髄を痛めている場合，腰をしっかり支えながら抱き上げる必要がある．また，保定時にも無理のない姿勢で行う．疼痛がある場合は無理に検査を進めないように注意する．

知っておくべき情報
- 獣医神経病学会が神経学的検査表を公開している（図1）[1]．こちらのシートを記入していくとよい．
- 神経学的検査では，①姿勢反応，②脊髄反射，③脳神経，④知覚の4つの検査を行う．

a) 姿勢反応
- 異常な姿勢をとらせた際に，正常な位置に姿勢を戻そうとする反応である．
- 末梢の神経から脊髄や小脳，大脳が関わることから，神経系全般の異常の有無を確認するための検査である．

神経学的検査表 neurological examination 検査日時________ __:__

名前 ________________ 体重______kg

動物種・品種 ________________ 発症時期________急・徐々

性別 ________ 進行の程度________

生年月日 ________________ てんかん発作 有・無________________

現在の治療 current treatment:

既往歴 history 初発・再発、過去の治療の有無:

観察 observation

意識状態 mental status: 正常・傾眠 somnolent・昏迷 stuporous・昏睡 comatose________

知性・行動 intellectual・behavior: 正常・異常 ________

姿勢 posture: 正常 normal・捻転斜頸 head tilt・横臥・腹臥・座位・turning ________

歩様 gait: 自力起立、自力歩行、運動失調 ataxia、不全麻痺 paresis・麻痺 plegia (tetra,para,mono,hemi)

旋回 circling、測定障害 dysmetric、その他の異常 ________

不随意運動の有無: 振せんtremor, ミオクローヌス myoclonus、その他________

触診 palpation

筋肉: 萎縮 atrophy・緊張 tone 亢進/低下________

骨・関節 ________

姿勢反応 postural reactions		LF	RF	LR	RR
固有位置感覚	knuckling				
proprioception	paper slide test				
踏み直り反応	触覚性 tactile				
placing	視覚性 visual				
跳び直り反応 hopping					
立ち直り反応 righting					
手押し車反応 wheelbarrowing					
姿勢性伸筋突伸反応 extensor postural thrust					

脊髄反射 spinal reflexes		LF	RF	LR	RR
膝蓋腱(四頭筋)反射 patella	大腿神経:L4、L5、L6				
前脛骨筋反射 cranial tibialis	坐骨神経の腓骨神経:L6、L7				
腓腹筋反射 gastrocnemius	坐骨神経の脛骨神経:L7、S1				
橈側手根伸筋反射 ext.carpi radialis	橈骨神経:C7、C8、T1				
二頭筋反射 biceps	筋皮神経:C6、C7、C8				
三頭筋反射 triceps	橈骨神経:C7、C8、T1				
引っこめ反射 flexor/withdrawal	C6-T2 / L6-S1				
交叉伸展反射 crossed extensor					
会陰反射 perineal	S1-2				
皮筋反射 panniculus reflex		Lt		Rt	

NE=not evaluated 評価せず, 0=absent 消失, 1=depressed 低下, 2=normal 正常, 3=hyper 亢進,
4=hyper with clonus クローヌスを伴う亢進

脳神経 cranial nerves		L	R	
顔面の対称性 facial symmetry	表情筋			顔面 facial[7]
	側頭筋、咬筋			三叉 trigeminal[5]
眼瞼反射 palpebral				三叉[5]眼枝 ophthalmic→顔面[7]
角膜反射 corneal				三叉[5]眼枝 ophthalmic→外転[6]
威嚇瞬目反応 menace				視 optic[2]→顔面[7] (小脳)
瞳孔の対称性 pupil size	S M L			動眼 oculomotor[3]
斜視 strabismus	正常位			動眼[3]、滑車 trochlear[4]、外転 abducent[6]
	頭位変換(誘発)			前庭 vestibular[8]
眼振 nystagmus	正常位			前庭[8] (小脳)
	頭位変換(誘発)			前庭[8]
生理的眼振 phys.nystagmus				動眼[3]、滑車[4]、外転[6]、前庭[8]
対光反射 pupillary light	左刺激			視[2]→動眼[3]
	右刺激			視[2]→動眼[3]
顔面知覚 sensation	(鼻)、上顎			三叉[5]上顎枝→顔面[7]
	下顎			三叉[5]下顎枝→顔面[7]
開口時の筋緊張				三叉[5]
舌の動き・位置・対称性 tongue				舌下 hypoglossal[12]
飲み込み swallowing				舌咽 glossopharyngeal[9]、迷走 vagus[10]
僧帽筋、鎖骨頭筋、胸骨頭筋の対称性				副 accessory[11]
綿球落下テスト				視 optic[2]
嗅覚 olfaction				嗅 olfactory[1]

知覚 sensation	LF	RF	LR	RR
表在痛覚 superficial pain				
深部痛覚 deep pain				
知覚過敏 hyperesthesia	有無			

排尿機能 urinary function

随意排尿 有・無________

膀胱 膨満・圧迫排尿容易________

病変の位置決め lesion localization とその理由

1. 末梢神経________
2. 脊髄: C1-C5, C6-T2, T3-L3, L4-S3
3. 脳: 前脳(大脳・間脳), 脳幹(中脳・橋・延髄), 小脳, 前庭(中枢・末梢)
4. 全身性神経筋疾患________
5. 正常

鑑別診断リスト differential diagnosis

推奨される検査 recommended test

コメント comments

検査者名________ 獣医神経病学会 Ver.2014

■図1 神経学的検査表

© 獣医神経病学会

(獣医神経病学会：神経学的検査シートver.2014(教育機関向け・和英併記). https://shinkei.com/pdf/sheet2014je.pdfより2024年7月8日検索)

b) 脊髄反射

- 姿勢反応とは異なり，大脳にまで到達しない，脊髄までの反応であるため，「反射」と呼ばれる．
- 反射が消失したり，低下したりすることを下位運動ニューロン症状（LMNS：lower motor neuron sign）と呼ぶ．
- 一方，過度な亢進が生じて刺激に対して複数回の反射がみられる場合をクローヌスと呼ぶが，クローヌスがみられた場合や，反射の亢進がみられた場合は上位運動ニューロン症状（UMNS：upper motor neuron sign）と呼ぶ．
- 口頭ではLMNSをロウワー，UMNSをアッパーと表現することもある．

c) 脳神経

- 脳から直接出ている神経を脳神経と呼ぶが，脳神経が直接感覚器や運動器と連絡しているため，脳神経検査では脳神経だけでなく感覚器や運動器の障害も検出される．

d) 知覚

- 脊髄深部が障害されているかどうかを確認するための検査であり，重症度や予後に関わる．
- 知覚として痛覚を代用するが，痛覚は表在痛覚と深部痛覚に分かれる．
- 表在痛覚が残っている場合，深部痛覚も残っており，障害の程度は軽い．
- しかし，表在痛覚がなく，さらに深部痛覚も障害されている場合，脊髄の深部が障害されているため，障害が強く，予後も悪い可能性が高い．

神経学的検査を行うための準備

- 滑り止めマット，バインダー，打診器，診察台，鉗子，鑷子，フィノフ氏トランスイルミネーター（図2）.

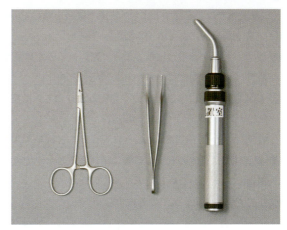

■図2 神経学的検査を行うための準備物品
左から，鉗子，鑷子，フィノフ氏トランスイルミネーター

神経学的検査の実施

a) 姿勢反応

- 正常は2，低下は1，消失は0と評価する．

【固有位置感覚（ナックリング，ペーパースライド）】（図3）

姿勢反応

① 立位にて，肢先の甲を床につけて，元に戻そうとするか確認する（ナックリング）．

　コツ：緊張した動物ではみられないことがあるので繰り返し実施する．また，負重させるようにすると観察しやすい．

② 肢の下にバインダーや紙を置き，そのバインダーをゆっくり外側に動かす（ペーパースライド）．

③ 異常な位置に肢が移動した際に，元に戻そうとするか確認する．

④ どちらも1肢ずつ，四肢すべてで実施する．

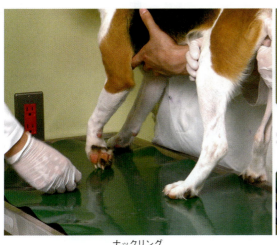
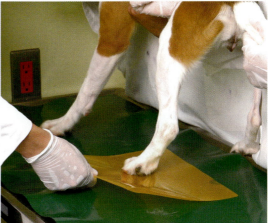

ナックリング　　　　　　　　　　　　　ペーパースライド

■図3 固有位置感覚

【踏み直り反応（触覚性，視覚性）】（図4）

① 検査する肢のみ自由になるように動物を抱く．
　※触覚性では眼を隠すとよい（映像では眼を隠していない）．
② 肢先を診察台にあてる（触覚性）．
③ あたった足が診察台に乗るように踏み直るかを確認する．
　コツ：水平方向に移動させると誘発されやすい．
④ 視覚性は動物に診察台がよく見えるようにし，診察台にゆっくり近付き，接触する前に診察台に向けて肢を乗せようとするかを確認する．
　コツ：上から下に降りるように近づけると誘発されやすい．
⑤ 視覚性では視覚の有無も同時に確認することができる．
　根拠：みえていないと反応できないため．
⑥ 1肢ずつ，四肢すべてで実施する．

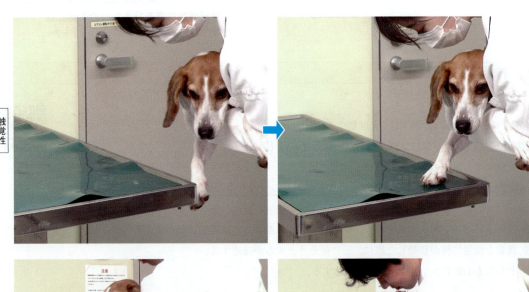
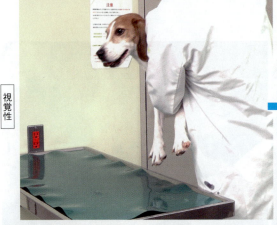
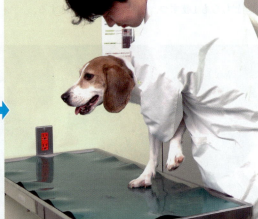

■図4　踏み直り反応

【跳び直り反応】（図5）（写真のみ）
① 検査する肢だけで診察台に立つように動物を抱く．
　コツ：しっかり負重させること．
② 外側へ重心を移動させていく．
③ このときに肢を正常な位置に跳び直そうとするか確認する．
④ 1肢ずつ，四肢すべてで実施する．

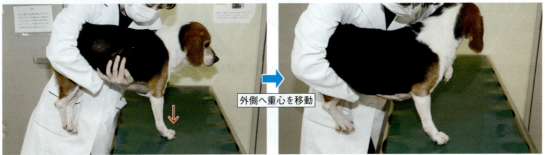

しっかり負重させる　　　　　　　　　肢を正常な位置に跳び直した

■図5　跳び直り反応

【手押し車反応】（図6）
① 後肢を持ち上げ，前肢のみで診察台に立たせる．
② ゆっくり歩かせ，左右交互に歩くことができるかを確認する．
　コツ：左右均等に負重させるようにする．

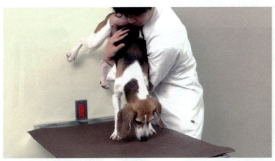
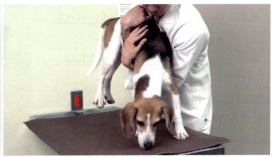

■図6　手押し車反応

【姿勢性伸筋突伸反応】（図7）
① 動物を抱き，後肢のみで立たせる．
② 前肢を下ろそうとしたときに，後肢が後ろに数歩下がることができるかを確認する．
　コツ：前肢を下ろす位置を，なるべく後肢に近い位置にすると誘発されやすい．

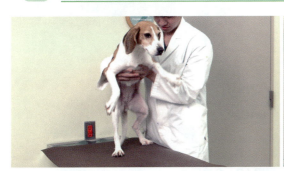
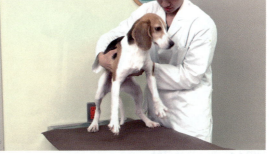

■図7　姿勢性伸筋突伸反応

b) 脊髄反射

- 正常は2，低下は1，消失は0，亢進は3，クローヌスは4と評価する．

脊髄反射

【膝蓋腱反射】（図8）
- 膝蓋腱を打診器で叩打し，反射を見る．

【前脛骨筋反射】
- 前脛骨筋起始部を打診器で叩打し，反射を見る．

【橈側手根伸筋反射】（図9）
- 橈側手根伸筋起始部を打診器で叩打し，反射を見る．

【三頭筋反射】（図10）
- 上腕三頭筋付着部の腱部を叩打し，反射を見る．
  - 注意：誘発が難しいので，判定は注意が必要．

【引っ込め反射】（図11）
- 肢間をつまんで刺激することで，肢を引っ込めようとするか確認する．
  - 注意：痛みを与えるのではなく，引っ張るようにする．
  - 根拠：痛みを与えると痛覚の検査になってしまう．

【会陰反射】（図12）
- 肛門周囲を鑷子などで刺激し，肛門が閉まる反射を確認する．

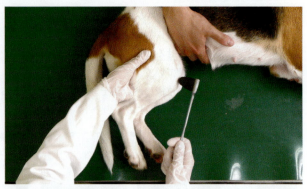
■図8　膝蓋腱反射

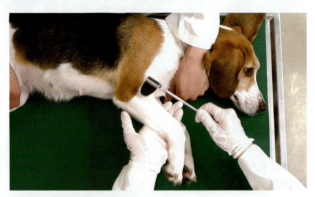
■図9　橈側手根伸筋反射

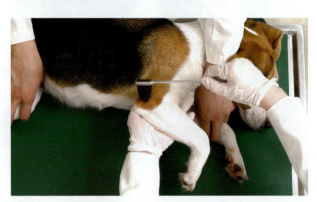
■図10　三頭筋反射

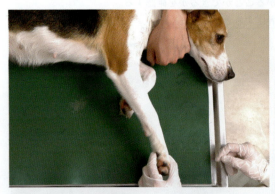
■図11　引っ込め反射

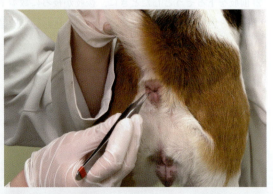
■図12　会陰反射

c) 脳神経

【顔面の対称性】
- 視診によって顔の筋肉，耳，口唇の左右対称性を確認する．

脳神経の検査

【眼瞼反射】（図13）
- 眼瞼を触り，まばたきをするか確認する．

【角膜反射】（図14）
- 角膜を軽く指や綿棒で触り，まばたきをするかを確認する．
  注意：眼瞼反射が消失している場合，確認できない．

【威嚇瞬目反応】（図15）
- 眼の前に手などをかざし，まばたきをするか確認する．
  注意：眼瞼反射が消失している場合，確認できない．
  注意：視覚が消失している場合も，確認できない．
  注意：反射ではなく反応であるので，幼若動物ではみられない．

【瞳孔の対称性】
- 正面から瞳孔の左右対称性を確認する．
  注意：眼疾患がある場合も変化がみられる．

【斜視】（図16）
- 正常位で正面から，また頭を持ち上げて眼の位置を確認する．

【眼振】
- 無意識かつリズミカルに眼球が動いていないかを確認する．

【生理的眼振】（図17）
- 頭を左右に動かし，眼が頭の動きに合わせて元に戻るかを確認する．
  注意：生理的眼振は正常な所見であり，消失している場合が異常である．

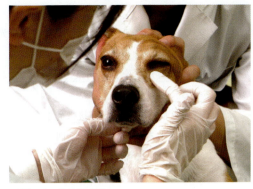
■図13　眼瞼反射

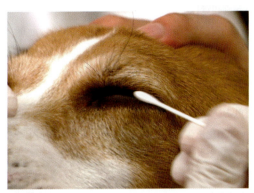
■図14　角膜反射

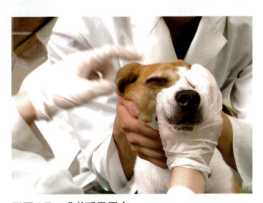
■図15　威嚇瞬目反応

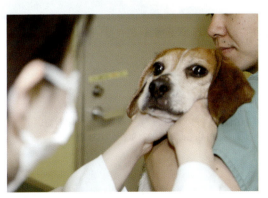
■図16　斜視

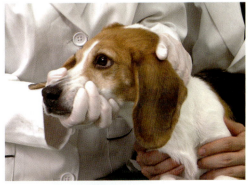
■図17　生理的眼振

【対光反射】
- フィノフ氏トランスイルミネーターなどで眼に光をあて，縮瞳するかを確認する（図18）．
  - コツ：光の入射角度を目の角度（視軸）に合わせる．
  - 注意：直接と間接があり，直接は光をあてた眼が縮瞳すること（図19），間接は光をあてていないほうの眼も同時に縮瞳することである．
  - 注意：両眼の直接，間接の反射を確認する．

【顔面知覚】
- 鑷子などで顔面の皮膚をつまみ，嫌がったり，まばたきをするか確認する．

【舌の動き・対称性】
- 舌の動きなどを視診で確認する．

【飲み込み】
- 咽頭部を圧迫し，飲み込む動きができるかどうか確認する．

d) 知覚
- 痛いので最後に行う．
  - 根拠：先に実施すると，他の検査に非協力的となる可能性がある．

知覚の検査

【表在痛覚】
- 肢先の皮膚を鉗子などでつまんで，痛がるかどうか確認する．

【深部痛覚】（図20）
- 表在痛覚がない場合に，肢先の骨を鉗子などでつまんで，痛がるかどうか確認する．

e) その他
- 視診による評価として，意識レベルの評価や，捻転斜頸の有無，旋回運動などを確認する．

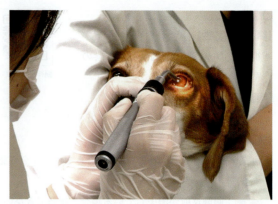
■図18　トランスイルミネーターで眼に光をあてる

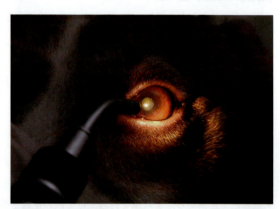
■図19　眼の縮瞳

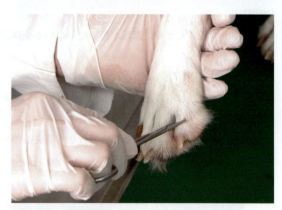
■図20　深部痛覚

引用・参考文献
1) 獣医神経病学会：神経学的検査シート ver.2014（教育機関向け・和英併記）
https://shinkei.com/pdf/sheet2014je.pdf より2024年7月8日検索

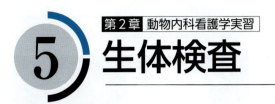
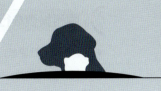

第2章 動物内科看護学実習

5 生体検査

7 眼科検査（シルマー試験，フルオレセイン試験，眼底検査など）の補助ができる

ポイント
- 眼科疾患に対して，さまざまな種類の特殊な検査がある．
- 眼科検査は暗室になる部屋で行う．
- 眼科疾患を見つけるためにさまざまな検査を行う．
- 動物が動くと眼を傷つけてしまう原因になるため，保定が重要であり，眼科検査特有の保定方法がある．また，顔を触っての検査になるため，噛まれるリスクがあることからも，保定が重要である．

目的
- 眼科疾患が疑われる動物において，眼科疾患を明らかにすること．

適応
- 眼がしょぼしょぼする，眼が赤い，眼が白い，眼やにが出るなど，眼科疾患が疑われるとき．

禁忌
- 眼に深い傷があるときや眼球穿孔を生じている場合，眼球を触るような検査は基本的には禁忌である．
- 眼底検査で用いる散瞳薬は眼圧を上昇させることがあるので，緑内障の動物への使用は注意が必要である．

注意
- 眼科疾患のある動物は眼を何かにこすりつけようとすることが多いが，こすりつけたときに眼を傷つけないように，保定時に気をつける．
- ケージに入れる際などはエリザベスカラーを装着する．
- 保定のときに胸ポケットにハサミやペンなどを入れていると，動物の眼にあたって危険である．何も入れないようにする．

知っておくべき情報
- 眼科は特殊な器具，装置，検査用具を用いるので，名称や役割，使い方を覚えておくと検査がスムーズになる．

眼科検査を行うための準備（図1）

- ①シルマー試験紙, ②タイマー, ③フルオレセイン試験紙, ④生理食塩水, ⑤ガーゼ, ⑥フィノフ氏トランスイルミネーター（ペンライト）, コバルトブルーフィルター, ⑦細隙灯顕微鏡, 散瞳薬（トロピカミド点眼液〔ミドリン®P〕など), 倒像鏡（20D), ⑧直像鏡, ⑨点眼麻酔薬（オキシブプロカイン点眼液〔ベノキシール®〕など), ⑩眼圧計, ⑪眼圧計用カバー, 眼圧計用プローブ, ⑫シリンジ.

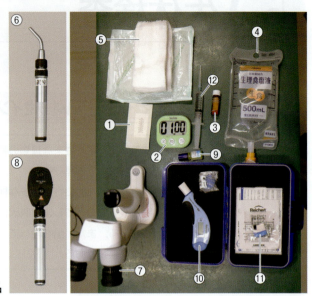

■図1　検査物品

検査の実施

a) 眼科検査の保定

- 動物の左側に立つ場合, 左手を下顎に, 右手を頭に置き, 頭部を固定する. 右手の肘を動物の腰のあたりに置き, はさむようにして体全体を固定する（図2）.

眼科検査の保定

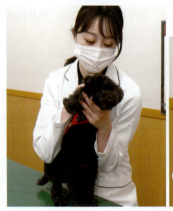

■図2　眼科検査の保定

b) シルマー試験

- 涙の量を測定する試験である.

【手順】
① シルマー試験紙（図3）とタイマーを準備する.
② タイマーは1分に設定する.

シルマー試験

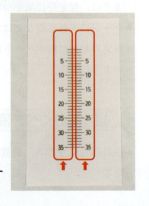

■図3　シルマー試験紙

142

③ 袋から出す前に試験紙を0mmの部分で山折りにする（図4）．
④ 下眼瞼をめくり，眼球と眼瞼の間に試験紙をはさむ（図5）．
- コツ：眼瞼をしっかりめくってポケットを作るようにすると外れにくい．
⑤ はさんだ直後から1分間カウントする．
- 注意：試験紙は外れやすいので，軽く眼瞼ごと押さえておく．
⑥ 1分後に試験紙を取り外し，濡れている部分の目盛りを読む（図6）．
- 注意：散瞳薬や局所麻酔薬などの各種点眼薬を使用した場合や，眼を洗浄した場合は涙液量が変化してしまうため，最初にこの検査を行う．

c) フルオレセイン試験

- 眼の表面にある角膜の傷を調べる検査である．また，涙液が眼の表面にうまくのっているか確認する涙液層破壊時間も調べることができる．

フルオレセイン試験

【手順】
① 試験紙（図7），生理食塩水，ガーゼ，フィノフ氏トランスイルミネーターとコバルトブルーフィルターもしくは細隙灯顕微鏡を準備する．
② 試験紙を少量の生理食塩水で濡らす（図8）．
- 注意：試験紙にかける生理食塩水の量が多すぎると，染色が悪くなる．
- 根拠：フルオレセイン試薬が希釈されてしまうため．

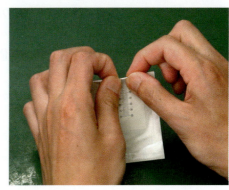
■図4　試験紙を0mmの部分で山折りにする

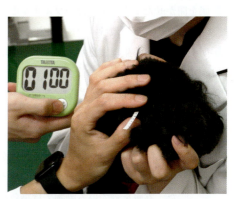
■図5　眼球と眼瞼の間に試験紙をはさむ

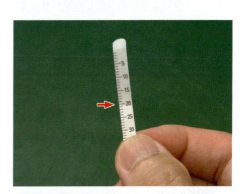
■図6　濡れている部分の目盛りを読む

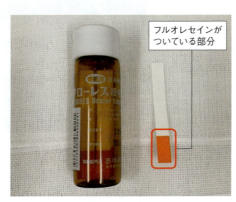
■図7　フルオレセイン試験紙

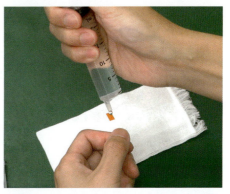
■図8　試験紙を少量の生理食塩水で濡らす

③ 上眼瞼をめくり，濡れた試験紙を白目の部分につける（図9）．

　根拠：黒目（角膜）に触れると，触れた部位が染色されたように染まってしまう．

④ まばたきさせ，染色液が眼表面全体に広がるようにする（図10）．

⑤ 部屋を暗くし，フィノフ氏トランスイルミネーターとコバルトブルーフィルターか，細隙灯のブルーフィルターで観察する（図11）．

　コツ：部屋は暗いほうが観察しやすい．

⑥ 眼を開かせたまま，眼表面のフルオレセインがはじけるまでの時間（涙液層破壊時間）を測定する．

⑦ 明かりをつけ，生理食塩水とガーゼを使用し眼をよく洗浄する．

⑧ 部屋を暗くし，再度観察する．

⑨ 染色されている部分は傷がある部分である．

　注意：フルオレセインの染色液の洗い流しが足りない状態で動物を飼い主に返すと，動物を抱いた飼い主の衣服などに染色液がついてしまうので注意．また，衣服を着ている動物では染色液が衣服につかないようにあらかじめ脱がせるなどの注意が必要．

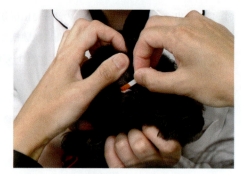
■図9　濡れた試験紙を白目の部分につける

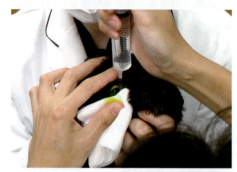
■図10　染色液が眼全体に広がるようにする

d) 細隙灯顕微鏡検査

● 角膜や結膜，水晶体など眼の前側（前眼部）を詳細に観察することができる検査である．

細隙灯顕微鏡検査

【手順】

① 細隙灯顕微鏡を用意する．

② 部屋を暗くし，動物を保定し，細隙灯顕微鏡で観察する（図12）．

※細隙灯顕微鏡には細い光で観察する方法と，全体を照らして観察する方法などがある．

※細い光では病変部位の確認や，房水フレア（前眼房に細い光をあてるとみえる眼房水の濁りで，本来は黒くみえる前眼房が白く見える現象を指す．炎症によって血液中のタンパク質が房水に混入することで生じる）というぶどう膜炎の徴候を観察する．

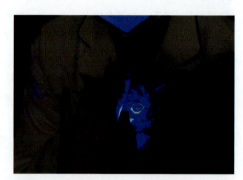
■図11　部屋を暗くし，観察する

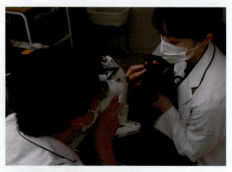
■図12　細隙灯顕微鏡での観察

e) 眼底検査
- 眼底検査とは網膜や視神経などを観察する検査である．網膜剥離や眼底出血，視神経炎などの診断に用いられる．

眼底検査

【手順】
① 散瞳薬，フィノフ氏トランスイルミネーター，倒像鏡もしくは直像鏡を準備する．
② 散瞳薬を点眼し，15〜20分後に散瞳具合を確認し，十分に散瞳していれば検査を進める．
   注意：点眼10分後くらいに，散瞳具合を1度確認し，不十分であれば追加で点眼する．
   注意：散瞳剤を使用すると瞳孔が開き，神経学的検査などができなくなるので注意が必要である．
③ 部屋を暗くし，眼底検査を行う．
   根拠：暗いほうが散瞳も得やすい．

〈倒像鏡を使用する場合〉
- フィノフ氏トランスイルミネーターと倒像鏡を用いて眼底を観察する（図13）．
  ※動物が眼をつぶってしまう場合，下眼瞼を開くなど観察者の指示で補助を行う．

〈直像鏡を使用する場合〉
- 直像鏡を用いて眼底を観察する．
  注意：直像鏡では動物の顔にかなり近付いて検査を行うため，攻撃的な動物では実施が難しい．適宜口輪などを使用する．

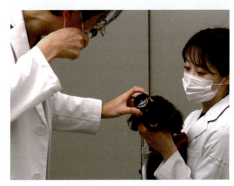
■図13　倒像鏡を用いた眼底検査

f) 眼圧測定
- 眼圧とは眼の圧力であり，眼圧が上昇する緑内障の診断のために行われる．
- 眼圧計には大きく圧平式（トノペンAVIA®など）と反跳式（トノベットPlus®など）の2種類があり，圧平式では点眼麻酔薬が必要であるが，反跳式では不要である．

眼圧測定：
圧平式眼圧計

【手順】
〈圧平式眼圧計を使用する場合〉
① 点眼麻酔薬と圧平式眼圧計（図14），眼圧計カバー（オキュフィルム®）を準備する．
② 動物を保定し，点眼麻酔を行う（図15）．
   コツ：このとき，動物の顔を上に向けると点眼しやすい．

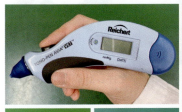
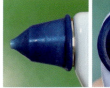
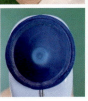
■図14　圧平式眼圧計
トノペンAVIA®

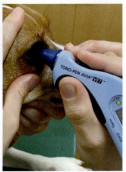
先端を角膜に接触させて測定する．

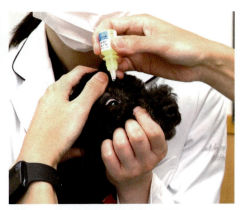
■図15　保定して点眼麻酔を行う

③ 眼圧計にカバーをかぶせる.

注意：カバーをつけるときに，ゆるすぎたりきつすぎるとうまく測定できない（図16）.

④ 眼圧計を角膜表面に押し当てて眼圧を測定する（図17）.

コツ：角膜に対し，垂直に軽く反復して押し当てる

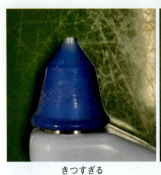

きつすぎる　　　　　　ゆるすぎる

■図16　眼圧計カバーの不適切なかぶせ方

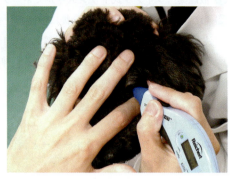

■図17　角膜表面に押し当てて測定

〈反跳式眼圧計を使用する場合〉

① 反跳式眼圧計（図18），眼圧計プローブを準備する.
② 眼圧計にプローブをセットする.
③ 動物を保定するが，このとき顔が水平になるように保定する.

根拠：反跳式は水平方向にしか測定できないため.

④ 眼圧計から出るプローブを押し当てて眼圧を測定する（図19）.

コツ：プローブと眼球の距離が近すぎても遠すぎても測定できないので，画面の表示に従って距離を調整する.

眼圧測定：
反跳式眼圧計

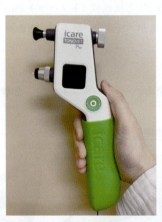

■図18　反跳式眼圧計
トノベットPlus®

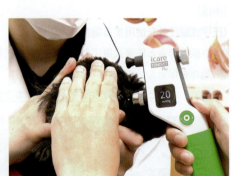

■図19　プローブを押し当てて眼圧を測定

146

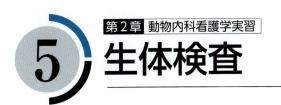
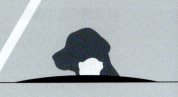

5 生体検査

第2章 動物内科看護学実習

8 皮膚検査（搔爬検査，スタンプ検査，被毛検査など）の補助ができる

ポイント
- 皮膚に異常がある場合に，皮膚科特有のさまざまな検査を行う．
- 皮膚疾患の変化は写真を撮っておくとわかりやすいため，検査の前に病変の写真を撮影しておく．

目的

- 皮膚疾患が疑われる動物において，外部寄生虫や感染症を含めた皮膚疾患の有無を判断すること．

適応

- 皮膚に病変がある動物．

禁忌

- 特になし．

注意

- 人に感染する病気がいくつかあるため，手袋をして検査を行う．
- 検査後はしっかりと手指消毒をする．
- 場合によっては服を着替える．

知っておくべき情報

- 皮膚疾患は複数箇所あることがほとんどであるため，検査を始める前に全身をくまなく調べ，病変がどこにあるのか，どういった種類の病変があるのかを確認し，記録しておく．

a) 皮膚疾患の種類

- **斑**（はん）：皮膚の色の異なる病変で，隆起していない．
- **丘疹**（きゅうしん）：直径1cm以下の隆起性病変．
- **結節**（けっせつ）：直径1cm以上の隆起性病変．
- **局面**：平坦に隆起した病変．
- **水疱**（すいほう）：透明な液体がたまった水ぶくれで，直径1cm以下のものを小水疱と呼ぶ．
- **膿疱**（のうほう）：膿（黄白色（おうはくしょく））で満たされた水ぶくれ．
- **膨疹**：隆起した皮膚の浮腫（指で押すとへこむ）．
- **鱗屑**（りんせつ）：ふけのことで，皮膚から剝がれた角化細胞のかけら．
- **痂皮**（かひ）：かさぶたのことで，角質や滲出液が乾燥して固まったもの．
- **面皰**（めんぽう）：ニキビのことで，毛根に角化物や皮脂などがつまった状態．
- **脱毛**：毛が抜けた状態．
- **色素沈着**：黒い色素が皮膚に沈着した状態．
- **表皮小環**（ひょうひしょうかん）：表皮が円形に剝がれた状態．
- **苔癬化**（たいせんか）：皮膚が厚く，硬くなり，シワなどが目立つようになった状態．
- **びらん**：真皮を越えない表皮の傷．
- **潰瘍**（かいよう）：真皮を越えた深い傷．
- **瘢痕**（はんこん）：潰瘍が治った痕（あと）．

b) 病変に応じた検査

- 皮膚の病変は種類があり，皮膚の病変に応じた検査を行う．
- スタンプ検査はやや湿った病変で実施する．乾燥した病変の場合はうまくサンプルが採取されない．しかし，乾燥した皮膚病変でも，痂皮（かさぶた）を剝がした下の湿った部分や，水疱や膿疱といった病変があれば，針などで破ってからスタンプするとよい．

c) 染色法

- 細胞診で得られたサンプルを染色する方法にはギムザ染色やグラム染色がある．
- **ギムザ染色**：細胞形態などの観察に優れている（図1）．
- **グラム染色**：細菌感染が疑われた際に実施し，グラム染色の結果，グラム陽性菌やグラム陰性菌といった細菌の分類をすることができる（図2）．

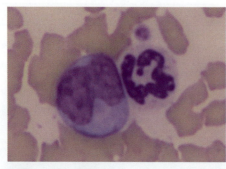

■図1　ギムザ染色
左が単球で右が好中球．

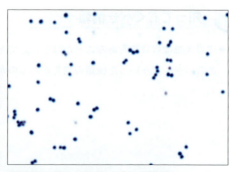

■図2　グラム染色（ブドウ球菌）

（写真提供：藤村響男氏）

検査を行うための準備

- バリカン，鋭匙もしくはメス刃，デジタルカメラ（スマートフォン），スライドガラス，カバーガラス，セロハンテープ，アドソン鑷子，モスキート鉗子，ミネラルオイル，ウッド灯，染色の準備（ライト・ギムザ染色，グラム染色），10％水酸化カリウム（KOH）溶液，細菌や真菌培養と薬剤感受性試験の準備（シードスワブ®など），皮膚糸状菌培養の準備（ダーマキット®など）．

検査の実施

a）皮膚掻爬（スクラッチ）検査

① 鋭匙もしくはメス刃，バリカン，デジタルカメラ（スマートフォン），スライドガラス，カバーガラス，薬剤感受性試験を準備する．

② 病変部の被毛をバリカンで短くする（**図3**）．

注意：病変を傷つけないように注意する．

コツ：深く刈る必要はなく，病変の広がりやサンプリングする部位が確認できる程度に短く刈る．

③ 病変があらわになったら，病変の写真を撮影しておく．

④ 利き手に鋭匙もしくはメス刃を裏側にして持ち，反対の手で皮膚にテンションをかけ，皮膚表面を繰り返しこする（**図4**）．

コツ：掻爬は少し血がにじむくらいまで繰り返し行う（**図5**）．メス刃は刃の部分は使用しないで裏側や柄の部分を使用する．掻爬する部位は病変の境界部分をねらう．

根拠：血がにじむぐらいまで実施するのは，毛根など深い部位にいる病原体を検出するためである．

注意：潰瘍になっている部分は掻爬ではなくスタンプ検査を行う．

スクラッチ検査

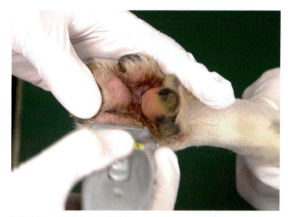

■図3　バリカンで刈る

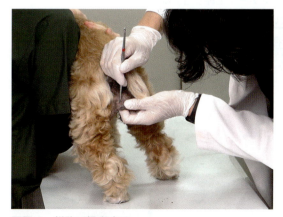

■図4　鋭匙で掻爬する

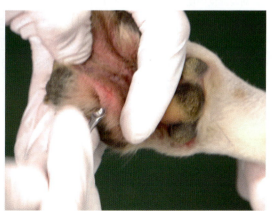

■図5　少し血がにじむまで行う

⑤ 採取したサンプルをスライドガラスに塗りつける.
　コツ：メスで採取したサンプルはバターを塗るように塗り付ける．鋭匙で採取したサンプルは針などを使用して塗り付ける．
⑥ 必要に応じて10% KOH溶液を1滴加える（**図6**）.
　※10% KOH溶液：皮膚の角質を溶かす作用があり，外部寄生虫などが観察しやすくなる．5分ほど待ってから観察する．
⑦ スライドガラスに塗りつけるときは，バターナイフを扱うように塗りつけるとよい（**図7**）.
⑧ カバーガラスをのせ，軽く圧平する．
⑨ KOHをのせていないサンプルで圧平塗抹標本を作成し，ギムザ染色やグラム染色を行う．
⑩ 顕微鏡で観察する．
　コツ：外部寄生虫を探すときはコントラストをつけて（顕微鏡のコンデンサーを下げて）観察すると発見しやすい．
⑪ 掻爬部位の薬剤感受性試験を必要に応じて行う．
⑫ シードスワブ®から滅菌綿棒を無菌的に取り出す．
⑬ 患部以外に触れないように滅菌綿棒を掻爬部位に押し当てる．
　注意：患部以外に触れると，病原菌以外の菌が採取されてしまう．

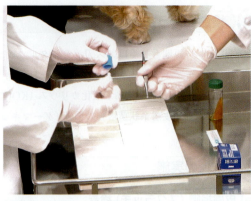

■**図6**　10% KOH溶液を加える

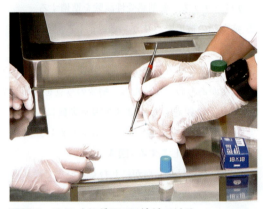

■**図7**　スライドガラスに塗りつける

b) スタンプ検査

① スライドガラス，セロハンテープ，各種染色液を準備する．
② 周囲の被毛を必要に応じてバリカンで短くする．
　注意：皮膚掻爬検査時と同様に短くするのみでよい．
③ 病変部位の皮膚に直接スライドガラスもしくはセロハンテープを押し当てる（**図8**）.
　コツ：セロハンテープは透明で裂けにくいものがよい．スライドガラスに場所をずらして何回か押し当てる．セロハンテープも長めに切って複数箇所押し当てる．
④ 採取したサンプルでギムザ染色やグラム染色を行う．
⑤ 顕微鏡で観察する．

スタンプ検査

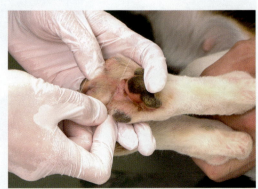

■**図8**　病変部位にスライドガラスかセロハンテープを押し当てる

c）被毛検査

① アドソン鑷子，スライドガラス，ミネラルオイル，カバーガラス，ダーマキット®，アルコール綿を準備する．

被毛検査

② アドソン鑷子を用いて毛を抜く（図9）．

> コツ：途中で切れてしまわないように，勢いよく抜く．毛根まで抜けていることを確認する．
>
> 根拠：毛根部にいる病原体を検出するためである．

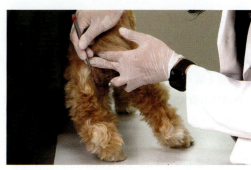
■図9　アドソン鑷子を用いて毛を抜く

③ ミネラルオイルをスライドガラスに1滴のせ，その上に抜いた毛を置く（図10）．

④ カバーガラスで封入する．

⑤ 顕微鏡で観察する．

⑥ また，一部の被毛は真菌培養を行う．

【真菌培養の手順】

① 皮膚から2cm程度まで毛を短くバリカンで刈る．

真菌培養の手順

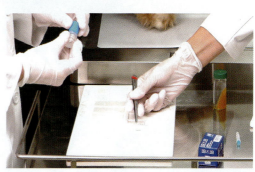
■図10　抜いた毛を置く

② アルコール綿で軽く被毛を拭き，雑菌を落とす．

③ モスキート鉗子などで毛を抜き（図11），ダーマキット®の培地に軽く埋まるように入れる（図12）．
　※培地の蓋を開けるときや閉じるときに，汚染しないように注意する．

④ 培地の蓋は完全に閉めず，ゆるく閉めておく．

> 注意：培地のビンの中に湿気がたまらないようにするため，培地は室温（22～25℃）で保管する．

⑤ 24時間後から観察し，白いコロニーの発育と同時に培地が黄色から赤色に変化していれば皮膚糸状菌陽性となる．

> 注意：コロニーの色が黒色，コロニーはできているが培地の色が黄色のまま，などは陰性である．コロニー発育後しばらくすると培地が赤くなることがあるので，毎日観察することが重要である．
>
> コツ：ウッド灯試験で陽性になった被毛を使用すると検出感度が上がる．

⑥ 観察期間は14日までである．

> 注意：真菌培養の判定には時間がかかる．

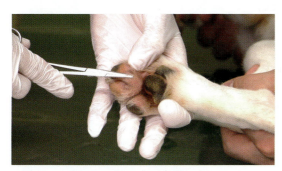
■図11　モスキート鉗子で毛を抜く

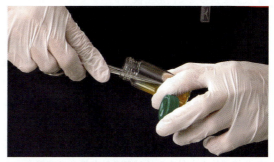
■図12　ダーマキット®の培地に入れる

d) ウッド灯検査

① ウッド灯を準備する．
② ウッド灯の電源を入れ光が安定するまで5～10分待つ．
③ 部屋を暗くし，ウッド灯で動物の毛を観察する（図13）．
　※緑色の蛍光色に光れば，皮膚糸状菌症という真菌感染症であるが，検出率は50％といわれている．
　注意：5分以上見ていると色が褪色してしまうことがある．
④ 必要に応じて糸状菌の培養検査（ダーマキット®）を行う．

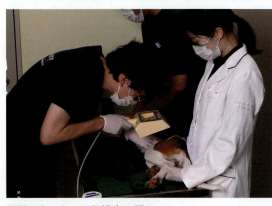
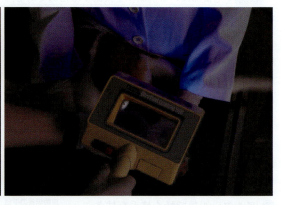

■図13　ウッド灯検査の様子

e) 皮膚生検

① バリカン，イソジン®，滅菌手袋，アルコール綿，局所麻酔薬（キシロカイン®など），シリンジ，25G針，3～4mmの円形生検トレパン，メッツェンバウム剪刀，10％緩衝ホルマリン液，丸針もしくは18G針，4-0ナイロン縫合糸，アドソン鑷子，サンプルを入れる容器を準備する．
② 全身麻酔もしくは鎮静を行う．
③ 皮膚の病変部位周囲を毛刈りする．
④ 病変部位をアルコール綿で清拭し，イソジン®で消毒する．
　注意：外科手術に準じて消毒を行う．
⑤ 25G針とシリンジで局所麻酔薬を吸う．
⑥ 局所麻酔薬を病変周囲の切除予定部位皮下に注射し，浸潤麻酔を行う．
　コツ：切除予定部位360度に注射する．
⑦ 皮膚を張らせて円形生検トレパンで病変部位をくり抜く．
　根拠：皮膚を張らせるとトレパンがよく切れる．
　コツ：トレパンは押し当てるのではなく，手首を使ってクルッと回すようにして切開する．
⑧ くり抜いた中央部をアドソン鑷子で軽くつかみ，底面をメッツェンバウム剪刀で切除する．
　注意：病変部を強くつかんで挫滅（組織を壊す）させないこと．
⑨ 病理検査用の容器にホルマリン液を入れ，サンプルをホルマリン溶液内に入れることで固定する．
⑩ サンプル容器を密栓し，外注検査に提出する．
　注意：ホルマリンが漏れないように確実に密栓する．
⑪ 生検部位を丸針もしくは18G針と縫合糸で縫合する．
　コツ：トレパンのサイズにもよるが，通常は1～2針でよい．

第2章 動物内科看護学実習
5 生体検査

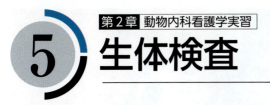
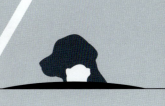

9 外耳道検査の補助ができる

> **ポイント**
> ● 外耳炎のときなど，耳に疾患がある場合に実施する検査である．

目的

- 外耳炎が疑われる動物や，捻転斜頸を呈している動物において，外耳炎の有無や鼓膜の状態を観察すること．
- **捻転斜頸**：細菌感染などを原因とする中耳炎や内耳炎によって平衡感覚をつかさどる部位が障害されることで起こる病態．頸が斜めに傾いたり，眼球が小刻みに動く眼振や一方向にぐるぐる回るローリングなどの症状が現れる．

適応

- 耳を痒がっているとき，耳垢が多いとき，耳が赤いときなど外耳炎が疑われるとき．
- 耳が聞こえない，聞こえにくいなどのとき．
- 捻転斜頸など，中耳炎や内耳炎を疑うとき．

禁忌

- 特になし．

注意

- 耳道内に腫瘍がある場合には無理に挿入しない．
- 耳道内はデリケートなため，綿棒で強くこすったりしない．
- また，腫れが強い場合には耳鏡を用いた外耳道検査ができないこともある．

知っておくべき情報

- 外耳道は垂直耳道と水平耳道に分かれている（図1）．
- 保定のときに垂直耳道をふさいでしまうと，耳鏡を挿入することができない．そのため，垂直耳道を圧迫しない保定が必要である．
- 頭を保定するときに，図2のように垂直耳道をあけて保定を行う．
- また，垂直耳道があるため，鼓膜を確認するにはまっすぐ耳鏡を入れても観察することができない．鼓膜を観察するには耳を水平に引っ張り，耳道全体をまっすぐにする必要がある（図3）．

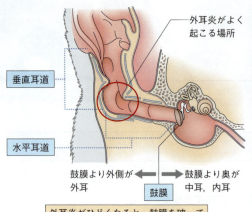

■図1 外耳道の解剖
(藤村響男ほか編：愛玩動物看護師必携テキスト，p.576, Gakken, 2023)

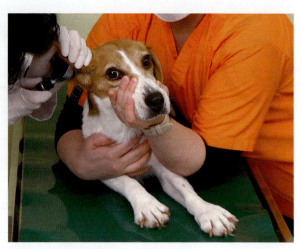

■図2 垂直耳道をあけた頭部の保定

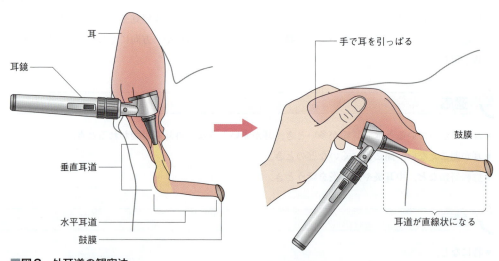

■図3 外耳道の観察法

検査を行うための準備（図4）

- 耳鏡，耳鏡用コーン（a），アルコール綿（b），メッツェンバウム剪刀，バリカン（c），ガーゼ（d），耳道洗浄液，綿棒，耳内視鏡（オトスコープ），スライドガラス，細菌や真菌培養と薬剤感受性試験の準備（シードスワブ®など）．

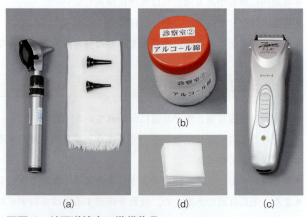

■図4 外耳道検査の準備物品

検査の実施

① 耳鏡と耳鏡用コーンを準備する.
② 耳鏡用コーンをアルコール綿で消毒する（図5）.
③ 耳鏡用コーンを耳鏡にセットする（図6）.
④ 耳鏡のライトがつくか確認する（図7）.
⑤ 外耳道を圧迫しないように動物を保定する（図8）.
⑥ 利き手と逆で耳をつかみ，利き手に耳鏡をもつ（図9）.
⑦ 耳を水平になるように横に引っ張りながら耳鏡を挿入する（図10）.
　コツ：横方向にまっすぐ引っ張る.
　根拠：横方向に引っ張ることで，垂直耳道がまっすぐになる.
⑧ 耳道内や鼓膜を観察する.
⑨ 毛が多く観察が困難な場合（シーズーやトイプードルなどに多い），事前にバリカンとメッツェンバウム剪刀などでカットする.
　注意：耳道にはヒダが多いので，耳道内のヒダを傷つけないように十分注意して毛を切る.
⑩ カットした毛は濡らしたガーゼなどで優しく除去する.
⑪ また，耳垢が多く観察ができない場合，生理食塩水で濡らした綿棒等でていねいに除去するか，耳道洗浄を行う.
　注意：耳垢を除去する際に，奥に押し込まないように注意すること．また，耳道が傷つくので強くこすらないこと.
⑫ 必要に応じて細胞診や細菌培養を行う.

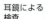
耳鏡による検査

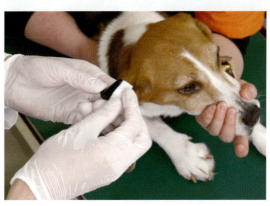
■図5　耳鏡用コーンをアルコール綿で消毒

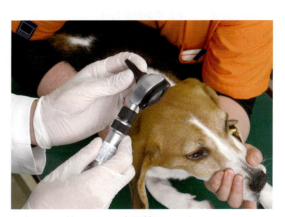
■図6　耳鏡用コーンを耳鏡にセット

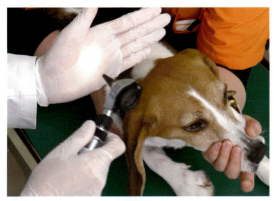
■図7　耳鏡のライトの確認

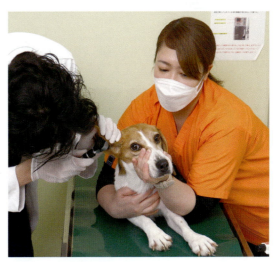
■図8　外耳道を圧迫しないように保定

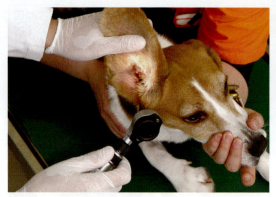
■図9 利き手と逆で耳をつかみ，利き手に耳鏡をもつ

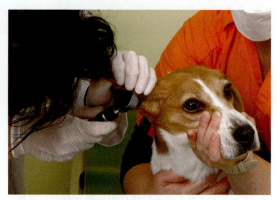
■図10 耳が水平になるように横に引っ張りながら耳鏡を挿入

a) 細胞診
① 動物を保定する（図11）．
② 綿棒で耳垢を採取する，もしくは耳道内側を優しくなぞる（図12）．
③ スライドガラスに耳垢をつけ，カバーガラスで圧平する．もしくは耳垢の圧平標本を作成し，ギムザ染色を行う．
④ 綿棒についたサンプルは，スライドガラスに塗りつける．

> コツ：綿棒についたサンプルはこすりつけるのではなく，コロコロとスライドガラスの上を転がすようにつけ，綿棒先端についたサンプルは，トントンと先端をスライドガラスに押し当てるようにサンプルを付着させる（図13）．

⑤ スライドガラスに塗りつけたサンプルはギムザ染色，もしくはグラム染色を行う．
⑥ 耳垢の色（黒，茶色など）や性状（べたついている，乾燥している），量などをカルテに記録しておく．

> 根拠：耳垢の種類から原因を絞り込むことができる場合がある．

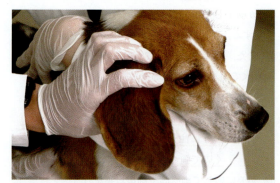
■図11 動物を保定

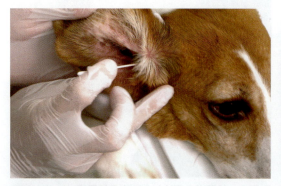
■図12 綿棒で耳垢を採取

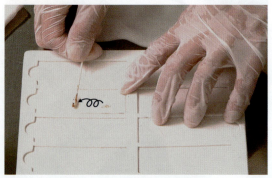
■図13 綿棒についたサンプルの付着

b) 細菌・真菌培養

① 動物を保定する．
② シードスワブ®の滅菌綿棒を汚染に注意して他の部位に当たらないようにして耳道内に挿入する．
　根拠：耳以外に接触してしまうと，外耳炎の原因菌以外の菌を検出してしまう．
③ 皮膚を少し押し当てるようにして滅菌綿棒全体にサンプルが付着するようにする．
④ 滅菌綿棒を汚染に注意しながら外耳道から引き抜き，培地に入れる．
⑤ カルテ番号，日付などを記載し，外部委託先に検査を依頼する．

c) 耳内視鏡（オトスコープ）検査

オトスコープ検査

① 基本的には全身麻酔が必要．
　根拠：耳道内に深く挿入するため，動くと耳道を傷つけてしまうリスクがある．
② 耳道内を詳細に観察し，腫瘍の発見や生検，耳道内異物の除去などをすることができ，また耳道内を徹底的に洗浄することができる．
③ 動物に麻酔をかける．
④ 耳道にオトスコープを挿入し，耳道内を観察する（図14）．
　コツ：耳道観察時には，耳鏡検査と同様に横方向へ耳を引っ張る．
⑤ 耳鏡に応じた太さの栄養チューブや内視鏡鉗子を準備する．
⑥ 20mLシリンジに温めた生理食塩水を入れ，栄養チューブにつなげ，オトスコープから挿入する．
　注意：冷たい生理食塩水は動物が嫌がる．
⑦ 耳道内を観察しながら生理食塩水をゆっくり入れ，耳道内を洗浄する．
⑧ 内視鏡鉗子を用いて大きい耳垢や異物を摘出する．
⑨ また，内視鏡鉗子で腫瘍を一部採取し，生検を行う．

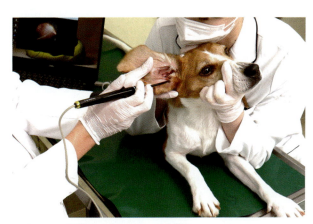

■図14　耳道にオトスコープを挿入

愛玩動物看護技術プラクティス

第3章

動物臨床検査学実習

① 検体検査

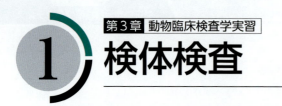
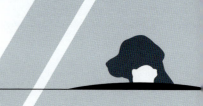

第3章 動物臨床検査学実習
1 検体検査

1 検体採取・処理の手順を習得している

> **ポイント**
> - 検体の採取や処理は，採取したサンプルを適切に検査するうえで重要である．
> - 不適切な取り扱いは検査結果を変化させ，正しい解釈ができない．

目的

- 血液検査，尿検査，糞便検査，細胞診，病理組織検査，微生物検査，遺伝子検査など，動物から採取された検体を検査に用いる場合に適切な検体の採取法，処理法，保存法などを理解し，実施または補助を行えることを目的とする．
- 検体は採取直後に検査に供するべきであるが，外部の検査機関に依頼する外注検査などでは保存が必要になる．また，一部の検査項目においては検体の保存が可能であり，その際の保存方法を習得する．
- 外注検査の場合の適切な保存方法，輸送方法を習得する．

適応

- 検体が得られた際には，常に適切な取り扱いについて考える必要がある．

禁忌

- 特になし．

注意

- いずれの検査においても検体の採取時や取り扱い時には手袋をし，無菌操作を心がけ，汚染や異物の混入を防止する必要がある．特に細菌培養においては，目的とする病原菌以外の菌の混入は，誤診につながる可能性がある．環境中や皮膚，被毛にいる常在菌の混入には常に注意する必要がある．
- また，遺伝子検査は非常に高感度の検査であるため，他の動物や微生物の遺伝子が微量でも混入すると，混入した遺伝子を誤って検出してしまうことがある．
- たとえばヒトの手垢や唾液に含まれる遺伝子，衣類に付着あるいは環境中に浮遊している動物の被毛に含まれる遺伝子，環境中の微生物の遺伝子などが挙げられる．
- 注射針を使用して検体採取を行う場合には，針刺し事故が起こらないよう採取者の安全にも十分注意を払う．
- 動物から検体を得る場合には動物になるべく負担をかけず，的確かつ迅速に実施することを意識する．
- 検体採取に伴った病原体の拡散が起こらないよう，採取時や検体の取り扱いにも注意する．
- 外注検査の場合は輸送の際の適切な梱包と温度管理を行う必要がある．また，検体に関する情報（動物情

報，治療歴，細菌検査に関しては抗菌薬の使用歴等）も忘れずに記載すること．

検査を行うための準備

【血液検査，尿検査】
- 「採血・採尿の手順を習得している」を参照（p.84）．

【糞便検査】
- 「糞便検査を実施し，虫卵および原虫を検出できる」を参照（p.203）．

【細胞診】
- 「細胞診の準備，補助ができる」を参照（p.210）．

【病理組織検査】
- ホルマリン，容器，メッツェンバウム剪刀，アドソン鑷子，メス刃．

検査の実施

a) 血液検査

① 採血前にどういった種類の検査をするのか把握しておく．検査の種類に応じて血清，EDTA（エチレンジアミン四酢酸）処理血液，ヘパリン処理血液，など血液の処理が変化する．また，検査に必要な検体量を把握しておく必要がある．たとえば，ヘパリン血漿が0.3mL必要な場合は約0.6mLの血液を採血する必要がある．

針とシリンジの取り扱い方

　根拠：正常なヘマトクリット値はおよそ50％弱であるため，血球と血清はおよそ1：1の割合である．ただし，脱水している動物では思ったより血清が採取できないため，より多い血液量が必要となる．

② 複数の検査を実施する場合には，全体でどのくらいの採血量が必要か把握し，採血量に応じて採血用のシリンジの大きさを変えて採血の準備を行う．

　根拠：採血を1回で済ませたほうが動物の負担は少ない．

③ また，採血管に入れる順番にも注意が必要である．

　根拠：CBC（complete blood count：全血球計算）で必要なEDTA処理血液は，処理に時間がかかると血小板凝集を生じる．そのため，CBCを実施する場合は採取した血液は最初にEDTA入りの採血管に入れる．その後，あまった血液を他の採血管に入れる．

【針とシリンジの取り扱い方】
- シリンジについた針は，ねじると針が外れ，キャップをまっすぐ引っ張るとキャップのみが外れる（**図1**）．

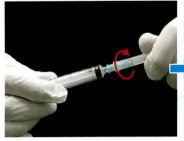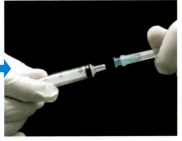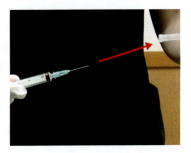

■図1　針とシリンジの取り扱い方
シリンジについた針は，ねじると針が外れ，キャップをまっすぐ引っ張るとキャップのみが外れる．

- 針のキャップを取り付けるときが最も針刺し事故が多いため，針に安全にキャップを取り付けるには，台の上に針のキャップを置き，そのキャップを針ですくうように持ち上げるとよい（図2）．

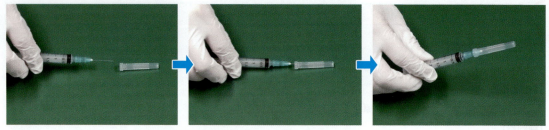

■図2　針に安全にキャップを取り付ける方法

④ 採取した血液は検査に応じて血清や血漿を分離し，院内で実施可能な検査はただちに実施する．血清や血漿の一時的な保存や1日以内に外部機関に検体を輸送する場合は冷蔵保存（4℃），数日を超える長期の保存をする場合は冷凍保存が適している．EDTAで処理した血液は冷蔵すると血小板凝集を招くことがあるため，保存には適していない．
⑤ 検査後の血漿，血清などの検体は再検査に備えて冷凍保存をしておくとよい．凍結，融解の繰り返しは検体の変性や検査結果に影響を及ぼすことがあるため，避けるべきである．
⑥ 不必要となったサンプルは医療廃棄物として廃棄する．

b) 尿検査

① 採取された尿は時間の経過とともに成分が大きく変化してしまうので，採取後30分以内に検査を行う．この時間以内に検査が行えない場合には冷蔵保存するが，検査前には常温に戻しておく必要がある．
　根拠：冷蔵によって結晶成分等が析出することがある．
② 冷凍保存は尿沈渣成分の破壊が生じるため，推奨されない．通常，検査後の尿は一般廃棄物として処理できるが，感染性が疑われる場合は医療廃棄物として処理する．

c) 糞便検査

① 寄生虫卵または原虫，細菌の検出のためには新鮮材料が適している．冷蔵保存を行う場合，最低でも48時間以内に実施するべきである．
② 10％中性ホルマリン溶液により固定を行えば長期保存も可能となるが，新鮮便を採取するほうが現実的である．
③ 検査後の糞便は一般廃棄物として処理できるが，感染性が疑われる場合は医療廃棄物として処理する．

d) 細胞診

① 細胞診の固定や染色方法は血液塗抹標本の作成と同様であり，ライト・ギムザ染色といった一般的な染色法以外にも，ディフクイック染色などの簡易染色で染色を行うことで評価が可能となる．
② 外注検査の場合はスライドガラス標本の破損を防ぐため，スライドガラス専用のプラスチック製もしくは紙製の輸送ケースに収納したうえで，クッションつき封筒などに入れて輸送する．未染色の標本の場合はメタノール固定をしてから輸送する．

e) 病理組織検査

① 病理組織検査用に採取されたサンプルは時間経過に伴って腐敗，変性が起こるので，検体採取後速やかに

10％中性ホルマリン溶液に浸漬して固定する．ただし，サイズの大きい組織の場合は，検査を目的とする部位にメスなどで割面をつくり，厚みを1〜2cm以内にしてからホルマリン容器に入れる．

　根拠：ホルマリンは組織の外側から浸透していくが，厚みがあると中心部分が固定されるまで時間がかかり，内部に腐敗等が進んでしまう．

② 上下などの方向が重要な組織の場合は，厚紙などに貼り付けてから10％中性ホルマリン溶液に浸漬する．

③ 外部機関へ検体を輸送する際には10％中性ホルマリン溶液が漏れないよう，容器本体と蓋の境界部を2〜3周テープなどで固定をし，容器をさらに密閉容器に入れて二重，三重構造にするなどの配慮を行う．また，輸送中に容器の破損が生じないよう，緩衝材を十分に巻いておく．

　注意：ホルマリンは人体に有害な薬品であるため，直接皮膚に触れることがないよう必ず手袋をし，直接匂いを嗅ぐようなことはしない．

f) 微生物検査

① 採取後の検体は迅速に院内で検査を実施するか，検査機関に輸送する．一時的に保存する場合は冷蔵保存（4℃）する．

② ウイルス分離を行う場合，ウイルス輸送用培地に検体を播種し，冷蔵（4℃）または－20℃以下に冷凍保存する．

　注意：この場合，乾燥させてしまうとウイルスが死滅するため注意する．

③ 皮膚や表在性の真菌の場合は培養同定検査が実施され，この場合は被毛などを無菌チューブに入れ輸送する．

　注意：真菌はヒトに感染するため，真菌感染が疑われるサンプルの取り扱いは十分に注意する．

g) 無菌操作について

- 検体採取する場合，すべて無菌操作を行う必要があるため，検査に用いる器具はすべて滅菌済み未開封のもの，もしくは院内で滅菌した器具等を用いる．
- また，検査者や補助者も清潔な着衣（動物の被毛などの付着がないもの），グローブ，マスクを着用し，実施スペースに関しても可能な限り清潔にしておくことが望ましい．
- 無菌操作の原則は，外科における無菌的な考え方と同様である．無菌ではない部分に触れたものは無菌ではなくなるので，どこが無菌で，どこが無菌ではないのか，一度でも触れると無菌であった部位も無菌ではなくなるので，慎重に考えながら操作を行う必要がある．

h) 検体採取部位の消毒に関する注意点

- 検体の採取部位は基本的にバリカンを用いて剃毛し，アルコールなどで消毒を行う．
- イソジン®などの消毒液は，消毒効果が高いものの，一部の検査に影響を及ぼすので，注意が必要である．

　根拠：細菌やウイルスの検査を目的とする場合は，採取する部位と器具が消毒液に触れていた場合，検査結果に影響が出ることがある．

- また，皮膚病変の検出の際にも表面の変性を防ぐため，消毒を行わない場合がある．

i) 外注検査における検体の取り扱いについて

- IDEXXのサイト「アイデックス検査サービスご利用ガイド」（https://www.idexxjp.com/lab/）が参考になるので，参照してほしい．

第3章 動物臨床検査学実習

1 検体検査

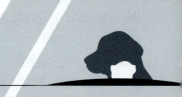

2 マイクロピペットや遠心分離器を正しく使用できる

ポイント
- マイクロピペットは液体を正確に計り取ることができる器具である．
- 遠心分離器は遠心力で液体中の細胞成分などを分離することができる装置である．

目的

- マイクロピペットでは正確に液体サンプルを採取すること．また，微量な液体を採取すること．
- 遠心分離器では，血液を遠心分離することで血漿や血清を分離すること．また，尿や腹水といったサンプルを遠心分離することで，細胞成分とその上清を分離し，それぞれの検査ができるようにすること．

注意

- マイクロピペットは使い方によっては壊してしまう可能性があるので注意．
- 遠心分離器は使用方法を間違えると壊してしまうだけではなく，事故や怪我につながる可能性があるので注意が必要．

知っておくべき情報

a) マイクロピペット

- マイクロピペットにはいくつか種類があり，ダイヤルを回すことで容量を自由に決めることができる．
- 容量の単位は，1L（リットル）＝ 1,000mL（ミリリットル），1mL ＝ 1,000μL（マイクロリットル）である．
- よく使うのは，1,000μL 〜 100μL：P1000, 200μL 〜 20μL：P200, 20μL 〜 2μL：P20 の3種類である．
- この範囲を超えてダイヤルを動かしてしまうと故障の原因になる．
- このマイクロピペットの種類に応じて，使用するチップが異なる．

b) 遠心分離器

- 遠心分離器には冷却機能のあるものとないものがある．サンプルによっては冷却しながら遠心分離する必要があるものがあるので，そういったサンプルは冷却機能付きの遠心分離器を用いる．
- 遠心分離器による遠心力の強さの表示には2種類あり，×g もしくは ×rpm と表記されている．g（ジー）は相対遠心力（RCF：relative centrifugal force）のことで，装置が異なっても同じ値であれば同じ力がかかる．一方で rpm（rotation per minute）は1分間あたりに何回回転するか，という数値である．同じ rpm でも装置の遠心分離器の半径によってかかる力が変わってくる．実際には同じ rpm であっても半径が大きい遠心分離器の ×g は，半径の小さい遠心分離器の ×g より大きくなる．

- 遠心分離器の表示画面にはrpmとgを切り替えるスイッチがあり，変更することができるため，どちらの条件で遠心分離をするか，遠心分離をする前に間違いがないように確認する必要がある．
- 遠心分離器のローターやアダプターは変更可能なものがある．サンプル容器に合ったサイズのローターやアダプターを使用する必要がある．
- 遠心分離の条件として，加速（アクセル）と減速（ブレーキ）のスピードを調整する機能を有する機種がある．特に減速をかけすぎると遠心したものが浮き上がりやすくなるため，機種によって注意が必要であるが，うまく使用すると時間短縮になる．

操作を行うための準備

- マイクロピペット各種，使い捨てチップとチップラック各種，遠心分離器，サンプル容器，各種バランス（**図1**）．

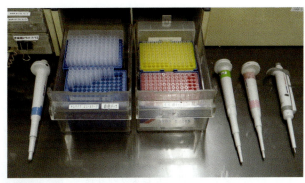

■**図1** 操作を行うための準備物品
各種マイクロピペット，使い捨てチップとチップラック各種

操作の実施

a) マイクロピペット

① 適切な大きさのマイクロピペットを選び，チップを準備する．
② マイクロピペットのダイヤルを回転させ，吸引する液体の量を設定する（**図2**）．
　コツ：P1000とP200で同じ量を吸うことができるが，マイクロピペットは上限に近い値のほうが正確であるため，たとえば100μLをとりたい場合，P1000よりもP200を使用したほうが正確である．
③ マイクロピペットに適切な大きさのチップを装着する（**図3**）．
　コツ：マイクロピペットを垂直にチップラックに入ったチップに押し当てる．その後，軽くトントンとチップを押し当てるように装着するとしっかり装着される．
　注意：激しくチップを叩くように装着すると，チップラックが壊れる原因となる．

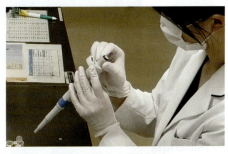

■**図2** 吸引する液体の量を設定

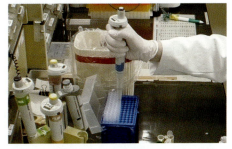

■**図3** 適切なチップを装着

④ マイクロピペットのプッシュボタンを第一段階まで押した状態に維持し、そのままサンプルの液面に入れる。
　注意：チップ先端が数mm程度入るようにする。液体にどっぷりとチップを入れすぎると、正確に液体をとることができない。
⑤ マイクロピペットのプッシュボタンをゆっくり引き上げ、液体を吸う（**図4左**）。このとき、液体を吸うと液面が下がっていくので、それに合わせてピペットも下げていく（**図4右**）。
⑥ 決まった量まで吸うことができたら、プッシュボタンをゆっくり離す。
⑦ 液面からチップをゆっくり引き上げる。
　注意：液体を吸ったマイクロピペットを斜めに傾けると、マイクロピペット内に液体が入って故障の原因になるため、傾けないように注意する。
⑧ 別の容器にマイクロピペットの先端を入れ、容器の壁面に先端をつけながらゆっくりプッシュボタンを押す（**図5**）。
⑨ プッシュボタンを第一段階まで押したら、さらに第二段階まで押し込む。
⑩ マイクロピペットを容器からゆっくり出し、プッシュボタンをゆっくり元の位置に戻す。
　注意：プッシュボタンをゆっくり元に戻さないと、残っていた液体がマイクロピペットの内部に入り、故障の原因となる。これを避けるために、プッシュボタンを押したままチップを先に外してしまうのも良い方法である。
⑪ チップを外し、捨てる（**図6**）。

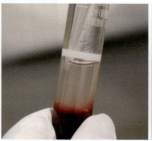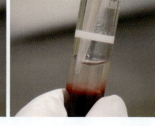

■図4　液体を吸う

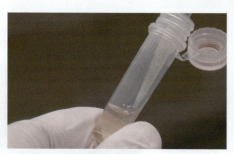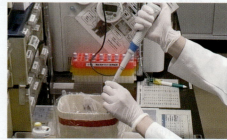

■図5　別の容器に入れる　　■図6　チップを外し捨てる

b）遠心分離器

① 冷却機能を使用する場合は、あらかじめ電源を入れておく。
② 温度設定のスイッチを押し、ダイヤルを回して温度を設定する。
③ 遠心分離器のドアが閉まっていることを確認する。
　注意：ドアが閉まっていないとうまく冷却できないので、しっかりドアが閉まっていることを確認する。
④ サンプルを正しい大きさのローターやアダプターにセットする。
⑤ 1本だけで遠心分離する場合、サンプルと同じ容器に同じだけの水を入れてバランスサンプルとする。
⑥ バランスサンプルを遠心分離器のローターの対角線上の位置に設置する。
　注意：バランスはとても重要である。バランスサンプルを入れ忘れたり、バランスを違う容器でつくった

遠心分離器の使い方

り，入れる液体の量を間違えたりすると，遠心分離中にうまくバランスがとれない．その結果，遠心分離器の故障のみならず，事故や怪我の原因となるので特に注意する必要がある．サンプルと同じ容器で，同じ量の液体を入れ，対角線上に配置することが重要である（図7）．

- 同じ量のサンプルを2本遠心分離するときは，バランスは不要でサンプルどうしを対角線上に配置する．
- 異なるサンプルを2本以上遠心分離するときは，それぞれにバランスを作成し，対角線上に配置する．

⑦ バランスがしっかりとれていることを確認したら，遠心分離器のドアを閉める（図8）．
⑧ 遠心分離の条件（rpmもしくは×g，時間）を設定する（図9）．
⑨ スタートボタンを押す（図10）．
　注意：開始後に異音が聞こえたり異常な振動をしている場合は，停止ボタンを押す．
⑩ 遠心分離が終わると自然に回転が止まる．
⑪ 回転が止まったら，遠心分離器のドアを開ける（図11）．
⑫ サンプルをゆっくり傾けずに取り出し，遠心分離がうまくできているか確認する（血液の場合は赤血球が分離していること，その他サンプルでは沈渣ができているか確認する）（図12）．
⑬ そのまま傾けずに，振動を与えずに試験管立てなどにサンプルをゆっくり置く．
　注意：遠心分離したサンプルを傾けたり，振動を与えてしまうと沈渣が舞い上がってしまうので，ゆっくりていねいに扱う．
⑭ 遠心分離器のドアを閉め，電源を切る．

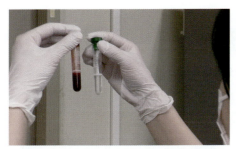

■図7　サンプルとバランスを同量にする

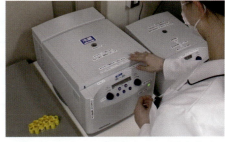

■図8　バランスを確認しドアを閉める

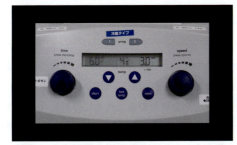

■図9　遠心分離の条件を設定

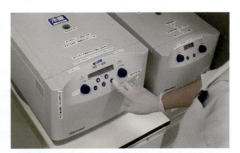

■図10　スタートボタンを押す

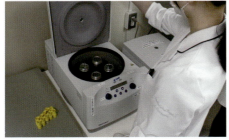

■図11　ドアを開ける

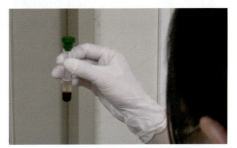

■図12　サンプルの確認

第3章 動物臨床検査学実習
1 検体検査

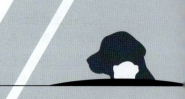

3 血漿，血清を分離できる

> **ポイント**
> - 血清と血漿はいずれも血液検査に用いる血液中の血球を除いた液体成分である．
> - 血清と血漿の大きな違いは血液を凝固させてから得るかどうかで，血清は一度血液を凝固させてから得るため，凝固因子が枯渇している．一方で血漿は抗凝固剤を用いて得るため，血液は凝固させず，凝固因子を含んだ液体である．

目的
- 血液検査で使用するための血漿と血清を適切な方法で得ること．

適応
- 血液検査で必要になった場合に血清と血漿を分離する．

禁忌
- 特になし．

注意
- 血液検査の測定項目によって必要なサンプルが血清か血漿かを確認し，さらに血漿の場合は抗凝固剤を用いるため，どの抗凝固剤を用いるのか選択を間違えないよう，採血前に適切な採血管を選択，準備する．
- 血漿と血清の分離はできるだけ速やかに行う．分離した血漿と血清は直ちに分析すべきであり，それができない場合や検査機関に依頼する場合は必ず冷蔵または冷凍保存する．測定項目によるが冷蔵では1か月，冷凍では半永久的に測定可能である．ただし，冷蔵することにより乳酸脱水素酵素の一部が失活する場合もあるので，測定項目に応じて検体の保存法を考えるべきである．
- また，血液凝固検査の場合，静脈穿刺を失敗せず1回で行うことが重要である．採血に手間がかかると凝固系が活性化してしまい，正確な検査が行えなくなる．重度の凝固異常が疑われる場合は四肢から採血を行う．

知っておくべき情報

a) 血清と血漿の違い（図1）
- 検体は検査項目により血漿もしくは血清を選択する．
- 血漿とは血液中の血球を除いた液性成分のことで，抗凝固剤を処理した血液を遠心分離したときの上清である．
- 血清とは血漿から血液凝固に必要な成分を取り除いたものである．

b) 抗凝固剤（血漿を分離する場合）
- 血漿の分離で用いる抗凝固剤の種類には主にヘパリン，エチレンジアミン四酢酸（EDTA），クエン酸ナトリウム，フッ化ナトリウムがある．
- 検査の種類により使用する抗凝固剤が異なる（表1）．

c) 凝固促進剤（血清を分離する場合）
- 一方，免疫学的検査などを行う場合は血清で行うことが多い．
- 凝固促進剤として，フィルムが入っているタイプのものや，分離剤という白いゼリーのようなものが下に入っているタイプの採血管がある（図2）．
- 凝固促進剤が入っているものは，血液をよくそのフィルムに接触させることで，フィブリンの析出を抑えることができる．
- また，分離剤というのは，血液を入れ遠心分離をした際に，血球成分と液体成分の間に分離剤が入り込むことで，血清を回収する際に血球の混入を防いでくれる役割を持つ．

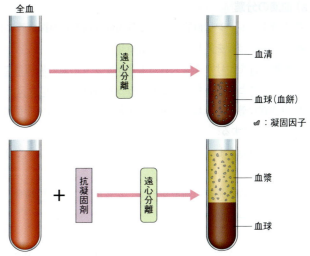

■図1　血清と血漿の違い

■表1　各種検査に用いられる抗凝固剤

検査	抗凝固剤
血液生化学検査	ヘパリン
全血球算定（CBC）	EDTA
血液凝固に関する検査や輸血前検査	クエン酸ナトリウム
血糖値測定	フッ化ナトリウム

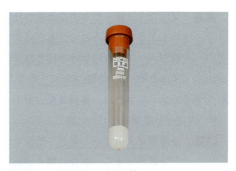

■図2　分離剤入の採血管

血清や血漿の分離を行うための準備

- 採血管に入った血液，試験管立て，遠心分離器，タイマー，マイクロピペットとチップもしくはスポイト，保存用チューブ，シール，ペン．
  ※なお，血漿の分離では抗凝固剤入り採血管を，血清の分離ではプレーン採血管または凝固促進剤入り採血管を使用して血液を採取する．

手技の実施

a) 血清の分離

① 血液をプレーン採血管もしくは凝固促進剤入りの採血管に採取する.
② 採取時には針を外し,管壁に沿わせて入れる.
　根拠:針をつけたまま入れると圧がかかり溶血の原因になる.また,管壁に沿わせないと,血液がボタボタと底に落ちることでこちらも溶血の原因になる.
③ 真空採血管であれば針を刺し,血液が自然に入るのを待つが,このときも採血管を傾け,血液が管壁に当たるようにする.
④ 凝固促進剤としてフィルムが入っている場合は,ゆっくり10回ほど転倒混和することでフィルムと血液を接触させる.
　注意:凝固促進剤と血液が一部しか接触していない場合,凝固にムラが生じ,フィブリン析出の原因となることがある.
⑤ 試験管立てに立て,室温でおよそ30分間静置する.
　コツ:30分静置することでしっかりと血液凝固を生じさせる(図3左).静置の時間が短いとフィブリンが析出し,採取できる血清の量が減ってしまうだけでなく,分離剤が管壁に残る原因にもなる(図3右).また,横に寝かした状態で静置してしまうと,長い血餅ができるため,その後の遠心分離によってうまく血清が分離できない.
⑥ 静置後,2,000×g,10分で遠心分離をする.
⑦ 遠心分離器よりゆっくり傾けないように注意しながら取り出し,血球との分離度合いを確認する(図4).
　注意:傾けたり,振ったりすると遠心分離した血球が舞い上がってしまうので注意が必要であるが,分離剤が入っている場合は血球と血清の間に分離剤が入るため,血球が混ざりにくくなる(図5).
⑧ 分離剤が入っていれば,赤血球などがすべて下の層に入り,血清が分離剤を経て上の層に入る.
　注意:分離剤が入っている場合,低温で遠心分離をすると分離がうまくいかない場合があるため,室温で行う.

b) 血漿の分離

① 血液を抗凝固剤入りの採血管に採取する.
② 採取時には針を外し,管壁に沿わせて入れる.
③ 真空採血管であれば針を刺し,血液が自然に入るのを待つ.また,このとき採血管を回転させながら入れ,血液と抗凝固剤が混ざるようにする.

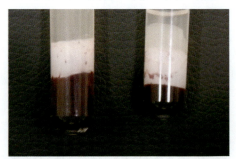
■図3　正常な血液凝固とフィブリン析出例

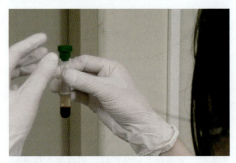
■図4　血球との分離度合いの確認

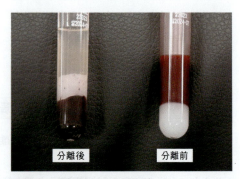
■図5　分離剤入りの採血管

注意：採血後はすばやく採血管に入れる．時間がかかると血液が凝固してしまい，正しく血液検査ができない．

④ こぼれないように蓋をしながら，10回程度転倒混和し，血液と抗凝固剤がよく混ざるようにする．

注意：小さい採血管の場合，転倒混和をするために軽く採血管を振る必要があるが，強く振ると溶血の原因になるので注意が必要である．

⑤ よく混和した後，すぐに1,500×g，10分間で遠心分離を行う．

⑥ 遠心分離後，遠心分離器よりゆっくり傾けないように注意しながら取り出し，血球との分離度合いを確認する．

注意：傾けたり振ったりすると遠心分離により沈殿した血球成分が舞い上がってしまう．

【遠心分離後の作業（血清/血漿共通）】

● 遠心分離後，分離した液体成分が血清/血漿である．遠心分離後は放置せずになるべく早く以下の分離作業を行う．

① 遠心分離後の採血管を試験管立てに立てる（図6）．
② スポイトやマイクロピペットと保存用チューブを準備する．
③ 遠心分離の待ち時間にシールに患者名，日付などをペンで書いて保存用チューブに貼っておく．

根拠：動物の取り違えは絶対にあってはならないため，検体の取り違えには細心の注意を払う．

④ マイクロピペットにチップを装着する，もしくはスポイトを用いる．
⑤ チップの先端をゆっくり液面につけ，液体成分をゆっくり上のほうから吸い上げる（図7）．

注意：ゆっくり吸わないと，勢いで血球を吸い上げてしまうので注意が必要である．また，このとき決して採血管で吐き出してはいけない．液体の中で吐き出すと血球が舞い上がる原因になる．

⑥ チップを液体面から出すときはゆっくり行う．
⑦ もう一度採取するときは，上記の同じ動作を繰り返す．

※血清/血漿を吸える限度は，血球の面から5mm程度とする．足りない場合は，無理せずに再度採血を行う．あまりに近い位置で吸おうとすると，血球を吸い上げてしまう．

※血清採取において，分離剤が入っている場合はデカンテーション（マイクロピペットやスポイトは用いず，容器を傾けて，別の容器に直接入れる分注方法．デカンタともいう）にて液体を分注することができる．

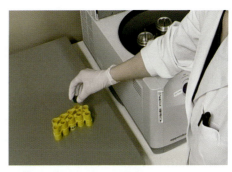
■図6 遠心分離後の採血管を試験管立てに立てる

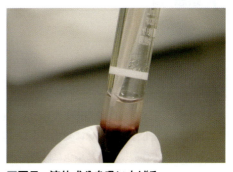
■図7 液体成分を吸い上げる

第3章 動物臨床検査学実習

1 検体検査

4 血液塗抹標本を作製，染色できる

> **ポイント**
> - 血液塗抹標本とは，血液を薄く伸ばして血球など血液を顕微鏡で観察する検査である．
> - 外来や入院患者に対し，日常的に実施する検査である．
> - 塗抹標本の作製にはコツがあり，上手に塗抹標本を作製するには練習が必要である．
> - 染色にも注意点があり，染色がうまくいかないとせっかく作製した血液塗抹標本が正しく評価できない．
> - うまく作製できないと誤診などにつながる恐れがあるため，手技を熟練させる必要がある．

目的

- 正しい手順と方法で血液塗抹標本を作製し，検査に利用できる血液塗抹標本を作製すること．

適応

- 特に全血球算定（CBC：complete blood count）において異常がみられる場合には血液塗抹標本を作製する．

禁忌

- 特になし．

注意

- エチレンジアミン四酢酸（EDTA：ethylenediaminetetraacetic acid）で抗凝固処理した血液を使用し，新鮮な血液で実施しないと血球に変化が生じてしまうため，採血後1時間以内に作製する．
- 血液塗抹標本作製には特に染色に時間がかかるため，必要となったら塗抹標本作製はなるべく早く始める．
- 血液塗抹標本作製の際，スライドガラスやカバーガラスに傷や汚れがあると滑りが悪くなり，鏡検に適した標本が作製できなくなる．そのため，新しく，きれいなスライドガラスを使用し，キムワイプ®等で微小な汚れを除去しておく．

知っておくべき情報

- 血液塗抹標本の作製法には引きガラス法と押しつぶし法が存在する．押しつぶし法にはスライドガラスを2枚使う方法と，カバーガラスを2枚使う方法などがある．
- 塗抹の染色でよく用いられるライト・ギムザ染色は，標準的な染色方法であるロマノフスキー染色の1つであり，細胞の染色性がよい．
- ライト・ギムザ染色は細胞質顆粒の染色に優れているライト染色と，核の染色に優れているギムザ染色の二重染色法である．
- ロマノフスキー染色は細胞の染色性がよく，きれいな染色を行うことができるが，やや時間がかかるという難点がある．
- 一方，簡易染色として，ロマノフスキー染色より素早く染色ができるディフクイック染色などが臨床の現場では多用されている．
- 簡易染色はロマノフスキー染色に対して細胞の染色性が悪いが，簡易診断には有用である．
- 引きガラス法で作製した血液塗抹標本にはフェザードエッジ，カウンティングエリア，ボディといった領域が存在する（図1）．
- スライドガラスに患者の氏名等を記載するが，油性ペンなどで記載すると，染色時の固定液で溶けて消えてしまう場合があるので，鉛筆やシャープペンシルを使用する．

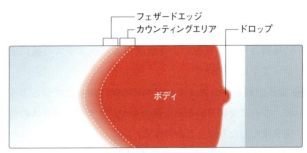

■図1　引きガラス法で作製した血液塗抹標本

検査を行うための準備

a) 血液塗抹標本の作製

- EDTAで抗凝固処理した血液，マイクロピペットとチップもしくはヘマトクリット管，スライドガラス，カバーガラス．

b) 標本の染色

- 手袋，スポイト，ドライヤー，タイマー，スライドガラス立て，封入剤，キシレン，カバーガラス，顕微鏡，各種染色液，ティッシュ，ペットシーツ，円形濾紙．
- **ライト・ギムザ染色**：メタノール，ライト・ギムザ液，リン酸バッファー．
- **ディフクイック染色**：固定液，Ⅰ液（赤），Ⅱ液（青）．

血液塗抹標本作製の実施

- いずれの方法であっても，血液をスライドガラスにのせる直前に，採血管をよく転倒混和し，血球の分布を均一にさせる．また，スライドガラスに鉛筆で動物の名前，カルテ番号，日付を記載しておく．

血液塗抹標本の作製

a) 引きガラス法（ウェッジ法）

① スライドガラスを横向きの状態で利き手と反対の手で持ち，スライドガラスの辺縁部にマイクロピペットやヘマトクリット管などを使用して血液を少量のせる（図2）.
　注意：血液量はマイクロピペットであれば4μL程度がよい．血液の量は多くても少なくてもよい標本がつくれないので，練習が必要である．

② 利き手に別のスライドガラスを持ち，血液のある位置より中心側で，約30°の角度をつけてスライドガラスに接触させる．
　コツ：貧血が疑われるサンプルの場合は角度を大きくし，血液の濃縮（脱水）が疑われるサンプルの場合は角度を小さくするとよい．
　根拠：貧血では血液の粘稠性が低く，脱水では高い．そのため角度を調整しないと適切な厚さの塗抹標本が作製できない．

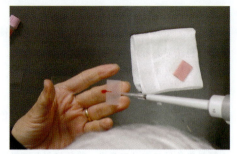
■図2　血液を少量のせる

③ 血液のある方向へスライドガラスをスライドさせ，血液に接触させる．接触により血液がカバーガラスの縁に広がってくる（図3）.

④ 血液が利き手のスライドガラスの縁に均一に広がるように，さらに塗抹方向と逆に進めるか，スライドガラスの角度を浅くしたり深くしたりする．

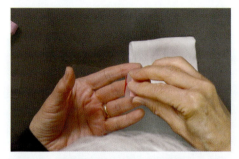
■図3　血液をカバーガラスに接触させる

⑤ 均等に血液が広がった状態を目視したら，一定の速さで，かつ30°の角度を保ったまま中心に向かってスライドさせ，塗抹を広げる（図4）.
　注意：塗抹時に下方向へ圧力をかけすぎると血球がフェザードエッジまで運ばれたり，血球の破壊を招くことがあるので注意する．

⑥ ただちに塗抹したスライドガラスをよく振って乾燥させる（図5，6）.
　根拠：空気中で激しく振って乾燥させることにより，血球の変形を防ぐ．

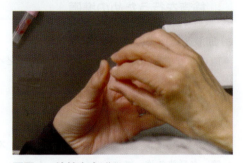
■図4　塗抹を広げる

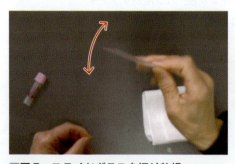
■図5　スライドガラスを振り乾燥

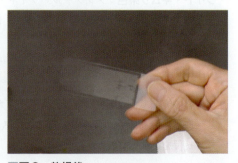
■図6　乾燥後

b) 押しつぶし法（クラッシュ法）
【スライドガラスを用いる方法】
① スライドガラスの端を利き手と反対の手で持ち，スライドガラスのおよそ1/4の位置（持ち手側）に血液を4μLのせる（図7）．
② 新たに用意したスライドガラスの端を利き手で持ち，ゴミやほこりなどを取り除く．
　根拠：スライドガラスにゴミやほこりが付着していると，うまく血液が伸びない．
③ 利き手に持ったスライドガラスの中央付近を血液の上にのせ，スライドガラス同士を重ね合わせる（図8）．
④ 2枚のスライドガラスの間で，血液が毛細管現象により円盤状に広がるので（図9），広がりきらないタイミングで利き手に持っているスライドガラスを塗抹する方向に素早くスライドさせる（図10）．
　根拠：広がりきってしまうと血球がつぶれて血球の評価ができないが，早すぎると分厚い標本となってしまい，こちらも評価ができない．また，このときに塗抹面に圧力がかからないように水平に一定速度でスライドさせないと，ムラのある塗抹表面となってしまう．
⑤ 血液が塗抹されたスライドガラスをただちによく振って塗抹した血液を乾燥させる（図11，12）．
　根拠：乾燥に時間がかかると血球の形態に変化が生じてしまう．

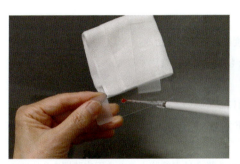
■図7　血液をのせる

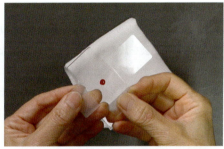
■図8　スライドガラス同士を重ね合わせる

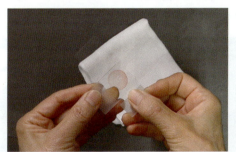
■図9　円盤状に広がる

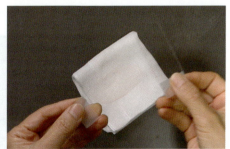
■図10　塗抹を広げる

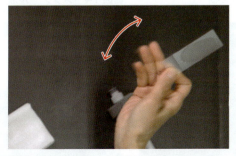
■図11　よく振って乾燥させる

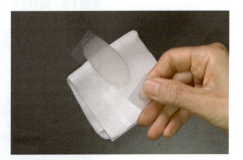
■図12　乾燥後

【カバーガラスを用いる方法】
① 24mm×24mmサイズのカバーガラスを2枚準備する．
② カバーガラスを利き手と反対の手で持ち，中央に血液を10μL程度のせる．
③ 新たに用意したカバーガラスを利き手で軽く持つ．
④ 利き手に持ったカバーガラスを最初のカバーガラスの上に重なるようのせる．
⑤ 血液が毛細管現象によってカバーガラス同士の間で広がるが，スライドガラスを用いる方法と同様に，血液が円盤状に広がったタイミングで2枚のカバーガラスを素早く引き離す．
⑥ この方法では2枚のカバーガラス両方に血液塗抹標本が作製される．
⑦ 2枚のカバーガラスをよく振ってただちに乾燥させる．
⑧ 表裏を間違えないように染色を行う．

c) 染色法

- 実施前に，サンプルがよく乾燥されているか（湿っている場合はドライヤーの冷風で完全に乾燥させる），スライドガラスに必要事項（日付，名前，カルテ番号，サンプル名）が鉛筆で記載されているかを確認する．

血液塗抹標本の染色

【ライト・ギムザ染色】

- 染色液はスライドガラス全面が覆われる程度にたっぷりのせる．
① 実施者は手袋を装着し，染色液等の必要なものを準備，確認する．
② 水道のシンクに橋を設置する．
③ 塗抹を引いたスライドガラスの塗抹面を上にして橋の上にのせる（図13）．
④ メタノール液をスポイトを用いてスライドガラスにたっぷりのせ，1分間静置することでサンプルの固定を行う（図14）．

コツ：脳脊髄液や低蛋白，肥満細胞が疑われる場合は剥離防止のため固定時間を3分にするとよい．

⑤ スライドガラスを傾け，メタノール液を完全に捨てる（図15）．
⑥ ライト・ギムザ液をスポイトなどで2mLのせ，2分間静置することで染色する（図16）．

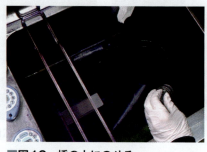

■図13 橋の上にのせる

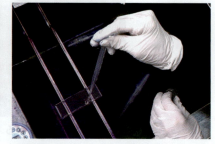

■図14 メタノール液をのせる

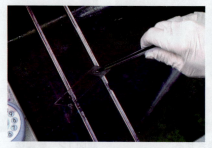

■図15 メタノール液を捨てる

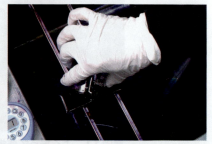

■図16 ライト・ギムザ液をのせる

⑦ リン酸バッファー (pH 6.4) をスポイトなどで2mLとり，染色液に混ぜるようにして加え，8〜10分待つ (**図17**).

⑧ 液体をこぼさないように蛇口の近くへスライドガラスを運び，水道水で勢いよく液体を飛ばし，そのまま水道水で両面の水洗を5〜10秒かけて行う (**図18**).

> **根拠**：液体をこぼしてしまうと，染色液中に浮いている沈殿物などがスライドガラスに付着し，アーチファクト（汚れ）の原因となる．そのため水道水で染色液ごと洗い流すとよい．

⑨ サンプルの裏面についた液体をティッシュなどで拭き取る (**図19**).

⑩ スライドガラスをスライドガラス立てに入れるか，手で持った状態でドライヤー（熱強風）を裏面からあて，両面乾燥させる (**図20**).

> **コツ**：スライドガラス立てに入れる場合，サンプルがある位置を上にすると目的の位置が早く乾燥する．乾燥が不十分であると封入に影響が出てしまう．

⑪ 完全に乾燥した後，封入の準備として，机にペットシーツもしくは新聞紙を敷き，円形濾紙とキシレン，封入剤，カバーガラスを準備する．

⑫ 封入剤を染色面に一直線上になるようにのせる (**図21**). このとき，染色した部分をこすると染色した塗抹表面が削れてしまうので注意する．

> **根拠**：血液塗抹標本は長いので，1か所のみにのせるとうまく全体に広がらない．

⑬ キシレンを封入剤の上に少量滴下し，封入剤が広がりやすくする (**図22**).

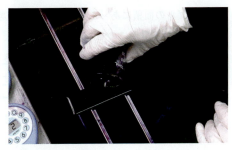
■図17　リン酸バッファーをのせる

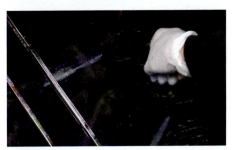
■図18　水道水で洗い流す

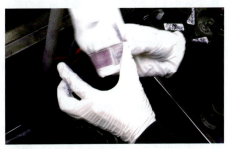
■図19　裏面を拭き取る

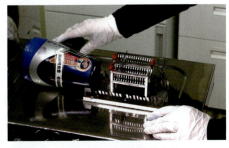
■図20　ドライヤーで乾燥させる

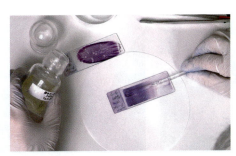
■図21　封入剤を染色面に一直線上にのせる

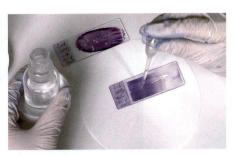
■図22　キシレンを滴下

⑭ サンプルの面積にあったカバーガラスを選択し，端から傾けた状態で静かにのせる（**図23**）．
　根拠：封入時に空気が混入すると観察できなくなるため，空気が入りにくいように傾けてのせる．

⑮ 余分な封入剤や混入した空気はスライドガラスを立てて濾紙に接触させ（**図24**），チップなどを用いて押し出し，こすりつけるようにして拭く．このとき，出てきた余分な封入剤がついた濾紙とスライドガラスの観察面が接触しないように注意する．
　根拠：スライドガラスの観察面に封入剤が付着すると，その部分はうまく観察できない．

⑯ 顕微鏡で観察する．
　注意：封入直後は固化しておらず，触るとカバーガラスが動いてしまうため，カバーガラスを触らないように注意する．

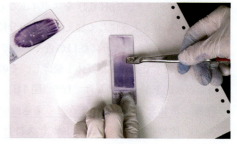
■図23　スライドガラスをのせる

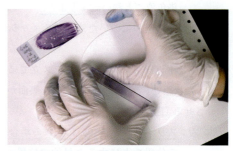
■図24　スライドガラスを立てる

【ディフクイック染色】

① 実施者は手袋を装着し，染色液等の必要なものを準備，確認する．
② 染色壺に固定液や染色液を入れる．
③ 染色壺に入った固定液の中に血液塗抹標本を入れ（**図25**），5回ほど5秒間かけて上下させる．このとき，塗抹面全体が液の中に浸かるように確認しながら行う．
④ スライドガラスについた固定液をよく切る．
⑤ Ⅰ液の中にスライドガラスをつけ（**図26**），5回5秒間かけて上下させる．
⑥ スライドガラスについたⅠ液をよく切る．
⑦ Ⅱ液の中にスライドガラスをつけ（**図27**），5回5秒間かけて上下させる．
⑧ 水道水で裏側から水洗を行う（**図28**）．
⑨ 「ライト・ギムザ染色」の⑨以降と同じ操作で封入を行う．

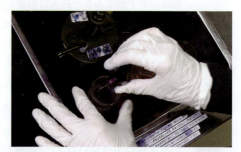
■図25　染色壺に入れる

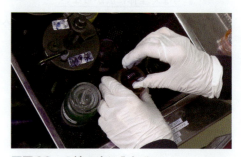
■図26　Ⅰ液の中に入れる

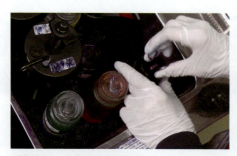
■図27　Ⅱ液の中に入れる

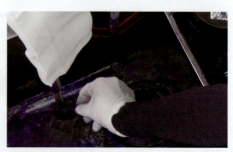
■図28　裏側を水洗する

第3章 動物臨床検査学実習

1 検体検査

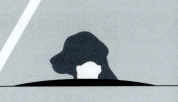

5 血液塗抹標本を観察し，白血球の百分比を算出できる

ポイント
- 血液塗抹標本の観察は，赤血球，白血球，血小板といった血球を直接観察することができる重要な検査である．
- 全血球算定（CBC）を補完する重要な検査であり，各種血球の数や種類に加え，血液内寄生虫の検出にも用いられる．
- 観察は血球が重ならずに均等に分布している箇所で行う．
- 顕微鏡の倍率は必ず低倍率から高倍率の順で行う．
- 百分比とは各白血球の種類が白血球全体に占める割合を百分率で表したものである．

目的
- 血液塗抹標本を顕微鏡下で観察し，血球の適切な評価を行う．また白血球の百分比を算出する．

適応
- 特に全血球算定（CBC：complete blood count）で異常が出た場合や，発熱，低体温などがみられる場合に血液塗抹標本の観察，白血球の百分比をカウントする．

禁忌
- 特になし．

注意
- CBCの数値は偽の高値や低値を生じることがあり，誤診のきっかけとなることがあるため，貧血の評価や白血球の変化がみられる際には必ず血液塗抹標本の観察による検査を行う．
- 特に血小板に関しては採血時に時間がかかった場合や，検体の処理に時間がかかった場合などに数値が大きく変動する．そのため，数値に異常がある場合には血液塗抹標本を作成し，血小板を確認する．

知っておくべき情報

a) 血液塗抹標本

- 血液塗抹標本にはフェザードエッジ，カウンティングエリア，ボディと呼ばれる部位に分かれており，それぞれ観察可能な血球が異なる (p.173).
- フェザードエッジでは，血小板凝集や大型血小板，腫瘍細胞などの大型細胞が検出されやすい．
- カウンティングエリアは，各血球系の形態学的評価や白血球の百分比の算出に適している．
- ボディでは，赤血球の連銭（れんせん）形成や赤血球凝集の有無が確認されやすい．

b) 正常な赤血球と異常な赤血球

【正常な赤血球】

- 赤血球にはセントラルペーラーと呼ばれるくぼみがある．
- 血液塗抹標本においては，イヌではセントラルペーラーが明瞭に観察されるが（図1左），ネコでは観察されない（図1右）.

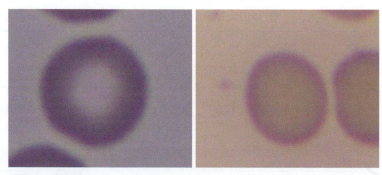

■図1　赤血球
左：イヌの赤血球．赤血球の中央にセントラルペーラーと呼ばれるくぼみ（白い部分）がみられる．
右：ネコの赤血球．セントラルペーラーはみられない．

【異常な赤血球】

- **大小不同**：赤血球の大きさが一定ではなく，大きいものや小さいものが現れる．
- **多染性赤血球**：やや青みがかった赤血球．
- **菲薄化（ひはくか）赤血球**：セントラルペーラーが拡大した赤血球．
- **標的赤血球**：中央部が濃く，標的のように見える赤血球．
- **破砕赤血球**：壊れて尖った形になった赤血球．
- **球状赤血球**：セントラルペーラーが見えない小型の赤血球．
- **赤血球の凝集**：赤血球同士が塊のようにくっついた状態．
- **連銭形成**：赤血球が同じ向きで一定方向にコインを連ねたようにくっついた状態．
- **ハインツ小体**：赤血球の一部が突出したように見える赤血球．

c) 白血球（図2）

- 好中球，好酸球，好塩基球，リンパ球，単球のことである．
- 好中球は分葉核好中球，桿状核好中球の2種類がある．
- 好中球，好酸球，好塩基球を顆粒球と呼ぶ．

【白血球の血液塗抹標本上での見分け方】
　以下の3つのポイントをおさえて観察してみるとよい．

〈ポイント①：大きさ〉

- あまり大きさが変化しない赤血球と比べる．
- 大きさは赤血球＜リンパ球＜顆粒球＜単球である．
- 図3～7はそれぞれ同じ倍率の各種血球である．

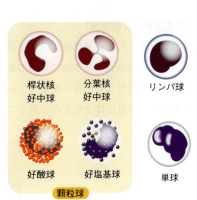

■図2　白血球
(藤村響男ほか編：愛玩動物看護師必携テキスト，p.84, Gakken, 2023)

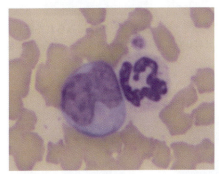

■図3　単球と好中球
左が単球で右が好中球．左の単球のほうが大型である．

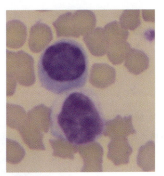

■図4　リンパ球
赤血球より少し大きい程度．

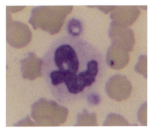

■図5　好中球
リンパ球より少し大きい．

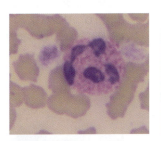

■図6　好酸球
好中球と同じくらいの大きさで，リンパ球より大きい．細胞質に好酸性（ピンク色）の顆粒をもつ．

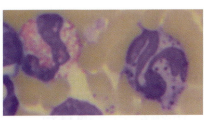

■図7　好塩基球
左に見えるのが好酸球で，右側に見えるのが好塩基球．右の好塩基球には細胞質に好塩基性（青紫色）の顆粒がみられる．

〈ポイント②：細胞質〉
- 顆粒球のうち，好酸球はピンク色の顆粒（図6）を，好塩基球は青紫色の顆粒（図7）をもつ．
- 好中球の細胞質は基本的に透明である（図8）．
- 単球の細胞質はやや青みがかっている（図8）．
- 単球の細胞質には空胞がみられることがある（図9）．

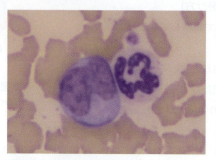 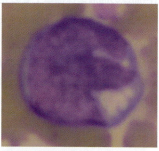

■図8　単球と好中球の細胞質
左の単球の細胞質は，右の好中球に比較して細胞質が青みがかっている．

■図9　単球にみられた空胞
単球の細胞質内，右下の白っぽい部分が空胞である．

〈ポイント③：核〉
- 好中球はくびれた（分葉した）核をもつ．好酸球，好塩基球も分葉した核をもつ．好中球の核は濃く染まる．
- リンパ球の核は丸く，細胞のほとんどが核である（図10）．
- 単球の核は大きく，さまざまな形になる．分葉しているように見える核も，丸い核の場合もあるが，リンパ球に比べてやや薄く染まる．

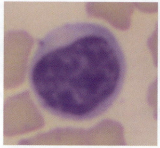

■図10　リンパ球
細胞質が少なく，ほとんどが核である．

【分葉核好中球と桿状核好中球の見分け方】
- 桿状核好中球は若い好中球で，くびれがないU字型をしている（図11左）．
- 少しでもくびれがあれば分葉核好中球と判断する（図11右）．
- 桿状核好中球が増えている場合を好中球の左方移動と呼び，強い炎症を示唆する．

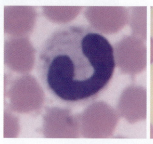 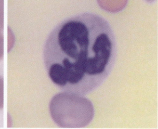

■図11　分葉核好中球と桿状核好中球
左：桿状核好中球．核のくびれがまったくない．
右：分葉核好中球．核がくびれている．

検査を行うための準備

- 染色された血液塗抹標本，顕微鏡，血球評価表，白血球カウンターもしくは白血球カウンターアプリ（https://korobiya-app.jimdofree.com参照）を準備する．

血液塗抹標本の観察の実施（図12）

① 血液塗抹標本を顕微鏡にセットする．
② 顕微鏡の光量を調整し，コンデンサをスライドガラスに近づける．
③ 顕微鏡を覗いて観察を行う．
④ 対物レンズ4倍の低倍率でスライドガラス全体を観察し，血球，染色性，アーチファクト，ミクロフィラリアの存在などをチェックする．
⑤ 血球観察時は，赤血球，白血球，血小板，その他に分類して観察する（図13）．

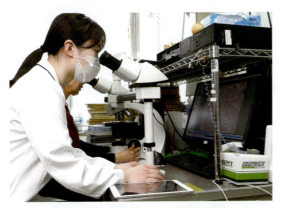

■図12　血液塗抹標本観察時の顕微鏡の操作

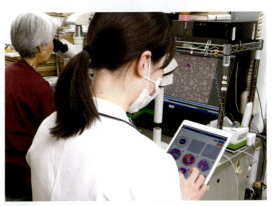

■図13　血球観察時の分類の様子

a) 赤血球の観察内容

- 赤血球の大小不同の有無（図14）：貧血の場合，再生性の判断材料になる．
- 連鎖形成（図15）や赤血球自己凝集の有無（図16）
- 多染性赤血球の有無（図17）：貧血の場合，再生性の判断材料になる．

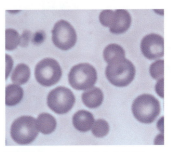

■図14　赤血球の大小不同
赤血球の大きさが小さいものから大きいものまでさまざまみられる．

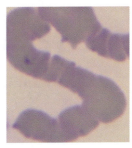

■図15　赤血球の連銭形成
赤血球が同じ向きで吸着されるようにくっついている．

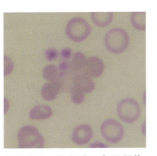

■図16　赤血球の自己凝集
赤血球がランダムに固まっている．凝集像の左上のピンク色の物質は血小板である．

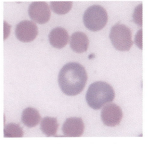

■図17　多染性赤血球
青紫色の赤血球が多染性赤血球である．通常，赤血球の大小不同とともにみられ，再生性貧血の指標である．本画像でも大小不同がみられる．

- 有核赤血球の有無（図18）：貧血で出現している場合は，強い再生像の指標となる．
- 形が不整な赤血球の有無（標的赤血球〔図19〕，破砕赤血球〔図20〕，有棘赤血球〔図21〕，菲薄化赤血球〔図22〕，球状赤血球〔図23〕，偏在赤血球など）
- 赤血球上の異常なものの有無（ハインツ小体〔図24〕，ハウエルジョリー小体，寄生虫〔図25〕，封入体）

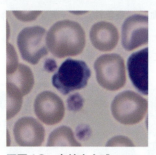

■図18 有核赤血球
赤血球が成熟する前の未熟な細胞．細胞質は青紫色であり，核をもつ．

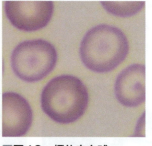

■図19 標的赤血球
赤血球の中心部，セントラルペーラーの中心がピンク色に染色され，ダーツなどの的のように見える．

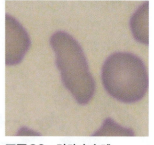

■図20 破砕赤血球
形が円形ではなく壊れて棒状となっている．

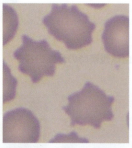

■図21 有棘赤血球
赤血球に棘が生えているようにみえることが名前の由来．

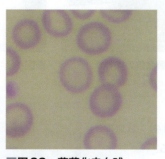

■図22 菲薄化赤血球
セントラルペーラー（赤血球中心部の白い部分）の拡大がみられる．

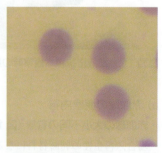

■図23 球状赤血球
正常な赤血球と比較し，セントラルペーラーがみられないのが特徴である．

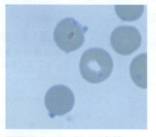

■図24 ハインツ小体
ニューメチレンブルー染色を行うと赤血球に付着した青く染まる部位（ハインツ小体）がみられる．

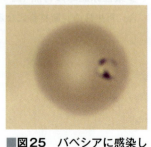

■図25 バベシアに感染した赤血球
赤血球内に特徴的な青紫色に染色される部分がみられる．

b) 白血球の観察内容

【白血球の百分比の算出】

① 白血球カウンター（アプリ）を準備する.
② カウンティングエリアにおける白血球の数を200個数え，それぞれ分類を行う.
③ 200個数えたら，それぞれの白血球のカウント数を2で割る.

> 例）200個数えた中に分葉核好中球が160個あったら，160÷2＝80とする.
> この2で割った数値が百分比（％）となる.

④ 百分比を算出できたら，CBCで測定した総白血球数から，それぞれの白血球の個数（実数）を算出する.

> 例）総白血球数が12,000個/μLであり，分葉核好中球が80％であった場合，12,000×80÷100＝9,600個/μLとなり，分葉核好中球の実数は9,600個/μLである.

注意：100で割っているのは％の計算であるため，毎回100で割る.

⑤ それぞれパーセンテージと実数を記録する.

・好中球の中毒性変化の有無
・異常白血球（幼若細胞や形態異常）の出現

c) 血小板

・血小板のおおよその数
・血小板の凝集や形態異常の有無

d) その他

・ミクロフィラリアの有無

Memo

第3章 動物臨床検査学実習
1 検体検査

6 全血球算定および血液生化学検査を実施できる

ポイント
- 全血球算定（CBC：complete blood count）とは，血液中の血球の数やヘモグロビンを測定することであり，電気抵抗（インピーダンス）方式もしくはレーザーフローサイトメトリー方式を用いた自動血球計数装置で測定される．
- 血液（生）化学検査とは，全身のどの臓器に異常があるかを知る一般血液検査であり，測定装置にはウェットケミストリー法とドライケミストリー法が存在するが，獣医療ではドライケミストリー法にて実施されることがほとんどである．
- これらの検査結果は個々の検査項目だけで評価するのではなく，複数の項目の組み合わせで評価するのが一般的である．

目的
- 全身の異常の検出や，薬剤や輸液などの治療の選択に必須な検査である．また，経時的な測定により予後の評価にも有用である．

適応
- イヌ，ネコ，ウシ，ウマ，マウスなど，さまざまな動物種に応じて測定が可能である．

禁忌
- 特になし．

注意
- ヒト医療では，同じ検体をどの施設で測定しても同じ結果が得られるように測定試薬や検査方法の標準化が進んでいるが，獣医療においては十分になされていない．そのため，測定値の評価にあたっては，使用する機器や施設ごとの基準値を参考にすべきである．

知っておくべき情報

a) CBC

- CBCではエチレンジアミン四酢酸（EDTA：ethylenediaminetetraacetic acid）で抗凝固処理した血漿を用いる．
- EDTAと血液の割合は血液1mLに対してEDTA 0.5〜2.0mgとされており，2.0mgを超えると血球を縮小させてしまうので検査結果に影響が出る．そのため，EDTA入り採血管を利用するときは指定された血液量を入れることが重要である．
- CBCで測定する血球には赤血球，白血球，血小板がある．白血球は顆粒球，単球，リンパ球に分けられ，顆粒球はさらに好中球，好酸球，好塩基球に分けられる．ただし，各白血球の割合は，CBCより精度の高い血液塗抹標本を用いた百分比で評価するほうが正確である．
- そのほかにCBCで測定する項目として，ヘモグロビン（Hb），ヘマトクリット値（Ht），赤血球恒数*（MCV, MCH, MCHC），網状赤血球（Retic）がある．
  - *赤血球恒数：赤血球の大きさを表すMCV（mean corpuscular volume：平均赤血球容積）と，一定の大きさの赤血球におけるヘモグロビンの濃度を表すMCHC（mean corpuscular hemoglobin concentration：平均赤血球ヘモグロビン濃度）が主な測定項目である．特に貧血時に貧血の原因を探るヒントとなる項目である．MCVが正常であれば正球性，高値であれば大球性，低値であれば小球性であり，MCHCが正常値であれば正色素性，低値であれば低色素性と呼ばれる．
- 電気抵抗方式のCBC測定器より，レーザーフローサイトメトリー方式の測定器のほうが血球を正確に分類可能である．また，電気抵抗方式では測定できない網状赤血球*がレーザーフローサイトメトリー方式の測定器では測定可能である．
  - *網状赤血球：幼若な赤血球で，貧血時に増えていれば再生性貧血，あまり増えていなければ非再生性貧血の指標となる．

b) 血液化学検査

- 血液化学検査にはヘパリンで抗凝固処理した血漿を用いる．検査値に影響するため，採血後になるべく早く遠心分離をし，血球と血漿を分離しておく．分離した血漿はすぐに測定しない場合，4℃に冷蔵しておく．なお，血漿は冷凍保存すると半永久的に血液化学検査の再測定が可能であるが，繰り返しの凍結，融解は避けるべきである．
- 血液化学検査は血清でも測定可能な項目が多い．
- 血液化学検査のなかには，食餌の影響を受ける項目があるため，特に健康診断目的では絶食後の測定が理想的である．そのため，最後に食餌をとった時間を飼い主に聞いておくとよい．
- 血液化学検査で測定する主な項目としては，表1のようなものがある．

■表1　血液化学検査で測定する主な項目

電解質	ナトリウム（Na），カリウム（K），クロール（Cl），カルシウム（Ca），無機リン（iP）
蛋白関連	総蛋白（TP），アルブミン（Alb），グロブリン（Gb），アルブミン/グロブリン比（A/G）
腎臓関連	血中尿素窒素（BUN），クレアチニン（Cre），Ca，iP，アンモニア（NH$_3$）
肝臓関連	AST/GOT，ALT/GPT，乳酸脱水素酵素（LDH），アルカリホスファターゼ（ALP），γ-GTP（GGT），ビリルビン（Bil），アンモニア（NH$_3$），総胆汁酸（TBA）
脂質関連	総コレステロール（T-Cho），トリグリセリド（TG）
糖質	血糖値（Glu）

検査を行うための準備

- 検査に応じて抗凝固処理した血漿または血清，スポイトまたはマイクロピペットとチップ，測定用チューブ，検体保存用チューブ，ラベルシール，ペン，各種装置．

検査の実施

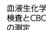

血液生化学検査とCBCの測定

a) CBC

① 採血前に採血管に動物の情報（カルテ番号，名前，日付）を記入しておく．
② 採血後，注射針を外し（**図1**），EDTA入り採血管に壁に沿わせて血液0.5mLをシリンジから入れる（**図2**）．

　根拠：注射針をつけたまま採血管に血液を入れると，血球が破壊される可能性があるため，必ず注射針を外した状態にする．

　※採血に時間がかかった場合，血小板凝集を起こし，血小板が偽低値になることがあるため，採血に時間がかかった場合は記録しておく．
③ 素早く転倒混和を行う（**図3**）．
　※このとき，転倒混和が不十分だと血小板が凝集してしまい，血小板数の測定結果に影響が出てしまう．
④ 機械に必要な情報（カルテ番号など）を入力し，測定を開始する．
⑤ 測定方法は機械によって異なるため，機械の使用方法に準ずる．

b) 血液化学検査

① 採血前に採血管に動物の情報（カルテ番号，名前，日付）を記入しておく．
② 採血後，ヘパリン入り採血管または血清用採血管にCBCと同様の手順で血液を0.5〜2.0mL入れる．
　※採血に必要な血液量は検査項目数によって異なる．
③ 1,500×g，10分，室温で遠心分離を行う．
④ 血漿と血球が分離されているかを確認する．
⑤ 血漿の分離の頁（p.170）に従って血漿を分離する．
⑥ ラベルシールに動物の情報をペンで記載しておく．
⑦ 測定用チューブの測定に邪魔にならない位置に動物情報を記載したラベルシールを貼る．
⑧ 検体保存用チューブにも動物情報を記載したラベルシールを貼る．
⑨ 測定用チューブに必要な量の血漿を入れる（**図4**）．
⑩ 余った血漿は検体保存用チューブに入れておく．

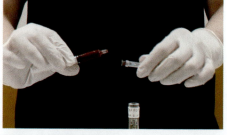

■図1　注射針を外す

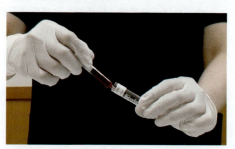

■図2　採血管に沿わせて血液を入れる

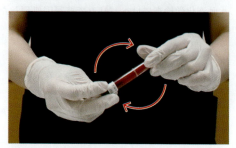

■図3　転倒混和を行う

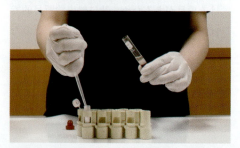

■図4　測定用チューブに血漿を入れる

⑪ 測定用チューブを用いて測定器で測定する．
⑫ 検体保存用チューブに入れた残りの血漿は，測定が完了するまで冷蔵庫で保管しておく．
　根拠：測定エラーなどが生じた場合，検体が不足する可能性がある．その場合に備えて冷蔵で保存しておくとよい．
⑬ 測定終了後，測定結果を記録，報告する．

※ドライケミストリーでスライドを用いる機械の場合，測定したい項目のスライドを準備しておく．

c) 血液凝固検査

① サンプルの最終容量に対して1/10の量のクエン酸ナトリウムを準備しておく（図5）．
　【例】最終的に1mL必要ならば，その1/10の量（0.1mL）のクエン酸ナトリウムをあらかじめシリンジ内に吸っておく．
　根拠：クエン酸ナトリウムは血液の抗凝固剤であるが，カルシウムを加えると凝固が始まる．そのため，加えるクエン酸の量が多いと凝固の開始に影響し，正しい測定結果が得られない．

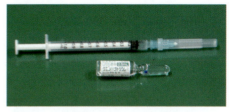
■図5　クエン酸ナトリウムを用意

② シリンジ内の空気を抜く．
③ 規定量まで採血をする．
④ 採血後はただちに内部の血液と凝固剤を混和させる．
　注意：1mLシリンジの場合，通常の転倒混和ではうまく混ざらないため，シリンジに空気を入れ，空気が上下するのを確認しながら転倒混和する（図6）．

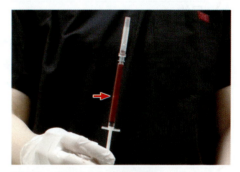
■図6　空気を入れて転倒混和

⑤ 針を外してマイクロチューブなどに移す．
⑥ 1,500×gまたはそれ以上で，12～15分間遠心分離を行う．
⑦ 血漿を分離し，外部の検査機関に委託するか，院内の検査機器や検査キットを用いて測定を行う（図7～9）．

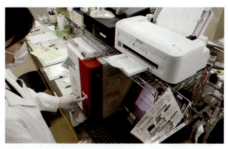
■図7　検査機器で測定

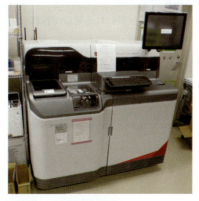
■図8　測定機器の例

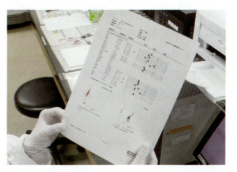
■図9　測定結果

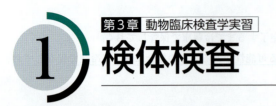
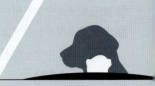

第3章 動物臨床検査学実習
1 検体検査

7 簡易血清学的検査を実施できる

ポイント
- 市販されている簡易な検査用キットを用いて，本来外部機関に委託していた検査を院内で行うことを簡易血清学的検査という．
- 簡易血清学的検査の多くはウイルスや細菌，寄生虫といった感染症の診断に用いられる．

目的

- 生体内にウイルスや細菌，寄生虫などの異物（抗原）が侵入すると，体の中で免疫反応が起こり，リンパ球から抗原に対する抗体が産生される．その後，抗原と抗体が特異的な結合を起こす「抗原抗体反応」を経る．この反応を利用して血液中の抗原または抗体を検出し，感染症の診断を行う．
- 簡易血清学的検査には，感染症以外にもイヌとネコの膵炎に対する検査キットや，心臓病のマーカーを測定するキット，イヌの血液型を測定するキットも存在している．

適応

- ある病原体に感染している疑いのある動物，または膵炎，心臓病の疑いがある場合，もしくはそういった疾患に罹患していることを迅速に否定したい場合などに，院内で検査可能な簡易血清学的検査を行う．

注意

- あくまで迅速診断であるため，数値化することはできない．
- 抗原に対する抗体が産生されるまである程度時間がかかるため，感染してから十分に時間が経っていない場合，抗体検査で陰性が出る場合がある．そのため，感染が疑われる場合で抗体検査が陰性と出た場合，時間をおいて再度検査が必要となることがある．
- ワクチン接種や移行抗体（母乳中に含まれる母由来の抗体）によっても血中の抗体は上昇してくるため注意が必要である．
- 簡易血清学的検査は定性的，半定量的検査であるので，必要に応じて感染症であれば抗体価，膵炎なら膵リパーゼ免疫活性，膵特異的リパーゼ（PLI：pancreatic lipase immunoreactivity）などの濃度の測定を外部機関に委託する．

【検査キットの取り扱いに関する注意点】
- キットごとに推奨される取り扱い方法に従うこと．
- キットは直射日光の照射，高温，凍結を避けて保存すること（保存温度2～7℃を推奨するものが多い）．
- 冷蔵保存が推奨されるキットは開封前に常温に戻しておく．
  - 根拠：冷蔵されていたキットをすぐに常温で開封すると，結露の原因となる．
- 使用期限を守ること．
- 外観または内容物に異常を認めたものは使用しないこと．
- 異なる製品番号の試薬を組み合わせて使用しないこと．
- 使用済みのデバイス等は地方公共団体条例等に従い処分すること．

【検査時における注意点】
- 必ず同封されている試薬を推奨される方法で用いること．
- 冷蔵，凍結保存された血清または血漿を使用する場合，検査前には常温に戻してから使用すること．
- 凍結保存された検体または古い検体は常温に戻した後，遠心分離を行ってから使用すること．
- サンプルバイアル，トランスファーピペットは検査ごとに新しいものを使用すること．

知っておくべき情報

- イヌやネコにおいて簡易血清学的検査が検出可能な感染症は犬糸状虫症，犬パルボウイルス感染症，猫白血病ウイルス（FeLV：feline leukemia virus）感染症，猫免疫不全ウイルス（FIV：feline immunodeficiency virus）感染症，ジアルジア症などである．犬糸状虫症，犬パルボウイルス感染症，FeLV感染症，ジアルジア症は抗原検査，FIV感染症は抗体検査となる．
- 膵炎は血清中の膵特異的リパーゼを抗原として検出する．膵炎は検査キットの結果のみで診断するのではなく，臨床症状やその他の検査結果を見て総合的に診断を行う．
- 抗体検査は血清を検体として用いるが，抗原検査は血清以外にも尿や糞便，腹水などを検体の対象とすることもある．
- 若干の溶血は検査結果に影響を与えない．

検査を行うための準備

- いずれの項目に対する検査用キットを用いる場合でも，基本的に必要なものはサンプルと検査キット（コンジュゲート，デバイス，サンプルバイアル，トランスファーピペット）のみである（表1，2）．

■表1　各社検査キット

IDEXX	スナップシリーズ	犬糸状虫症	スナップ・ハートワームRT
		猫FeVL，FIV感染症	スナップ・FIV/FeLVコンボ
		犬膵炎	スナップ・cPL
		猫膵炎	スナップ・fPL
		ジアルジア症	スナップ・ジアルジア
		猫心臓病	スナップ・proBNP
共立製薬	チェックマンシリーズ	犬パルボウイルス感染症	チェックマンCPV
		犬ジステンパーウイルス感染症	チェックマンCDV
	ラピッドベットシリーズ	犬血液型	ラピッドベットH-犬血液型判定キットⅡ
		猫血液型	ラピッドベットH-猫血液型判定キット
Arkray	Thinkaシリーズ	犬糸状虫症	thinka イヌフィラリア検査キットCHW
		猫FeLV，FIV感染症	thinka ネコ免疫不全ウイルス抗体/ネコ白血病ウイルス抗原検査コンボキット FIV/FeLV

■表2　IDEXX検査キット（スナップシリーズ）

検査キット[†]	検体の種類				保管[*]	検体量	溶液の滴下[††]	読み取り時間（分）[†]
	糞便	抗凝固処理全血	血漿	血清				
スナップ・ハートワームRT		●	●	●	室温 (2℃〜25℃)	3滴	4	8
スナップ・FIV/FeLVコンボ		●	●	●	冷蔵 (2℃〜7℃)	3滴	4	10
スナップ・cPL				●	冷蔵 (2℃〜8℃)	3滴	4	10
スナップ・fPL				●	冷蔵 (2℃〜8℃)	3滴	4	10
スナップ・ジアルジア	●				冷蔵 (2℃〜7℃)	糞便物質の薄い層でスワブの先端部全体をコーティングする.	5[††]	8
スナップ・proBNP（猫）			●	●	冷蔵 (2℃〜8℃)	3滴	5	10

＊全保管要件に関しては，添付文書を参照してください.
†検査を開始する前に，詳細な手順について添付文書を参照してください.
††ジアルジアはサンプル注入口への滴下量，ジアルジア以外はコンジュゲートの滴下量.
（アイデックスラボラトリーズ：スナップ検査クイックガイド. https://www.idexx.co.jp/files/using-snap-test-kits-jp.pdf より2024年7月9日検索）

検査の実施

- いずれの検査キットでも検査手順は基本的に同じであるが，必ず添付文書も確認すること．
- 項目によって判定までの待機時間，判定方法に違いがある．

a) 手順（図1）
【スナップ・ハートワームRTの使用例】（https://www.idexx.co.jp/files/using-snap-test-kits-jp.pdf参照）

① 検査前には手袋を着用する．
② 検体が冷蔵/冷凍されている場合，あらかじめ室温（18～25℃）に戻しておく．
③ キットも冷蔵保存されている場合，開封前に室温（18～25℃）に戻しておく．
④ 検体をよく転倒混和し，付属のピペットを用いて検体3滴をサンプルバイアルに分注する．
⑤ コンジュゲートの入ったボトルを垂直に保ちながらバイアルにコンジュゲートを4滴加える．
⑥ バイアルの蓋を閉め，3～5回ほど転倒混和し検体とコンジュゲートをよく混ぜ合わせる．
⑦ デバイス本体を水平に置き，デバイス上のサンプル注入口にバイアルを傾けて中の液体をすべて入れる．液体を入れた瞬間，サンプルはデバイスの反応膜を横切り，アクティベートサークルの方向に流出する．
⑧ サンプルがアクティベートサークルの領域に達した瞬間，アクティベーターを押す．
　※アクティベートサークルを完全に通過するまで待たないこと．
　※アクティベーターは本体基底部と水平になるまで完全に押し下げること．
　※60秒経過してもアクティベートサークルに達しない場合はサンプルが反応膜を通過しているのを確認してアクティベーターを押す．
　※検体を加える前にアクティベーターを押してしまった場合，そのデバイスは使用できないため廃棄する．
⑨ 強い光を避けた場所で定められた時間待機し，判定を行う．
　・犬糸状虫症：8分後
　・FeLV，FIV感染症：10分後
　・膵炎：10分後

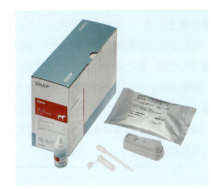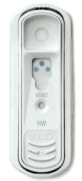

■図1　スナップ・ハートワームRT
（写真提供：アイデックスラボラトリーズ）

b) 判定
① 反応膜上の各スポットの発色により結果を判定する
② 以下の場合は再検査を行う．
　・陽性コントロールスポットが青色に発色しなかった場合
　・すべてのスポットがまったく発色しない場合
　・バックグラウンドでの発色が著しく，判定が困難である場合．
　・陰性スポットの発色が弱陽性サンプルスポット，強陽性サンプルスポットと同程度またはそれらよりも濃い場合．

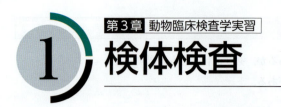
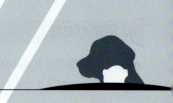

8 尿検査を実施し，物理化学的性状を記録できる

> **ポイント**
> - 尿検査とは，泌尿器疾患の検出のために行われる一般的な検査である．泌尿器疾患以外にも全身性疾患を見つけるきっかけにもなる重要な検査の1つである．
> - そのため，正しく実施するには採尿方法，検体の取り扱い方，検査手順，検査結果の評価法など，幅広い知識が必要となる．
> - また，血液とは異なり，飼い主が尿を採取する場合もあるので，その場合は愛玩動物看護師が適切な指導をできるよう採取や保存といった手順をよく学んでおかなければならない．

目的

- 正しい尿検査の方法を学び，物理的性状について正しく評価を行う．

適応

- 膀胱炎や慢性腎臓病など泌尿器疾患，また糖尿病や肝疾患などの代謝性疾患に対する診断・治療を目的として実施される．

禁忌

- 採尿方法の1つである膀胱穿刺は，膀胱内に腫瘍がある場合，禁忌となる．泌尿器系の腫瘍の場合，腹膜などに腫瘍の細胞を播種してしまう可能性があるためである．

注意

- ヒトの医療分野では採尿する量は10mLと定めているが，獣医療では10mL確保できない場合もあり，通常5mLで検査を実施する場合が多い．
- 採尿した量がごくわずかでも，できる限りの検査を行う．
- 尿は時間の経過により成分が大きく変化してしまうので，採尿後30分以内に検査を行うことが好ましい．
- 尿の検査結果の評価には主観的なものもあるため，検査する人によって結果がばらついてしまう可能性がある．

知っておくべき情報

a) 採尿方法について

- 採尿方法によって，尿検査の結果が左右されることがあるので，採尿をどの方法で行ったか，またそれぞれの採尿方法によってどういった変化が生じるか知っておく必要がある．
- 採尿方法には，自然排尿法，圧迫排尿法，カテーテル導尿法，膀胱穿刺法がある．

【自然排尿法】
- 動物が自然に排尿した際に紙コップなどの清潔な容器を用いて採取する方法である．動物にとって侵襲が少なく，最も簡便な方法であることから飼い主が実施することが多い．
- しかし，包皮や腟に存在する常在菌が混入し，尿路の細菌感染を誤診してしまう可能性があり，また同様の理由で尿の細菌培養検査には不向きである．

【圧迫排尿法】
- 腹部から膀胱の位置を触って確認後，手で圧迫して人為的に排尿を促す方法であり，腎臓に負担がかかることから現在ほとんど実施されることはない．
- 自然排尿と同じく尿中に菌が混入する場合がある．

【カテーテル導尿法】
- 外尿道口よりカテーテルを挿入し，膀胱まで達した段階でシリンジで吸引するか，カテーテルから自然に湧出する尿を容器に回収する方法である．
- カテーテル挿入前に包皮や腟内を十分に洗浄し，カテーテル挿入時も滅菌操作を維持することで，自然排尿法や圧迫排尿法よりも菌の混入を軽減することができる．
- しかし，カテーテルが尿道を通過することから，尿道を傷つけ出血のリスクがあることや，尿道壁の細胞が多く採取されることがある．

【膀胱穿刺法】
- 超音波ガイド下で膀胱の位置を確認し，皮膚に直接針を刺して尿を採取する方法である．
- 常在菌の存在する尿道や包皮，腟を通過しないので最も無菌的に尿を採取できるが，動物に侵襲があり，膀胱の穿刺部位から尿が腹腔に漏出する可能性がある．
- また，膀胱内に腫瘍がある場合，穿刺によって腹壁などに腫瘍細胞を播種してしまう可能性があるため，実施する際には十分な注意が必要である．併せて穿刺によって出血が起こるリスクがあることも知っておくべきである．

b) 尿検査について

- 尿検査の基本的手順は，物理学的性状，化学的性状，尿沈渣である．
- 物理学的性状の検査項目には尿の色調と混濁度，尿比重があり，化学的性状の検査項目にはpH，タンパク，尿糖，ケトン体，潜血，ビリルビンがある．
- 尿沈渣では主に細胞成分，結晶成分，尿円柱，微生物，その他の有形成分を検出するが，詳細は尿沈渣の項を参照（p.199）．
- 尿比重は犬で1.030以上，猫で1.035以上が正常である．
- 腎臓における尿の濃縮機能が低下している状態では尿比重は1.008〜1.012を示し，この値を示す尿を等張尿と呼ぶ．
- 慢性腎臓病を有する動物では継続的に等張尿を排泄することとなり，この状態の尿を固定尿と呼ぶ．
- 動物の水和状態により尿比重の値は変動する．

- 尿試験紙による検査は，スクリーニング検査といって，やや正確性に欠ける．尿試験紙で得られた比重やpHといった情報はあまり正確ではないので，実際に比重計やpHメーターで測定した値を測定値としてカルテに記録する．
- また，尿試験紙には種類があり，測定項目を選ぶことができる（Siemens Healthineers：エームス尿検査試験紙一覧；https://www.siemens-healthineers.com/jp/urinalysis-products/urinalysis-reagents/clinitek-reagent-strips参照）．

尿検査を行うための準備

- 各種採取法で得た尿，スピッツ管，屈折計，蒸留水，キムワイプ®，尿試験紙，スポイト，pHメーター，遠心分離器．

検査の実施

尿検査

a）色調や混濁度の確認

- 詳しい手順は，「採血・採尿の手順を習得している」を参照（p.84）．
① 採取した尿をスピッツ管に移す（**図1**）．
② 物理学的性状として，まずは色と混濁を確認する．
　※色は透明，うす黄色，黄色，オレンジ色，赤色などやや主観的な要素が含まれる．
　※混濁度も主観的ではあるが，スピッツ管に入った尿を通して奥の文字が見えるかどうかで判断する．
　※正常な尿は色が変化しても透明性が低下することはない．
　※混濁が増している場合，尿中に細菌や炎症細胞，血球などが混濁していると判断される．
③ 尿を1,500×g，10分遠心分離する（遠心分離についてはp.164参照）．

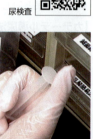

■**図1**　採取した尿をスピッツ管に移す

④ 尿を遠心分離器からゆっくり取り出し，色調や混濁度を再確認する．
　根拠：遠心分離する前に尿が赤かった場合，出血による血尿なのか，ヘモグロビンなどによる血色素尿なのかを区別する必要がある．出血であれば遠心分離によって赤血球が沈渣として下に貯まるが，血色素尿の場合は遠心分離をしても尿の色調は赤いままである．
　注意：遠心分離後にできた沈渣を吸引しないように注意する必要がある．
⑤ 尿の上清を別のスピッツ管にスポイトで移す．
⑥ 残った沈渣は別に検査を行う（尿沈渣の項参照，p.199）．
⑦ 上清を用いて尿比重，化学的性状について検査を行う．

b) 尿比重の測定

【動物用比重計を用いる場合】

① イヌ/ネコの動物種を選択する．
② 屈折計のプリズム面に蒸留水をのせ（図2），ゼロ較正を行う（図3）．
③ 水をキムワイプ®で拭き取る（図4）．
④ 尿を滴下して（図5），尿比重を測定する（図6）．
    コツ：プリズム面全体に尿がのるようにする．
⑤ 水道水で洗浄し，キムワイプ®で拭き取る．

【光学屈折計で比重を測定する場合】

① 屈折計のプリズム面に水道水をのせる．
② 観察窓を覗き，水の基準線に境界線が来るようにゼロ較正をする．
③ 水を拭き取り，尿をプリズム面にのせる．
④ 境界線が示す部位の目盛を読み取る．

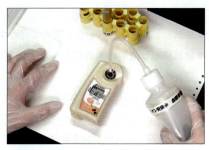

■図2　プリズム面に蒸留水をのせる

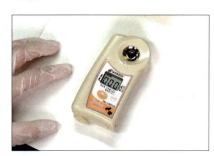

■図3　ゼロ較正を行う

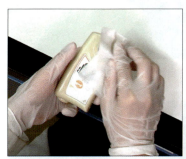 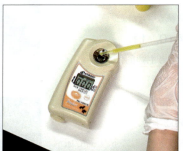 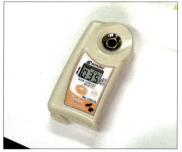

■図4　水をキムワイプ®で拭き取る　■図5　尿を滴下する　■図6　尿比重を測定

c) 尿pHの測定

① pHメーターに尿を垂らす（図7）．
    コツ：電極全体に尿がのるようにする．
② 測定ボタンを押す．
③ 数値が安定したら記録する（図8）．
④ 水道水で洗浄し，測定部位をやさしく拭き取る．
    注意：機種によっては定期的にpHの較正作業が必要となる．

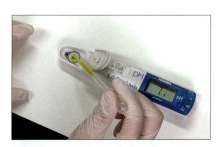 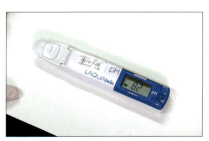

■図7　pHメーターに尿を垂らす　■図8　数値が安定したら記録

d) 化学的性状：尿試験紙

- 尿試験紙は蓋をしっかりと閉めて保管する．
- 尿試験紙は直射日光の当たらない30℃度以下の「室温」で保存する．
  - 根拠：尿試験紙は湿度に弱いので，しっかりと蓋を閉め室温で保管する（冷蔵すると結露が生じてしまう）．

① よく撹拌した新鮮な尿を素早く尿試験紙全体に浸す（**図9**）．
  - コツ：容器を倒し，試験紙全体が素早く尿に触れるようにする．
  - 注意：手で持っている部分に近い部分は尿に浸されにくいので，しっかり浸っていることを確認する．

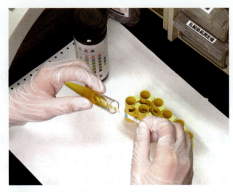
■図9　尿を尿試験紙に浸す

② 容器の縁などで余分な尿を除去する．
  - 根拠：尿があまっていると，尿試験紙の試薬が隣の試薬に漏れ出て接触することで測定に影響してしまう．これをランオーバー現象という．

③ 各項目で定められた時間ごとに，比色表を基準とした比色判定を行う．

④ もしくは，尿試験紙を読み取る機械があれば，素早く機械の上にのせ，自動測定を行う（**図10，11**）．
  - 注意：目視の場合，色で判定するため主観的になる．

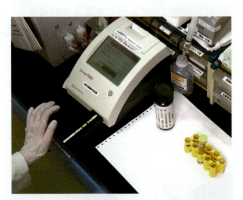
■図10　自動測定器にセット

⑤ 尿試験紙で蛋白尿がみられる場合には，尿蛋白/クレアチニン比（UPC：urine protein/creatinine ratio）を測定することで，どの程度の蛋白尿かを確認する．
  - ※UPCは血液化学検査で用いるドライケミストリーで尿の総蛋白（TP：total protein）と尿のクレアチニンを測定し，割り算で算出する．
  - 根拠：尿は水和状態によって濃くなったり薄くなったりする．そのため，TPのみを測定しても尿の濃さに影響を受けて，どの程度の蛋白尿なのかを判断することができない．クレアチニンは尿の濃さを表す指標なので，尿が濃縮されていれば高く，薄ければ低くなる．そのため，クレアチニンで比をとることで尿の濃縮に影響されない本来の蛋白尿の程度を数値化することができる．

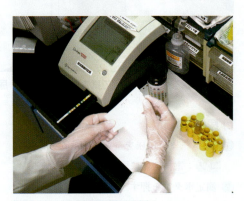
■図11　自動測定器で判定

※正常のUPCは0.2未満である．

第3章 動物臨床検査学実習

1 検体検査

9 尿沈渣を観察し，所見を記録できる

ポイント
- 尿沈渣とは，尿を遠心分離し，下に溜まった成分であり，結晶や円柱，細胞成分や血球，細菌などが観察される．
- 泌尿器疾患を評価するうえで非常に重要な検査の1つである．

目的

- 尿中にあるさまざまな大きさの細胞等の成分を確認し，尿中の成分を観察すること．

適応

- 尿検査をする際には必ず検査する項目である．尿路の感染や炎症，結晶や結石，その他全身状態を評価するうえでスクリーニングとして実施する検査である．

禁忌

- 尿検査の項参照（p.192）．

知っておくべき情報

a) 尿沈渣の種類

〈結晶〉

- ストルバイト結晶（図1）：イヌやネコで非常によくみられる結晶である．尿のpHがアルカリ性に傾いた場合によくみられる．結晶の形が棺桶状とも呼ばれる．リン酸アンモニウムマグネシウム結晶とも呼ばれる．
- シュウ酸カルシウム結晶（図2）：イヌやネコでよくみられる結晶である．図2左のようなダンベル型をとることもあれば，図2右のような正六面体を示すこともある．尿のpHが酸性のときにみられやすい．
- シスチン結晶
- 尿酸アンモニウム結晶

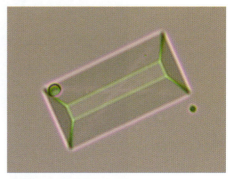

■図1　ストルバイト結晶

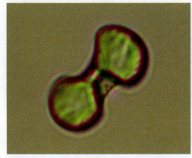
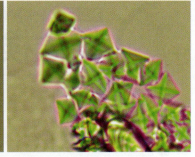

■図2　シュウ酸カルシウム結晶

〈尿円柱〉
- **顆粒円柱（図3）**：細かい顆粒が観察される．正常でも少量であればみられることがある．多数みられた場合は尿細管の障害を示唆する．
- **硝子円柱（図4）**：蝋様円柱と違いひび割れはない．正常でもみられるが，腎疾患や発熱時，全身麻酔，激しい運動などによってもみられることがある．
- **蝋様円柱（図5）**：S-M染色（後述参照）やニューメチレンブルー染色によく染まる．なかには何もなく，ひび割れたようなしわがみられるのが特徴である．慢性的な尿細管の障害や，重症な腎疾患でみられる．

〈その他〉
- 細菌（図6），白血球，赤血球，異常（腫瘍）細胞

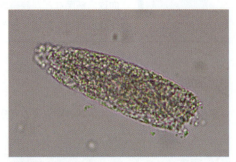

■図3　顆粒円柱

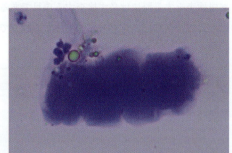

■図5　蝋様円柱

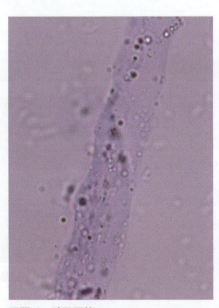

■図4　硝子円柱

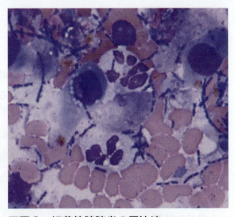

■図6　細菌性膀胱炎の尿沈渣
好中球（分葉した核をもつ細胞），尿路上皮細胞（丸い核をもった細胞），赤血球（ピンク色に染色されている），細菌（特に桿菌で細長く青く染まっている）がみられる．

200

検査を行うための準備

- 尿,スピッツ管,スポイト,スライドガラス,カバーガラス,顕微鏡,ニューメチレンブルー染色,細菌培養と薬剤感受性試験,ライト・ギムザもしくはディフクイック染色,グラム染色,封入剤とキシレン.

検査の実施

① スピッツ管に移した尿を1,000×g,5分間,遠心分離する.

　注意:沈渣成分は非常に脆弱であるため,遠心分離器の設定は1,000×g,5分間で行い,この値以上の速度では行わない.

② 遠心分離器からスピッツ管をゆっくり取り出し,沈渣を確認する.

③ 上清を別の容器に分注する.このとき沈渣から5mm程度上清を残す.

　根拠:尿沈渣はくずれやすいので,少し尿の上清を残すようにする.

尿沈渣の観察

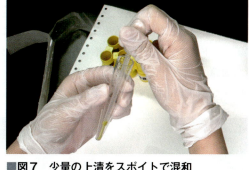

■図7　少量の上清をスポイトで混和

④ 沈渣の量と色を記録する.
⑤ 沈渣と少量の上清をスポイトで混和する(**図7**).
⑥ 沈渣の混和された液体をスポイトやマイクロピペットで吸引し,スライドガラス上に2か所,それぞれ1滴ずつ滴下する(**図8**).片方にはその上からカバーガラスをのせ,もう片方にはステルンハイマー・マルビン(S-M:Sternheimer-Malbin)染色液を沈渣の1/5量のせ(**図9**),カバーガラスをのせる(**図10**).

　根拠:S-M染色は尿円柱の染色に優れている.

⑦ 顕微鏡で観察する.

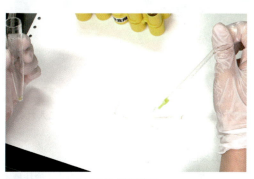

■図8　スライドに2か所滴下

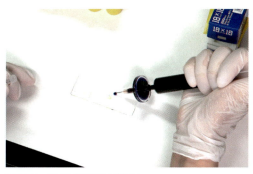

■図9　S-M染色液の滴下

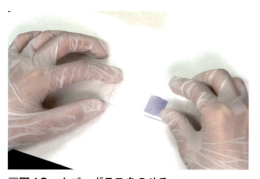

■図10　カバーガラスをのせる

【沈渣中に細胞成分などがみられた場合】

① 押しつぶし法などによって塗抹標本を作製する(塗抹標本の作製については血液塗抹標本作製の項,p.172参照).

② 塗抹標本は振ってよく乾燥させる．
　　注意：乾燥不十分では細胞などがスライドガラスからはがれてしまう．
③ 乾燥したものをライト・ギムザもしくはディフクイック染色を行う（染色の詳細は血液塗抹標本作製の項，p.176参照）．
④ 封入し，顕微鏡で観察する．

【沈渣中に細菌がみられた場合や細菌感染が疑わしい場合】
① 細菌培養のための準備を行う．
② 細菌培養用の滅菌シードスワブ®を，周辺に触れないようにして尿沈渣の中に入れる（図11）．
　　根拠：尿以外に触れてしまうとコンタミネーションの原因となる．
　　コツ：肘を机に当てながら行うと，手が震えにくく安定して実施できる．
③ 沈渣に接触した後，再度周囲に触れないようにシードスワブ®を寒天培地の中に入れる．
④ シードスワブ®の外側に患者の情報を記入し，外注検査を行う（図12）．
　　注意：動物の取り違えに注意する．
⑤ また，同時に沈渣のグラム染色を行う．

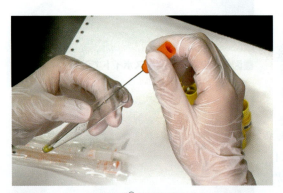
■図11　シードスワブ®を尿沈渣の中に入れる

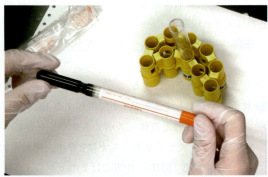
■図12　外注検査に依頼

【グラム染色の手順】
① 尿沈渣を少量スライドガラスにのせ，塗抹標本を作成する．
② よく振って乾燥させる．
③ メタノールをのせ1〜2分間静置し，固定する．
④ メタノールを捨て，乾燥させる
⑤ ビクトリアブルー液をのせ，1分程度染色する．
⑥ 水道水で軽く洗い流し，水気を切る．
⑦ 脱色液（ピクリン酸アルコール）をのせ，20秒程度待つ
⑧ 標本を動かし，青色が溶け出さなくなるまで2〜3回脱色液をかける操作を繰り返す．
⑨ 水道水で洗浄する．
⑩ サフラニン液をのせ，1分ほど染色する．
⑪ 水道水で洗浄し，水気をよく切る
⑫ ろ紙で水気をしっかり切る．
⑬ 油浸オイルをスライドガラスにのせ，油浸レンズを用いて顕微鏡で観察する．
　　根拠：細菌は非常に小さいので，しっかり観察するには油浸レンズを用いた高倍率での観察が必要である．
　　参考：グラム陽性＝青色，グラム陰性＝赤

第3章 動物臨床検査学実習

1 検体検査

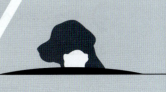

10 糞便検査を実施し，虫卵および原虫を検出できる

> **ポイント**
> - 糞便検査は主に消化管内寄生虫感染の診断に有用であり，その他にも消化管内環境や消化吸収に関する評価も可能である．
> - 子イヌや子ネコの消化器症状に対して必須の検査であり，すべての愛玩動物看護師が習得しておくべき技能である．
> - 糞便検査では通常，一般性状検査に加えて直接塗抹法，浮遊法による顕微鏡検査や微生物抗原検査，PCR検査などが行われる．

目的

- 便の量，形状，硬度，色調，匂いなどを調べ，消化状態を確認する．また，糞便中の寄生虫や細菌などの病原体を検出し，消化器疾患の原因を探る．

適応

- 下痢や血便，便秘などの消化器症状を示しているイヌやネコに対して実施される．子イヌや子ネコにおいて消化管内感染が生じていると，重度な下痢から死に至ることもあるため，必ず糞便検査を実施する．

禁忌

- 特になし．

注意

- 糞便内の寄生虫は時間が経つと活動性が低下するので，新鮮な便で検査を行う．特にジアルジアやトリコモナスといった運動性の寄生虫において，その運動性を確認する場合は排泄から1時間以内の新鮮便である必要がある．寄生虫検査のために便を採取し，万が一検査までに時間がかかる場合は冷蔵保存またはホルマリン溶液中で保存する．冷蔵の場合，3日間程度保存可能である．
- また，パルボウイルス感染症などが疑われる場合は，他の動物に感染しないよう便の取り扱いに十分気をつける．
- 人に感染する寄生虫もいるため，必ず手袋を着用する．

知っておくべき情報

a) 検出法

- 糞便検査における寄生虫の検査対象は主に蠕虫の虫卵や仔虫，原虫のシスト，オーシスト，栄養体である．仔虫などの運動性のある病原体の検出には直接塗抹法，虫卵やオーシストの検出には浮遊法が適している．

【直接塗抹法】

- 直接塗抹法は顕微鏡下で直接糞便を観察する方法であり，糞便検査において最も基本的な手技である．直接塗抹法では寄生虫のほかにも細菌の観察を行う．ライト・ギムザ染色やグラム染色した標本も観察することで，細胞や細菌の状態も観察することができる．さらにズダンⅢ染色やルゴール染色を行うことで，消化不良についても確認することができる．

- **ズダンⅢ染色**：脂肪をオレンジ色に染める．
- **ルゴール染色**：炭水化物を紫色に染める．

【浮遊法】

- 浮遊法は比重の高い浮遊液中で糞便を懸濁し，虫卵やオーシストの検出率を高める方法である．夾雑物がなくなり，観察しやすいメリットもある．ただし，比重が高い虫卵（吸虫卵，条虫卵など）は浮遊しないため検出できない．

b) 虫卵など

- **鞭虫卵（図1）**：レモン型で，両端に蓋のような構造がみられる．
- **回虫卵（図2）**：殻の部分がもやもやしているのが特徴である．
- **コクシジウムのオーシスト（卵のようなもの）（図3）**：殻が薄い．
- **マンソン裂頭条虫卵（図4）**

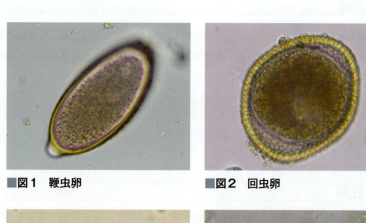

■図1　鞭虫卵　　　　　■図2　回虫卵

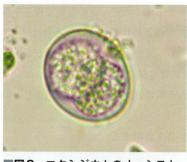
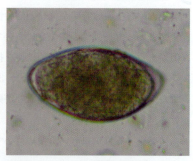

■図3　コクシジウムのオーシスト　　■図4　マンソン裂頭条虫卵

- 瓜実条虫の片節 (図5)
- 猫条虫卵 (図6)：線状の構造物が特徴的である．
- 糞線虫 (図7)：糞便中に動く虫体が確認できる．
- ジアルジアの栄養体 (図8)：眼のような構造が2つみられる．新鮮な便を直接塗抹法で観察すると，栄養体は木の葉が舞うようにひらひら動いているのが観察できる．ジアルジアの虫卵は小型で，見つけるのが難しい．
- トリコモナス (図9)：新鮮な便であれば，動き回る様子が確認できる．
- らせん菌 (図10)：その名のとおり，らせん状をしている．直接塗抹法で観察すると，素早く運動している様子が確認できる．
- 芽胞菌 (図11)：クロストリジウムが有名である．染色されない部位があるのが特徴である．
- 酵母 (図12)：細菌よりかなり大型である．左下の桿菌と大きさが違うことに注目．

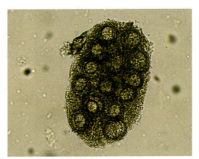

■図5　瓜実条虫の片節

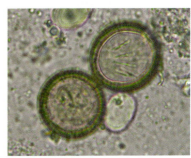

■図6　猫条虫卵

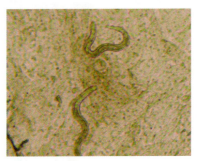

■図7　糞線虫

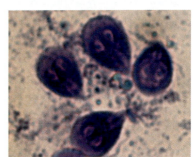

■図8　ジアルジアの栄養体

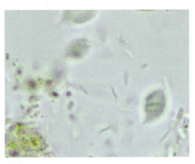

■図9　トリコモナス

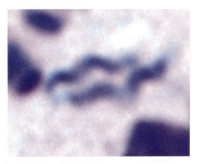

■図10　らせん菌

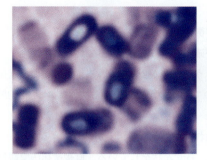
■図11 芽胞菌

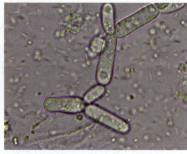
■図12 酵母

検査を行うための準備

- 手袋，糞便，採便管，ペットシーツ，爪ようじ，生理食塩水，スライドガラス，カバーガラス（18×18mm），顕微鏡，ライト・ギムザ染色（ディフクイック染色），グラム染色，ズダンⅢ染色，ルゴール染色，封入剤，抗原検査キット，PCR用スワブ．
- 浮遊法を行う場合は上記に加えて浮遊液，スピッツ管，試験管立てを準備する．
- **浮遊液**：飽和食塩水が最も安価である．つくり方は熱湯100mLに食塩を溶かし，常温に戻したときに食塩が溶けずに容器の底に残るくらいの量（30〜40g）を入れる．

検査の実施

a）一般性状検査

- 自然排泄された便，もしくは用手にて採取した糞便の硬さ，色，匂いなどを確認する．
- **硬さ**：便の硬さは，ブリストル便性状スケール（図13）という評価方法があるので，これに基づいてスコア化する．
- **色**：色は茶色が正常であるが，その他にも黒色，赤色，緑色，白〜灰色などがある．
  〈黒色〉黒色の便はメレナとも呼ばれる．上部消化管（胃など）で起こった出血が，便として出るまでに消化管で消化されて黒く見える．そのため黒色便は上部消化管出血を示唆する．
  〈赤色〉比較的肛門に近い部位からの出血が疑われる．大腸炎や大腸の腫瘍などが疑われる．
  〈緑色〉胆汁の混入が疑われる．
  〈白〜灰色〉消化酵素がうまく出ない膵外分泌不全な

非常に遅い ↑	1	**コロコロ便** かたくてコロコロの便（ウサギの糞のような便）
	2	**かたい便** 短く固まったかたい便
消化管の通過時間	3	**ややかたい便** 水分が少なく，ひび割れている便
	4	**普通便** 適度なやわらかさの便
	5	**やややわらかい便** 水分が多く，やややわらかい便
	6	**泥状便** 形のない泥のような便
↓ 非常に早い	7	**水様便** 水のような便

■図13 ブリストル便性状スケール
（藤村響男ほか編：愛玩動物看護師必携テキスト，p.627，Gakken，2023）

どが疑われる.
- **匂い**：酸っぱい匂いは発酵臭であり，異常発酵や，消化不良が疑われる．
- **その他**：その他の評価として，便に条虫の片節が白い粒状に付着していないか，便の中に被毛や異物などが混ざっていないかを確認する．また，ゼリー状の粘液がみられる場合には大腸炎を疑う．

b) 糞便の採取手順
① 手袋を装着する．
② 大型犬であれば人差し指を，小型犬や猫では小指を肛門に入れる．
③ 指が入らない場合は，採便管を肛門に入れて採取する．
④ 掻き出すように便を採取する．
   注意：直腸に腫瘍やヘルニアなどがないか，慎重に触診も行う．
⑤ 採便管に便を入れる．

c) 顕微鏡による観察
【直接塗抹法】
① スライドガラスに生理食塩水を1滴とる（図14）．
② 少量の糞（最大5mg程度）を爪ようじにつけ（図15），生理食塩水で溶かす（図16）．
   コツ：量が多すぎると観察しにくいので，少量の糞をとる．
③ よく混ぜ，カバーガラスをかけて直接観察する（図17）．
④ 顕微鏡で鏡検する．

〈各種染色〉
- 直接塗抹法で準備した，スライドガラス上の糞便サンプルを染色する．
- **ライト・ギムザ染色，グラム染色**：糞便を少量の生理食塩水で溶かし，乾かした後に，染色を行う．このとき，サンプルをなるべく薄くつくらないと，重なってしまってよく見えなくなるので注意が必要である．染色の詳細は他の項目を参照（p.176）．
- **ズダンⅢ染色，ルゴール染色**：スライドガラス上で糞便をそれぞれの染色液1滴で溶かし，カバーガラスをかけて顕微鏡で観察する．

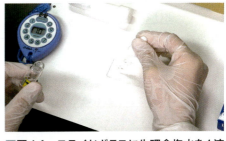

■図14　スライドガラスに生理食塩水を1滴とる

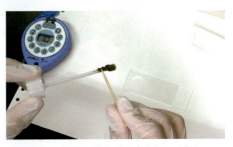

■図15　少量の糞を爪ようじにつける

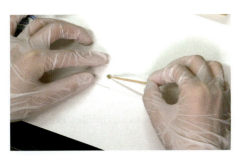

■図16　生理食塩水で溶かす

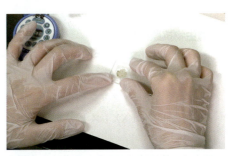

■図17　カバーガラスをかける

【浮遊法】

① 手袋を装着する．
② スピッツ管に約0.5gの糞便を爪ようじなどでとる（図18）．
③ 浮遊液を少量加え，よく撹拌する（図19）．
　コツ：最初から多量の浮遊液を加えてしまうと，便がよく溶けないので，まずは少量の浮遊液を加えてよく混ぜる．
④ スピッツ管を試験立てに直立させ，ここに浮遊液をたっぷり加え（図20），カバーガラスをのせる（図21）．このとき，カバーガラスに液体が付着するくらいまで浮遊液を入れる．
⑤ この状態で10～15分静置させる．
⑥ 静置後，カバーガラスをゆっくり水平に持ち上げ，スライドガラスにのせて鏡検する（図22）．
　根拠：比重によって虫卵がカバーガラスまで浮遊してきているので，落ちないようにゆっくり水平に持ち上げる．
⑦ カバーガラスをのせずに，静置後にカバーガラスをのせて採取してもよい．
　注意：静置時間が規定を超えると，浮遊した虫卵が再度沈むことがあるので静置時間は正確に守るべきである．

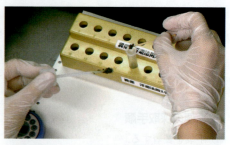
■図18　スピッツ管に糞便をとる

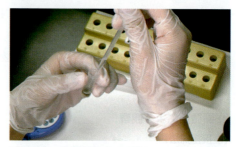
■図19　浮遊液を加え撹拌

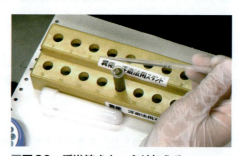
■図20　浮遊液をたっぷり加える

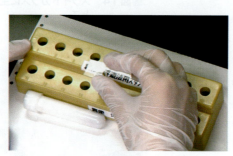
■図21　カバーガラスをのせる

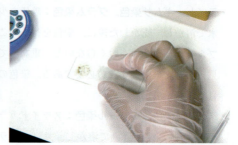
■図22　カバーガラスをスライドガラスにのせる

d) 微生物抗原検査

・犬パルボウイルス検査キット，ジアルジア検査キット

● これらはキットが市販されているので，採取された糞便を用いてキットの添付文書に従って検査を行う（共立製薬：チェックマンCPV：https://www.kyoritsuseiyaku.co.jp/products/detail/l7oaqs0000000z8o-att/20030_t.pdf；IDEXX：スナップ・ジアルジア：https://www.idexx.co.jp/files/giardia-pkg-insert-jp.pdfなどを参照）．

● 院内で迅速に結果がみられるため，有用である．

- パルボウイルスは子イヌ，子ネコに重度の下痢を起こし，死亡させるうえ，感染力が強いため，パルボウイルス感染症を疑った場合は，糞便の取り扱いに特に注意が必要である．
- また，感染初期では偽陰性となることがあるため，繰り返しの検査が必要である．

【検体準備と検査法】（図23）

犬パルボウイルス検査キット

① 採便用試験管の綿棒の便を試験管の綿棒につける（図23①）．
② 便をつけた綿棒を試験管内に戻して蓋を閉め（図23②），上下に振って試験液とよく懸濁する（図23③）．
③ 試験管下部のスクリューキャップを外す（図23④）．
④ 検査用スティックのサンプル口に試験液を滴下（3滴）（図23⑤）．
⑤ 室温静置で15分後判定．
⑥ Control（参照窓）に赤紫色の線が出現すれば正常な試験が行われていることを示し，出現しない場合には，正常な試験が行われていないので再試験．Test（試験窓）に赤紫色の線が出現した場合に陽性，出現しない場合には陰性．

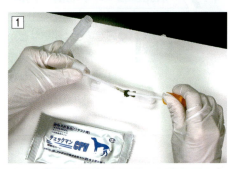

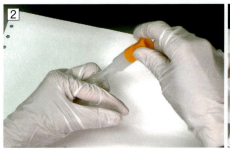

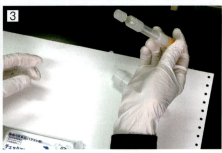

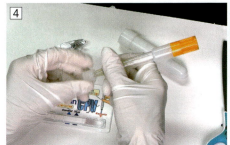

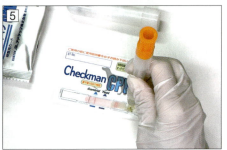

■図23　微生物抗原検査

e) PCR検査

- 外注で下痢の動物に対するPCR検査が可能である．
- 糞便をPCR用ブラシで採取し，専用の容器に入れて外注検査機関に輸送する．
- 検査できる感染症の原因微生物として，イヌではジアルジア，トリコモナス，カンピロバクター，サルモネラ，ジステンパー，コロナウイルス，サーコウイルス，パルボウイルス，糞線虫などが，ネコでは猫コロナウイルス，猫汎白血球減少症ウイルス，クロストリジウム，ジアルジア，クリプトスポリジウム，サルモネラ，トリコモナス，トキソプラズマ，カンピロバクターなどが挙げられる（富士フイルム：ケーナインラボ外注検査 https://www.fujifilm.com/jp/ja/healthcare/veterinary/examination/outsourcing-dog および https://www.fujifilm.com/jp/ja/healthcare/veterinary/examination/outsourcing-cat を参照）．

第3章 動物臨床検査学実習

1 検体検査

11 細胞診の準備，補助ができる

> **ポイント**
> - 細胞診とは組織などから細胞を採取し，顕微鏡下で細胞の形態を調べる検査である．
> - 基本的に無麻酔で実施可能であり，迅速に評価できることが利点であるが，確定診断はできない補助的な検査である．
> - サンプルの採取法には，穿刺吸引法（FNA：fine needle aspiration），スタンプ（押捺）法，スクラッチ（掻爬）法などがある．

目的

- 病変部位を細胞診することによって，その病変が腫瘍性か非腫瘍性かを補助的に判断する．
- 腫瘍性である場合は悪性か良性かを補助的に評価する．非腫瘍性の場合は感染性の有無についても補助的に評価する．

適応

- 触知可能な体表腫瘤に対して実施されることが多い．体腔内（腹腔内や胸腔内）に貯留した液体（腹水，胸水，尿，胆汁）や各種洗浄液（気管支肺胞洗浄，前立腺洗浄液など），脳脊髄液の評価を行うことができる．
- 超音波検査を併用することにより超音波ガイド下での体腔内の腫瘤や臓器に対しても実施可能である．
- 皮膚病変や眼脂などの評価にも有用である．

禁忌

- 多彩な腫瘍性病変に適応可能であるが，尿路系の腫瘍に対してのFNAは禁忌である．腹膜播種といって，腫瘍の転移を促進してしまうおそれがあるためである．

注意

- 腫瘍に対するFNAに関しては，常に肥満細胞腫*のリスクに注意する．FNA実施前に，腫瘍の周囲が赤みがかっているかどうか，および問診で飼い主に腫瘍周辺が赤くなったことがないかなどを確認する．もし肥満細胞腫の可能性がある場合，抗ヒスタミン剤や副腎皮質ステロイド剤の準備を行っておく．
    - *肥満細胞腫：悪性腫瘍の1つ．肥満細胞にはヒスタミンなどアレルギーを引き起こす物質が多く含まれており，刺激によってこれらアレルギー物質を大量に放出する．これにより腫瘍の周囲が赤く腫れたり（ダリエ〔Darier〕徴候），重度になると血圧低下などの命に関わる反応がみられることがある．

- 採取部位の周辺に血管や血流豊富な組織など，危険な構造物がある場合は無理に実施しない．特に血流が豊富な部位へのFNAにおいては，事前に血液検査で凝固系の異常の有無を確認しておく．
- また，FNAの際にあまりに強く陰圧をかけると細胞が破壊されてしまうので注意が必要である．

知っておくべき情報

- FNAには針にシリンジをつけるNeedle-on法と，シリンジをつけないNeedle-off法が存在する．
- Needle-on法では注射針を目的の病変部に挿入した状態でシリンジを引き，陰圧をかけることで注射針の中に細胞を吸引する．
- Needle-off法ではシリンジをつけない状態で注射針のみを病変部に複数回挿入し，注射針の中に細胞を採取する．
- どちらも病変内部で針が抜けないように注意しながら複数回角度を変えて穿刺する．

検査を行うための準備

- スライドガラス，鉛筆，手袋，アルコール綿（スプレー），必要に応じてバリカン．
- FNAを実施する際には，5mLシリンジ，23Gの注射針．
- スタンプ法やスクラッチ法を実施する際には，鋭匙やメス刃．
- 採取部位が体腔内の場合は，超音波ガイド下で実施するため，超音波検査機の準備をしておく．

検査の実施

a) FNA ※ここでは写真と映像でキウイを使用している．

① 採取部位を必要に応じてバリカンで毛刈りをし，アルコール綿で消毒する．

② Needle-onの場合，シリンジ内に1mLほどの空気を含ませた状態で注射針をつけておく．
Needle-offの場合，注射針にシリンジは装着せず，注射針とは別にシリンジ内にあらかじめ1mLほどの空気を含ませた状態で置いておく．

　根拠：あらかじめ空気を吸っておくことで，FNA後に素早く⑧の吹き付けを行うことができる．

③ 体表の腫瘤やリンパ節の場合，目的の腫瘤を利き手ではない親指と人差し指でずれないようしっかりと保持する．

④ 利き手でシリンジまたは注射針を持ち，病変部に刺入する．Needle-on法では注射針を目的の病変部に挿入した状態でシリンジを引き，陰圧をかけることで注射針の中に細胞を吸引する（図1）．

　コツ：なるべく体表に水平方向に刺すことで，動物の体に深く刺さってしまうことを防ぐ．

　コツ：利き手ではない手を動かしながら針を一定に動かすことで，安定して針を刺すことができる．

　注意：陰圧を強くかけすぎると細胞が壊れるので注意する．あらかじめ1mLの部分まで

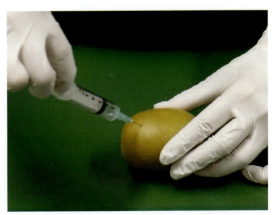

■図1　Needle-on法：注射針内に細胞を吸引

空気を吸っておくが，陰圧の目安はさらに1mLの部分まで吸引をかけることである（つまり，空気の1mLに加え1mLなので，2mLの目盛りまで陰圧をかける）．

⑤ Needle-off法ではシリンジをつけない状態で注射針のみを病変部に挿入し，注射針の中に細胞を採取する（図2）．

⑥ Needle-on法では陰圧をかけたまま，Needle-off法ではそのまま，病変内部で注射針が抜けないように注意しながら，角度を変えながら繰り返し穿刺する．

注意：特にNeedle-on法にて陰圧をかけたまま注射針が抜けてしまうと，採取されたサンプルがシリンジの中に入ってしまい，サンプルの回収が困難になるので，注射針が抜けないように注意する．

⑦ 注射針のハブ部位に少量の混濁した液体が目視できたら，必ず陰圧を解除して注射針を抜く．

注意：サンプル採取時同様に陰圧をかけた状態で注射針を抜くと，シリンジ内に細胞が入ってしまい，スライドガラスへの吹き付けが困難となる．

⑧ 注射針を抜いた状態でシリンジ内にあらかじめ空気を1mL入れていたので，シリンジに注射針を接続し（図3），採取されたサンプルを勢いよくスライドガラスに吹きつける（図4）．

コツ：吹き付けが弱いと吸収した中身が出てこないので，勢いよく吹き付ける．

⑨ 吹き付けたサンプルを，塗抹標本として薄く引き伸ばす（図5）．

⑩ シリンジから注射針を外し，再度空気を4～5mL吸う．

⑪ 空気を吸ったシリンジに再度サンプルを採取した注射針を装着し，再度別のスライドガラスにサンプルを勢いよく吹き付ける．

⑫ 上記⑨と同様にサンプルを薄く引き伸ばす．

⑬ サンプル採取後，作成したスライドガラスに鉛筆で日付，カルテ番号，動物の名前，採取部位，採取法などを記入しておく．

注意：複数回，複数か所で実施することが多いので，採取部位や採取した順番も記載する．

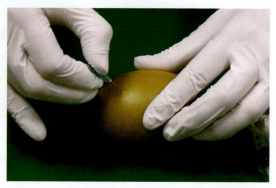
■図2　Needle-off法：注射針内に細胞を採取

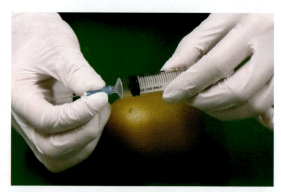
■図3　シリンジに注射針を接続

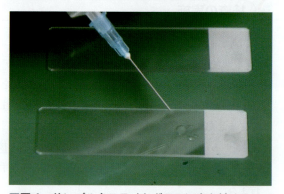
■図4　サンプルをスライドガラスに吹き付ける

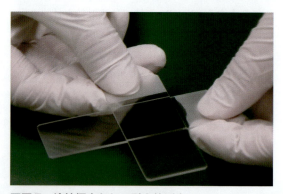
■図5　塗抹標本として引き伸ばす

⑭ 目的に応じて各種染色を行う．複数枚ある場合は，特殊な検査を外部機関に委託する可能性があるため，未染色のスライドも保存しておく．
⑮ 封入剤とカバーガラスを用いて封入標本を作成する．
注意：封入時には空気が入らないように注意する．

b) スタンプ法

- スタンプ法は主に皮膚の表面にある病変や手術で摘出された組織，コア生検で採取したサンプルに対して実施される（p.150参照）．
- 組織の場合は，メスを用いて新鮮な割面を露出させ，余分な血液や組織液を吸収させた後にスライドガラスに軽く押し当て，細胞をスタンプ（押捺）する．
  コツ：スライドガラスへのスタンプは引きずらないように，スタンプを押すようにチョンチョンと軽く接触させる．強く押し当てる必要はない．

c) スクラッチ法

- スクラッチ法は，スタンプ法と同様に表在性病変や組織に対して実施されるが，特にスタンプ法では採取できなかった場合，硬い病変から細胞を採取する場合などに用いられる．
- 皮膚などの二次的病変が起こっている場合には，何度か掻爬して深層に存在する目的の細胞を採取できる（p.149参照）．

Memo

第4章

動物外科看護学実習

1. 術前準備
2. 術中補助
3. 術後管理
4. 救急救命

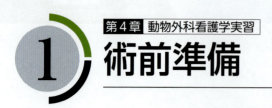
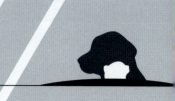

第4章 動物外科看護学実習
1 術前準備

1 手術器具の準備，滅菌ができる

> **ポイント**
> ● SSIは手術成績を低下させる．手術器具や術衣は生存する微生物を限りなくゼロにすべく滅菌する．

- 手術部位に発生する感染は手術部位感染（SSI：surgical site infection）と呼ばれる．通常，動物は被毛や皮膚などのバリアによって感染から守られているが，手術によって侵襲を受けると感染を起こす可能性がある．
- SSIは手術成績を低下させるため，そのリスクを最小限に抑える必要があり，そのためには手術に使用する器具を清浄に保ち，術者は手指を洗浄し，清潔な術衣および手袋を装着する．
- 手術に使用する器具や術衣などを清浄化するためには滅菌が行われる．滅菌とは，微生物の生存をゼロにすることであるが，理論上不可能であるため，実際には生存する微生物を限りなくゼロに近づける作業である．
- 外科手術における滅菌の保証レベルが設けられている．その保証レベルはある微生物の数を100万分の1以下にすることができる滅菌工程である．

手術器具の洗浄・滅菌など

- 外科的滅菌のレベルは生存する菌数によって規定されるため，滅菌工程の前に，あらかじめ菌数を減らすために器具などに付着した汚れを洗浄して除去する．
- 洗浄水の温度は，低温では血液はよく落ちるが，脂肪などが落ちづらくなり，高温ではタンパク成分が凝固して除去しづらくなるため，至適温度は30〜50℃の範囲とされる．

a) 手順

① 予洗：使用した器具の破損がないかなど状態を確認して付着した組織や汚れを大まかに除去する（図1）．
　注意：特に構造が複雑なものや管腔状のもの．

手術器具の洗浄・滅菌

② 洗浄：用手か機械のいずれかによるが，用手にはブラッシングと浸漬洗浄がある．
- ブラッシングは汚染物をピンポイントで除去でき，洗剤の量も節約できる．また器械どうしがぶつかることがないため，破損する可能性は低い．
- 浸漬による洗浄は，器械を洗浄液に一定時間漬けておく（図2）．
- 機械を用いた洗浄法は，超音波洗浄が一般的である．常に

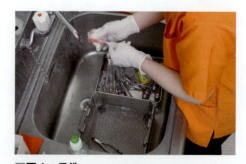

■図1　予洗

216

一定の洗浄効果が期待でき，ブラッシングなどでは届かない細かな部位の汚れを除去できるなどのメリットがあるが，超音波洗浄機のコストがかかり，振動によるネジのゆるみや接着部の破損のリスクがあるなどのデメリットがある．
- 超音波洗浄の洗浄効果は周波数によって異なり，周波数が低いほど洗浄力が高くなる．
- 一般的な洗浄には28kHz（キロヘルツ）程度の周波数が用いられるが，精密な器械などを洗浄する際には40kHz程度の周波数を用いる．また，超音波洗浄は衝撃波を吸収する柔らかい材質のゴムや布類には使用できず，硬性のものの洗浄にのみ使用する（図3）．

③ すすぎ：洗剤など使用した薬品を水で洗い流す（図4）．
④ 乾燥：水分をよく拭き取り，十分に乾燥させる（図5）．
　根拠：放置すると錆の原因となる．
⑤ 器具の可動部分には医療用水溶性潤滑油を注油する．
⑥ 器械ごとに分類し，ルーチンで使用する手術器具はセットにまとめ滅菌容器に収納し（図6），その他の特殊器械は個別にパッキングする（図7）．
　注意：それぞれの滅菌法に適した滅菌容器もしくは滅菌バッグを使用する．
⑦ 滅菌インジケータ（医療機器などが適切に滅菌されたことを視覚的に確認できるテープ状のツール）をセットする．
⑧ 各種の滅菌処理を行う．

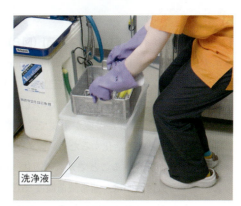
■図2　浸漬による洗浄

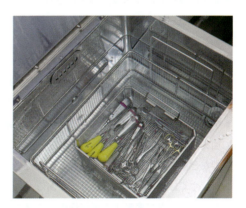
■図3　超音波による洗浄

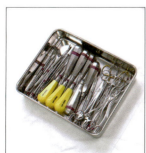
■図4　すすぎ

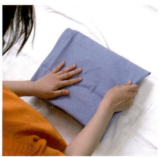
■図5　乾燥

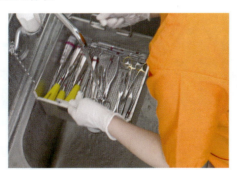
■図6　手術器具はセットにまとめる

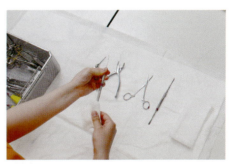

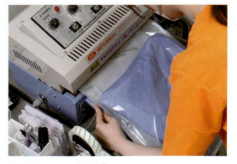
■図7　パッキング

b) 滅菌法

【エチレンオキサイド（ETO）ガス滅菌】（図8）

- エチレンオキサイド（ETO：ethylene oxide）ガス滅菌は現在，動物病院で広く使用されている滅菌方法で，使用するETOガスは可燃性で爆発性のある無色のガスであり，微生物のタンパク質や遺伝子の核酸をETOがアルキル化することによって細胞の代謝や増殖を抑制し微生物を殺滅する．
- ETOの反応には温度と湿度が重要で，温度が10℃上昇すると滅菌速度が約2倍になる．しかし，ETOは60℃以上になると不活化するため，滅菌温度は通常45～60℃の範囲で行う．
- さらに水分が存在することでガスの菌体への浸透性が向上するため，チャンバー内を相対湿度で50%程度に設定する滅菌時間は，通常滅菌温度55℃の場合は3時間以上，40℃の場合は5時間程度であるが，ガスに曝露された直後はガスが残存しているため，すぐに使用することはできない．
- 器械に残存したガスは，外気にさらすことで拡散して除去されるが，20℃で7日間以上要する．このため，基本的なETOの滅菌サイクルは，前処理，加湿，ガス注入，曝露の後にチャンバー内の空気を強制的に換気して脱ガスを早める排気とエアレーションの工程が行われる．
- これによりガス曝露後から使用できるまでの時間は大幅に短縮され，24時間程度で完了する．

【オートクレーブ（AC：高圧蒸気滅菌）】（図9）

- オートクレーブ（AC：autoclave）は高圧蒸気を使用した最も安価で信頼性が高い滅菌法である．
- チャンバー内を約2気圧程度にすることで水の沸点は120℃まで上昇し，発生した水蒸気は熱エネルギーに加え気化熱も保持している．この水蒸気により，ほとんどすべての微生物は殺滅され，ETOとは異なり毒性などもなく安全な方法といえる．また，滅菌に要する時間も15～20分と短時間で，終了後は温度が下がればすぐに使用することが可能である．
- しかし，高温で変形する可能性のあるプラスチックや鋭利な器械の滅菌はできないことに注意する．

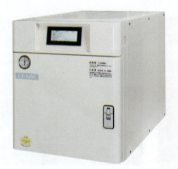

■図8　エチレンオキサイド（ETO）ガス滅菌器

（写真提供：東邦製作所）

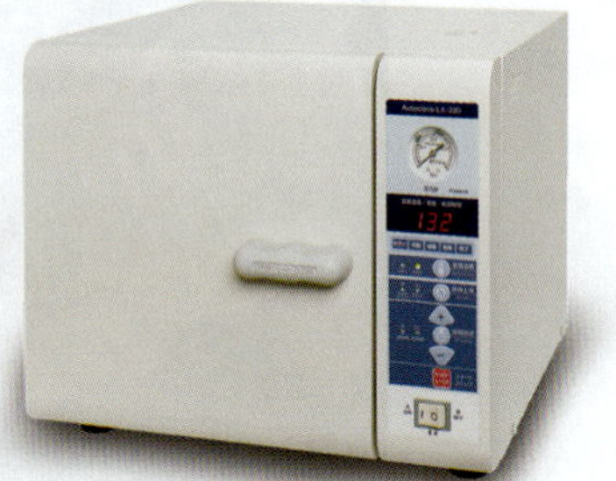

■図9　オートクレーブ（高圧蒸気滅菌器）

（写真提供：キヤノンメドテックサプライ）

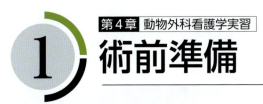

第4章 動物外科看護学実習

1 術前準備

2 手術衣，タオル・ドレープ類を準備し滅菌できる

> **ポイント**
> ● 医療用リネン類の用途を理解し，適切な管理と準備ができるようにする．

医療用リネン類の種類と準備

ガウンとドレープのたたみ方

- 医療用リネン類の代表的なものとしてドレープ（掛け布），手術衣（ガウン），手術用手袋，サージカルマスク，キャップ，タオルなどがある．
- 衛生的に保管し，滅菌して準備しておく．折りたたみ方を習得し，術中の滅菌環境の維持や術者をサポートすることが必要である．

a) ガウンのたたみ方（図1）

① 手術衣を外側に向けて広げる．
② すべての紐を片結びにしておく（装着時に未滅菌個所に触れないため）．
③ 背中側の片側の布の半分を重ねる．反対側も同様に行う．
④ 表側に返す．
⑤ 腕部分を内側に折りたたむ．反対側も同様に行う．

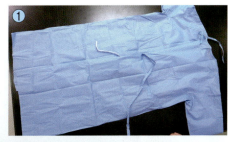

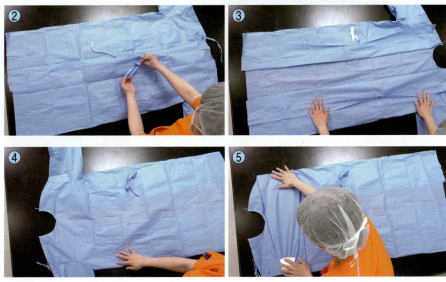

■図1 ガウンのたたみ方

⑥ 上側に向けて折りたたんでいく．
⑦ 肩の部分を入れ込む．
⑧ 4つ折りにする．

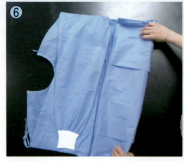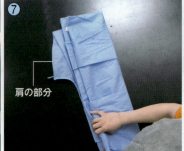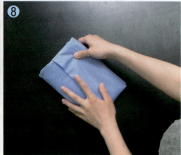

■図1つづき　ガウンのたたみ方

b) ドレープのたたみ方
【有窓布】（図2）
① 動物との接触面を下に向けて広げる．
② 窓の中心線までで2つ折りにする．
③ ②をさらに2つ折りにする．反対側も同様に行う．

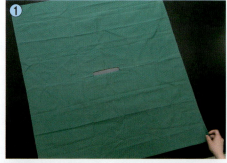

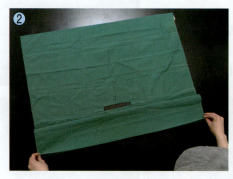

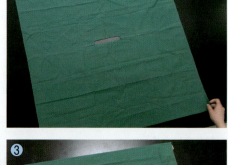

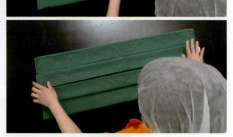

■図2　ドレープのたたみ方（有窓布）

④ 左右から2つ折りにし，逆へ半分折り返し，さらに半分折り返す．同様に反対側も行う．
⑤ 2つ折りにする．

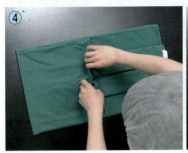
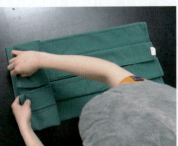
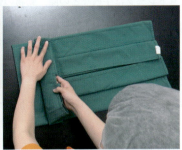
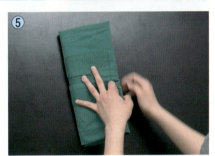

■図2つづき　ドレープのたたみ方（有窓布）

【無窓布】（図3）
① 動物との接触面を下に向けて広げる．
② 中心線までで2つ折りにする．
③ 両端をつまみ上げ2つ折りにする．
④ 片側から2つ折りにする．
⑤ 上側を折り返して2つ折りにする．
⑥ 裏返してもう一方も2つ折りにする．

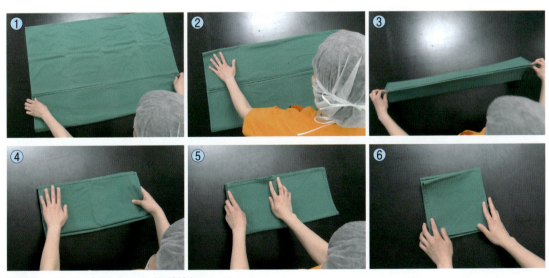

■図3　ドレープのたたみ方（無窓布）

医療用リネンの洗浄・滅菌など

- ドレープは手術などの際，動物の体を覆う滅菌された布製もしくは紙製のカバーであり，術野の範囲を確保するために使用する．また器具敷きは手術台の上に展開し，その上に滅菌された器械を配置する．
- 近年はディスポーザブル（使い捨て）が増えているが，滅菌して再使用する布製のものが使用されることもある．
- これらの洗浄には単に付着した汚れを除去するだけでなく，病原微生物の殺菌の意味合いもある．汚れには一般的な着用者の皮脂汚れに加えて動物の血液などの体液や薬剤の付着が予測される．

a) 手順

① 浸漬または予洗：医療用リネン（ドレープ，ガウン，タオルなどの布類）はこれらの汚れが乾燥により固着することを防ぐため，使用終了後は速やかにタンパク分解酵素液に浸漬するか，もしくは予洗を行う．
② 洗濯：浸漬または予洗処理ののち，通常の洗剤と漂白剤を使用して洗浄，すすぎ，脱水の工程が行える洗濯機で洗濯する．
　注意：リネン類は超音波洗浄ができない．
③ 乾燥：洗濯後は乾燥機で乾燥させてたたみ，滅菌工程に備える．
④ 滅菌：リネン類の滅菌は量や頻度が多いため，オートクレーブが適している（「手術器具の準備，滅菌ができる」を参照，p.216）．

Memo

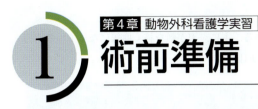
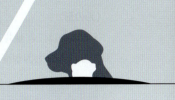

1 術前準備

第4章 動物外科看護学実習

3 手術に必要な機器，器械台を準備できる

ポイント ●手術の内容・進行，術者，手術介助を考慮して，器械を並べる．

手術に使用する医療機器

- 手術に使用する医療機器には，麻酔器（p.239），生体情報モニター（p.241），点滴装置（自動点滴器，微量点滴器），気管挿管器具などがある．

代表的な手術器具

a) 外科用メス

- 刃と柄が一体化しており，1回ごとに使い捨てるディスポーザブルタイプ（図1）と刃（メス）と柄（メスホルダー）が別々で，刃のみを使い捨てる替え刃タイプがある（図2）．

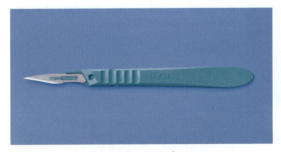

■図1　ディスポーザブルタイプ
開封後すぐに使え，簡単な処置や小手術に適している

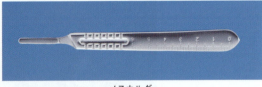

メスホルダー

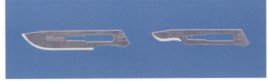

替え刃（メス）

■図2　替え刃タイプ
装着するときは，絶対に素手で扱わずにメス着脱鉗子を用いて，滅菌パックに入ったままの状態で操作する

〈刃の形〉
- 刃の形は，世界共通の番号で大きさ，形状が決まっている．主に，刃が弧を描く曲線になっている円刃刀（図3）と刃が直線的で先端が鋭角になっている尖刃刀（図4）がある．

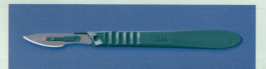
大円刃刀：真皮が厚い部分の直線的な切開に使用する
（写真は23番）

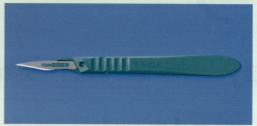
軟部組織の感染源排膿や精密な切開などに使用する
（写真は11番）
■図4　尖刃刀

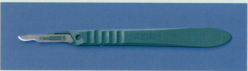
小円刃刀：皮膚など薄く，曲線が多い切開に使用する
（写真は15番）
■図3　円刃刀

b) 電気メス

- 高周波電流を流して組織を瞬間的に焼灼する器具である．フットスイッチで周波数モードを操作することによって，切開と凝固が同時にできる．
- 電気メスには，モノポーラ（mono-polar：単極）とバイポーラ（bi-polar：双極）がある（表1）．
- 手術前には，フットスイッチを手術台の下に配置し，モノポーラの場合は動物の下に敷く対極板を用意する．

■表1　電気メスの種類

モノポーラ (mono-polar：単極)	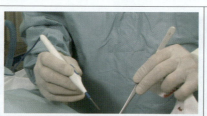	棒状の先端（チップ）が＋極で，患者の体の外側に対極板をあてることで通電する
バイポーラ (bi-polar：双極)	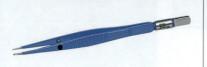	ピンセット型で，先端が＋極と－極になっているため対極板が不要．患部をつまんで通電すれば，その部分だけに電流が流れ，凝固・止血ができる

c) 剪刀（はさみ）

- 刃の彎曲の有無により，曲剪刀と直剪刀がある．
  - 曲剪刀：刃が彎曲していて，多くがこのタイプ．
  - 直剪刀：刃部がまっすぐで，糸切りなどに使われる．
- また，先端部分の違いがある（図5）．多くの種類があり，目的により使い分ける（表2）．

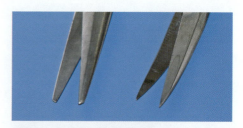
■図5　剪刀の先端部分の違い
左：鈍，右：鋭（抜糸時などに有用だが，あまり多く使われない）

■表2　主な剪刀

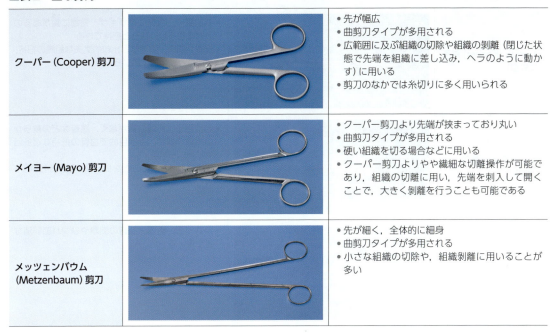

クーパー（Cooper）剪刀		• 先が幅広 • 曲剪刀タイプが多用される • 広範囲に及ぶ組織の切除や組織の剥離（閉じた状態で先端を組織に差し込み，ヘラのように動かす）に用いる • 剪刀のなかでは糸切りに多く用いられる
メイヨー（Mayo）剪刀		• クーパー剪刀より先端が挟まっており丸い • 曲剪刀タイプが多用される • 硬い組織を切る場合などに用いる • クーパー剪刀よりやや繊細な切離操作が可能であり，組織の切離に用い，先端を刺入して開くことで，大きく剥離を行うことも可能である
メッツェンバウム（Metzenbaum）剪刀		• 先が細く，全体的に細身 • 曲剪刀タイプが多用される • 小さな組織の切除や，組織剥離に用いることが多い

c）鉗子

- 血管や組織，ドレープ，タオル類などを把持する（はさむ）ために用いるはさみ型の器具で，指穴の横のラチェットと呼ばれるストッパーで，先端が閉じた状態をキープできる．
- さまざまな形，大きさのものがあり，用途によって使い分ける（表3，表4）．

■表3　主な鉗子の種類

大きさ	標準型：14～16cmのもの（コッヘル鉗子，ペアン鉗子など）
	モスキート（Mosquito）型：標準型より小型で細い（繊細な）もの
	ロング型：標準型より長いもの（ケリー鉗子，リスター鉗子など）
彎曲の有無	彎曲型：先が彎曲しているもの．強彎と弱彎とに分ける
	直型：先がまっすぐなもの
	直角型：先がほぼ直角に曲がっているもの
鉤の有無	有鉤鉗子：コッヘル鉗子など
	無鉤鉗子：ペアン鉗子やケリー鉗子など
用途別	止血鉗子：血管をはさむ鉗子．コッヘル鉗子，ペアン鉗子など
	剥離鉗子：組織剥離に使う鉗子．ケリー鉗子など
	腸鉗子：腸を把持するための専用の鉗子
	粘膜鉗子：粘膜を把持するための専用の鉗子．アリス鉗子など
	タオル鉗子：布類をはさむための専用の鉗子
	消毒鉗子：ガーゼをはさむための鉗子

■表4 代表的な鉗子

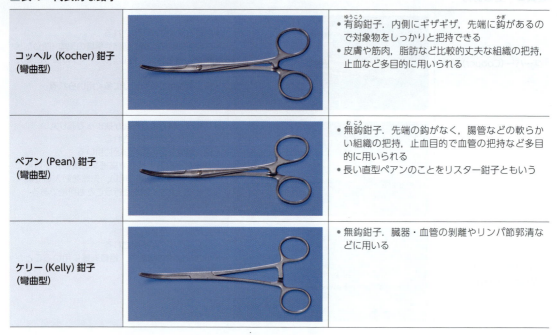

コッヘル (Kocher) 鉗子 (彎曲型)		・有鉤鉗子．内側にギザギザ，先端に鉤があるので対象物をしっかりと把持できる ・皮膚や筋肉，脂肪など比較的丈夫な組織の把持，止血など多目的に用いられる
ペアン (Pean) 鉗子 (彎曲型)		・無鉤鉗子．先端の鉤がなく，腸管などの軟らかい組織の把持，止血目的で血管の把持など多目的に用いられる ・長い直型ペアンのことをリスター鉗子ともいう
ケリー (Kelly) 鉗子 (彎曲型)		・無鉤鉗子．臓器・血管の剥離やリンパ節郭清などに用いる

d) 鑷子（ピンセット）

- 縫合の際に組織をつまむなどの場合に使用する．先端に鉤（フック）があるもの（有鉤）とないもの（無鉤）に大別され，皮膚などは有鉤のものを，粘膜などは無鉤のものを用いる（**図6**）．また，先端の形状が直型，曲型のものがある．
- 代表的なものに，アドソン（Adson）鑷子，マッキンドー（McIndoe）鑷子，ドゥベーキー（DeBakey）鑷子などがある．

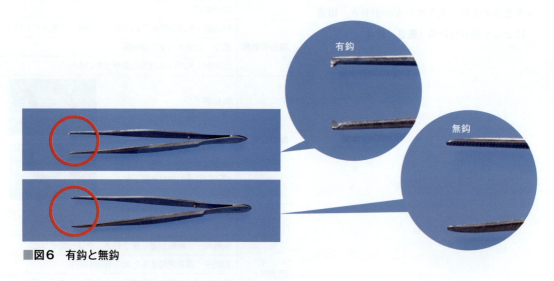

■図6 有鉤と無鉤

e) 持針器

- 縫合の際に針を把持する器具である（表5）．握りの部分に特徴があり，鉗子と同じように閉じた状態が維持できる．
- 針の大きさに応じた持針器を使用する．

■表5 代表的な持針器

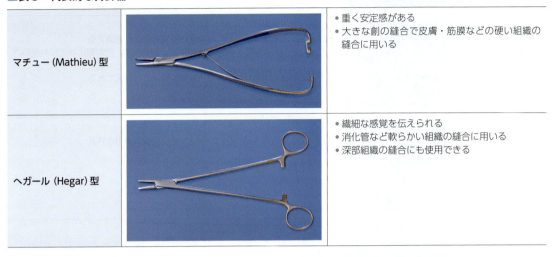

マチュー (Mathieu) 型		・重く安定感がある ・大きな創の縫合で皮膚・筋膜などの硬い組織の縫合に用いる
ヘガール (Hegar) 型		・繊細な感覚を伝えられる ・消化管など軟らかい組織の縫合に用いる ・深部組織の縫合にも使用できる

代表的な縫合材

a) 縫合針

- 縫合針は，彎曲しており，回転運動で縫い進める．彎曲（図7）や針の先端（ポイント）（表6）には種類があり，縫合する組織によって使い分ける．

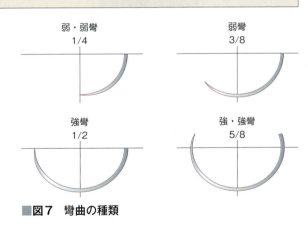

■図7 彎曲の種類

■表6 先端（ポイント）の種類

丸針		・最も汎用される ・主として腹膜・腸管・血管・心臓・皮下組織などやわらかく刺通しやすい組織に使用される
逆三角針（角針）		・第3の刃が外側に付いており，内側は三角形の底辺となっている ・表皮など硬い組織に使用される ・通常，"角針"といえば"逆三角針"を指すことが多い

■表6つづき　先端（ポイント）の種類

角針		・彎曲の内側に向かって第3の刃が付いているので，縫合時に組織が裂けてしまう欠点がある ・形成などで特殊な場合のみ使用される
鈍針		・先端が丸みを帯びている ・鋭利な刃先では損傷を起こしやすい組織を安全に刺通する ・血管に富む実質臓器，腹膜などのほか，胸骨閉鎖，肋間固定などにも使用される ・手術用手袋を刺通しないので，針刺し防止にも有用である
テーパーカット針		・丸針の先に鋭利な三角形の刃が付いている ・石灰化した組織など，硬いが裂けやすい組織に使用される
ヘラ型針		・上下が平らで，両側に鋭利な刃をもつ ・層と層の間に入りやすいように設計されている ・眼科用

b) 縫合糸

- 縫合糸は，術後に抜糸する必要のある（もしくは体内に残存する）非吸収糸と，ある程度の期間で組織に吸収される吸収糸とに大別できる（**表7**）．
- また，1本の繊維でできているか（モノフィラメント），複数の繊維を編み合わせたものか（ブレード）でも用途が分かれる（**表8**）．
- 糸の太さは，USP（米国薬局方）規格で表示されていることが多い（**図8**）．肉眼で行われる通常の手術に使用される場合，おおよそ直径0.1〜0.5mmの範囲に収まる．
- 縫合針付きの縫合糸（滅菌パック）も販売され，パッケージには糸の太さや針の形状などの情報が記載されている（**図9**）．

■表7　吸収糸と非吸収糸

吸収糸	・一定期間がたつと吸収される素材でできている ・皮下縫合，筋肉縫合，粘膜縫合など，抜糸のために再手術のできない部分に用いる ・強度が低いため，大きな張力がかかる部位の縫合には向かない ・吸収までの期間は2〜6か月ぐらいで製品によって異なる ・素材は，ヒドロキシ酸の高分子化合物が主に使われている
非吸収糸	・体表の場合は，あとから抜糸が必要 ・体内の場合は抜糸ができないので，遺残することになる ・皮膚縫合や大きな張力がかかる部位の真皮縫合などに用いる ・素材は，ナイロンやポリエステルなどの合成繊維や絹などが主に使われている

■表8 モノフィラメントと編み糸（ブレード）

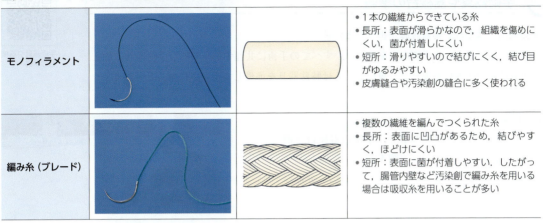

■図8 縫合糸の太さ

（針原康編：周術期ビジュアルナーシング．p28，Gakken，2019）

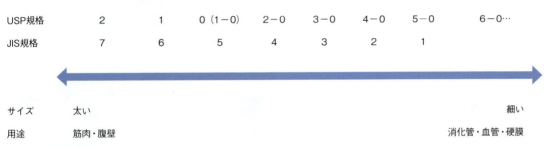

■図9 表示例

（針原康編：周術期ビジュアルナーシング．p28，Gakken，2019）

手術器具や器械台の準備

手術器具や器械台の準備

- 器械出しは愛玩動物看護師が担うことが多い．
- 当日予定されている手術内容を確認し，すべての手術に共通する一般的な手術器具に加え，それぞれの手術に必要となる専用もしくは特殊器具を準備して手術室に搬入しておく．

a) 手順

① キャップとマスクを装着し，手術の器械台を消毒する（70％アルコール）（図10）．
② 術者よりも先に外科的な手洗いを行い，ガウンを着用して入室する．
③ 外回りからドレープ（器具敷き）を受け取り器械台の上に展開し，滅菌野を準備する（図11）．
④ 外回りからドレープや器械などを受け取り器械台の上に並べる．このとき，手術の手順を考慮して配置するようにする（図12）．
⑤ コード類は脱落しないように，マジックテープ（面ファスナー）やガーゼなどを使用して器械台に固定する（図13，14）．
⑥ 器械台に並べた器具の数を確認する．特にガーゼは体内に残しやすいため必ず枚数をカウントする．
　注意：ガーゼは切ったりすることがあるため，枚数の把握が複雑になりやすいことから外回りとダブルチェックすることが望ましい）．

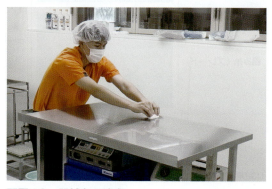
■図10　器械台の消毒

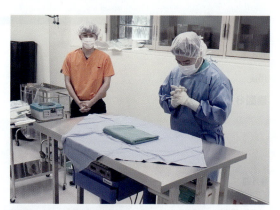
■図11　滅菌野の準備

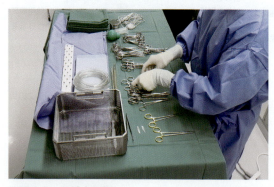
■図12　器械を配置

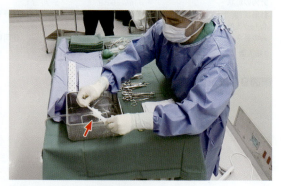
■図13　コード類の固定

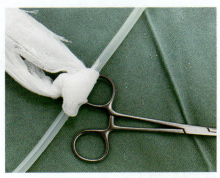

- ガーゼで締結して固定すると，コードの損耗が少ない
- ガーゼのカウントで，数が合わなくなるなど混同するリスクがある
- マジックテープなどを滅菌して，使用すると良い
- 間違えて体内に入らないように確認が必要である

〔コードの固定方法①：ガーゼで締結して固定した場合〕

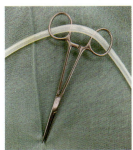

〔コードの固定〕

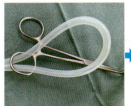

コードをループにして鉗子の片側の指穴に通す

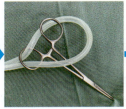

ループをもう一方の鉗子の指穴の外側に掛ける

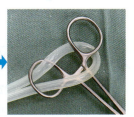

コードを引き絞る

〔コードの固定方法②〕
鉗子の片側が不潔である場合や指穴を通らない構造が付属する場合に有効だが，コードの折り返しが強いため，コードの損耗が大きい．

■図14　コードの固定方法

引用・参考文献　　1）藤村響男ほか編：愛玩動物看護師必携テキスト．Gakken，2023．

Memo

第4章 動物外科看護学実習

1 術前準備

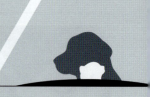

4 手術台への動物の固定，術野の消毒ができる

ポイント
- 全身麻酔下動物の各手術に特有の体位での保定法を習得する．
- 術後感染を起こさないために，術部は確実にていねいに消毒する．

手術台への動物の固定

a) 手術に特有の体位で保定
- 全身麻酔下動物はそれぞれの手術に特有の体位で保定する．
- 子宮卵巣摘出術など一般的な開腹手術では，腹部の正中切開のため仰臥位で動物を保定する．また，肋間開胸を行う場合には，左右どちらかの横臥位に保定する．
- 椎間板ヘルニアでは，背中から脊髄にアプローチするため伏臥位で保定する．
- その他に特徴的な体位として，雄ネコの精巣摘出の際には，仰臥位で両後肢を頭側へ牽引して固定する体勢をとる．さらに，会陰ヘルニアなど会陰部にアプローチする手術においては，伏臥位で両後肢を下げたジャックナイフ位と呼ばれる体位で保定する．

b) 仰臥位に保定するための工夫
- 手術台は通常平面であるため，楕円形の体腔をもつイヌやネコは横臥位では問題とはならないが，仰臥位では不安定となるため仰臥位に保定するためのマットレスを使用するか，もしくは砂袋や筒状に丸めたタオルを梯子状に配置，その上に動物を置くことで安定して仰臥位をとらせることができる．

c) 注意
- 通常，手術台への固定は四肢に保定用の紐をかけて行うが，その際に使用する素材や四肢へのかけ方を誤ると虚血により肢端部に障害を及ぼす可能性がある．
- また初心者に多いミスとしては，輸液などのカテーテルが入っている側の肢を保定する際に保定紐をカテーテル刺入部より近位（体幹側）にかけるというものがある．これにより駆血されてしまい輸液や薬剤が注入できなくなるため注意する．

術野の消毒

- 術野の消毒に先立ち，被毛をバリカンで除去する．
- 皮膚を傷つけるため基本的にカミソリは使用しないが，粘着性のプラスチックドレープなどを使用する場合には最小限度の使用にとどめる．
- 術野の消毒は手指とは異なり，洗い流すことができないため，薬剤の殺菌力に依存する．
- 消毒薬は，ペイント法では消毒薬に浸漬した綿花などを使用して切開線となる中心部位から外側へ向かって塗布していく．
- 噴霧法は，消毒薬をスプレーで術野に散布しアルコール綿で清拭する．

a) 手順（図1）

① 術野となる部位を実際の術野よりやや広くバリカンで剃毛する．
② 消毒薬を含有した界面活性剤を用いて泡立てながら術野の中心から外側へ向けて皮膚を洗浄する．
③ 濡れたガーゼなどで清拭する．
   ※②および③を3回繰り返す．
④ 術野となる部位の周辺をタオル（未滅菌でよい）で実際の術野よりやや広く覆い術野を限定する．
⑤ 消毒薬を術野の中心から外側へ向けて塗り広げる．
⑥ アルコール綿で清拭する．
   ※⑤および⑥を3回繰り返す．

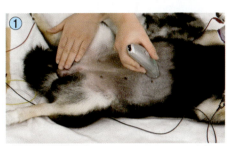
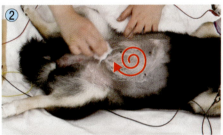
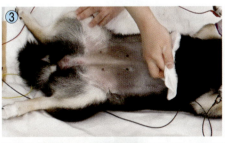
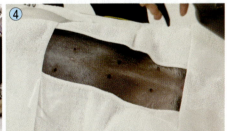
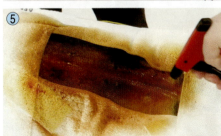
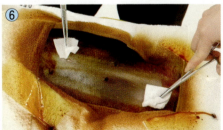

図1 術野の消毒の手順

1 術前準備

第4章 動物外科看護学実習

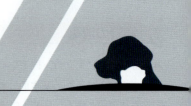

5 手洗い，手術衣や手袋の装着ができる

ポイント
- 手術部位感染（SSI）を最小限に抑えるために，手指洗浄および清潔な術衣および手袋を装着する．

外科的手洗い，ガウンなど着用前の準備

身だしなみ，キャップとマスクの着用

- 外科的手洗い，ガウン着用などのいわゆるスクラブインの前に，身だしなみを整える．
- 基本的に上衣の下には何も着用せず，上衣の裾は下衣に収める（図1）．
- アクセサリーはすべて外し，爪の長さも短く切り揃える．髪の毛をまとめキャップの中にすべて収める（図2）．
- マスクはしっかりと蛇腹を開いて鼻梁〜顎下まで覆い（図3），紐は後頭部と首の後ろで結ぶ（図4）．

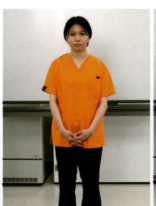

■図1 身だしなみを整える

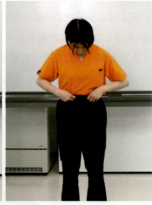

■図2 髪の毛をキャップの中に収める

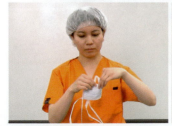

マスク蛇腹を開く
■図3 マスクの着用

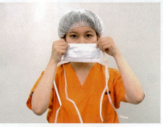

マスクは鼻梁〜顎下まで覆う

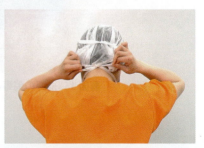

■図4 紐は後頭部と首の後ろで結ぶ

234

外科的手洗い（ラビング法）

- 手指の洗浄は，以前はブラシで擦過することが推奨されてきたが，ブラッシングによる皮膚へのダメージが感染リスクを高めることから，現在は推奨されていない．
- ブラシ不使用でも手術部位感染（SSI：surgical site infection）のリスクは変わらないため，現在では簡素化させた方法に移行しつつある．

a) 手順（図5）

① 石けんを適量手に取る（市販のハンドソープでもよい）（図5①）．
② 石けんを泡立てながら洗う（重ねる掌の上下を入れ替えて左右両方を洗う）（図5②）．
③ 片方の掌を背側にあて，指間も同時に洗う（図5③）．
④ 掌を合わせ，指を交差し指間を洗う（上下を入れ替えて左右両方を洗う）（図5④）．
⑤ 指先どうしを擦り合わせる．
⑥ 両拇指は他の指と分けて個別に掌で包むようにして洗う（図5⑤）．
  ＊2回繰り返してもよい．
⑦ 水道水ですすぎ水分をタオルで拭き取る（未滅菌のものでよい）（図5⑥）．
⑧ 擦式消毒液3mLを掌に取り（図5⑦），反対側の指先を浸漬する（5秒程度）（図5⑧）．
⑨ その消毒液をそのまま10～15秒かけて手首～肘まですり込む（図5⑨）．
⑩ もう片方の手・腕でも，⑧および⑨の手順を行う．
⑪ 新たに3mLの擦式消毒液を取り（図5⑩），掌をすり合わせてすり込む（手を重ねる上下を入れ替えて左右両方を消毒する）（図5⑪）．
⑫ 手の甲と指間にも消毒液をすり込む（上下を入れ替えて左右両方を消毒する）（図5⑫）．
⑬ 手洗い同様に拇指を個別に消毒し（図5⑬），自然乾燥させて消毒を終了する．

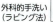

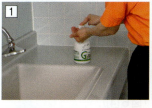
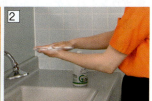
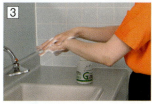
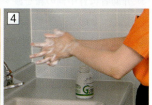
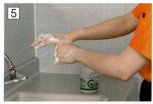
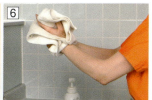
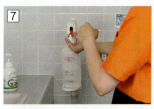
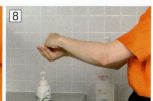
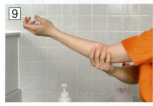
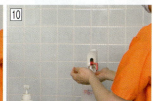
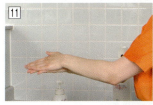
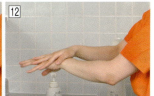
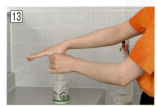

■図5　外科的手洗い（ラビング法）

ガウンとグローブの着用(クローズド法)

a) 手順(図6~9)

ガウンとグローブの着用(クローズド法,オープン法)

① ガウンをパッケージから取り出し展開して(**図6**1),グローブもその上に出しておく(**図6**2).

　注意:<u>内側を触らないように注意する.</u>

　※ここまで行ってから手洗いを開始する.

② 手指の消毒が終了したら,ガウンを取り上げ,袖の部分に手を合わせてガウンを開く(**図6**3).

③ 介助者に背中側の紐を渡す(**図6**4).

　注意:<u>介助者と手が触れないように注意する.</u>

④ 介助者は背面の紐をすべて縛り,着用者は指先が袖から出ないようにする(**図6**5).

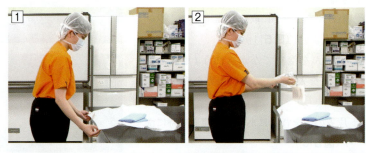
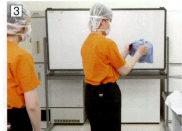
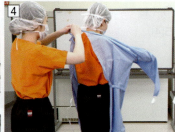
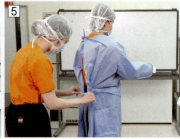

■**図6** ガウンの着用(グローブ着用前)

　※ここからグローブの着用を開始.

⑤ 折りたたまれたグローブの包装を展開する(指先は出さない)(**図7**1).

⑥ グローブ本体に触れないよう包装紙を展開し,自分から見てグローブの左右が一致するように配置する(**図7**2).

⑦ 掌と掌側が合わさるように,グローブの指先を手首側に向けて掌に把持する(**図7**3).

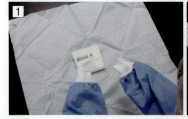
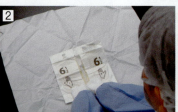
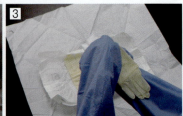

■**図7** グローブ着用の準備(クローズド法)

⑧ 反対側の拇指をグローブの折り返しのヒダにかけ，一気にリブの所まで掌全体にかぶせる（図8①）．
⑨ グローブの指の位置を合わせてさらに引いて，袖の中からグローブ内に指を出す（図8②）．

※反対側も同様に行う．

⑩ 両手のグローブのたるみを調節して完了する（図8③）．

注意：リブの部位から水が入りやすいので必ずグローブの中に収めること．

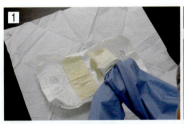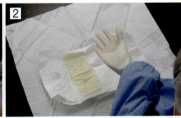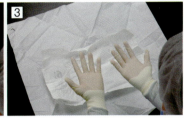

■図8　グローブの着用（クローズド法）

※再びガウンの着用に戻る．

⑪ 腰の紐に付属するカードから短いほうの紐を引き抜き（図9①），長いほうの紐をカードごと介助者に手渡す（図9②）．

注意：お互いの手がぶつからないようにカードに記されている境界を守ること．

⑫ 着用の完了（図9③）．

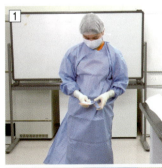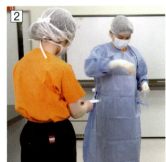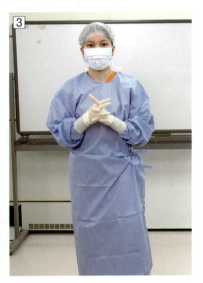
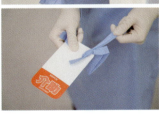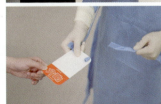

■図9　ガウン着用完了（グローブ着用後）

b) グローブの着用（オープン法）（図10）

① 折りたたまれたグローブの包装を展開する（図10①）．
② 反対側の拇指をグローブの折り返しのヒダにかけ（図10②），一気にリブの所まで掌全体にかぶせる（図10③）．
　　※反対側も同様に行う（図10④）．
③ 着用の完了（図10⑤）．

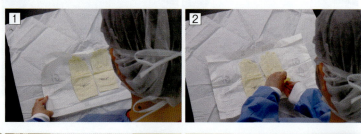
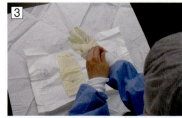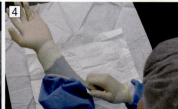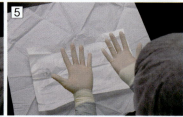

■図10　グローブの着用（オープン法）

Memo

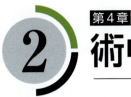

第4章 動物外科看護学実習

② 術中補助

1 麻酔器の各部名称や使用法を理解し，指示に従って操作できる

> **ポイント** ●麻酔器を指示に従って確実に操作する．

- 麻酔器（図1）は大まかに分類すると呼吸回路とガス供給の部分に分かれる．
- ガス供給部分がいわゆる麻酔器の本体であり，酸素や空気のボンベまたはガス配管や流量計，麻酔薬の気化器が含まれる．
- 一方，呼吸回路は患者に直接つながる部分であり，蛇管，呼気・吸気弁，呼吸バッグ，キャニスター，APLバルブ，気道内圧計が含まれる．

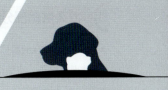

麻酔器の操作

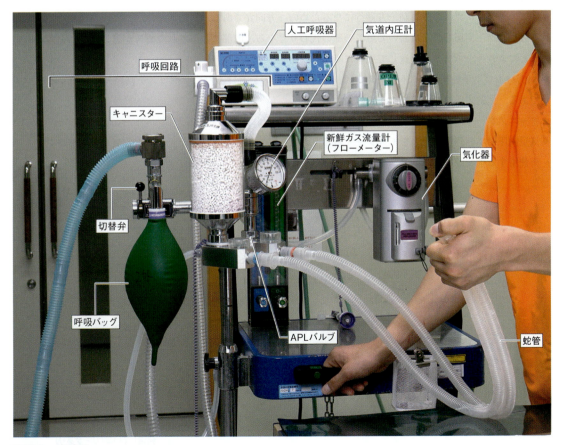

■図1　麻酔器

ガス供給部分

- 中央配管：麻酔器に新鮮ガスを送り込む管であり，それぞれの配管の色は接続口と共通の配色となっている（酸素は緑色，空気は黄色，笑気は青色）（図2）．
- 新鮮ガス流量計（フローメーター）：酸素，空気，笑気のガスの分時流量（L/min）を付属のつまみを操作することでそれぞれ個別に調整できる．
- 気化器：吸入麻酔薬はそれぞれ沸点が異なるため，イソフルラン，セボフルランなど麻酔薬ごとに専用の気化器を使用する．麻酔薬の吸入濃度はパーセントで表示され，濃度調節は，獣医師の指示に基づきダイヤルを回して調節する．気化器への麻酔薬の補充は麻酔薬ごとに誤投与を防止するため専用のアダプターを使用して行う．
- 余剰ガス排出装置：APL（adjustable pressure limiting：調節式圧力制御）バルブから排出された余剰ガスが室内に放出されないように吸引して外部に排出する（カートリッジタイプのものもある）．

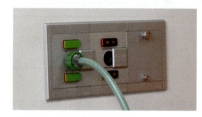

■図2　中央配管（酸素）

呼吸回路部分

- 蛇管：患者（気管チューブ）と接続するための弾性のある管でYピースなどさまざまなタイプがある．
- 呼気・吸気弁：ガスの流れが一方通行になるための一方向弁である．
- 呼吸バッグ：調節呼吸下において患者の肺の代わりとなる．内部に呼出されたガスが溜まりこれを押し出すことによりキャニスターを通じて患者に吸気を供給する．
- APLバルブ：手動換気時に回路内に過剰な圧がかかるのを避けるため余剰ガスを回路外に放出するバルブである．気道内圧計を観察しながら調節する．
- キャニスター：二酸化炭素の吸着剤（ソーダライム）を入れる容器である．
- 気道内圧計：回路内の圧力をモニターすることができ，これにより過剰な圧力による気道損傷を防ぐ．

※使用する前に呼吸回路内で漏れ（リーク）がないかテストを行う（図3）．

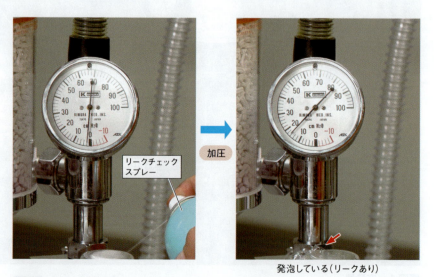

■図3　リークテスト
接続部にリークチェックスプレーを吹きかけて加圧したとき，その部分に発泡があればリークしている．

第4章 動物外科看護学実習
2 術中補助

2 モニター機器（心電図，血圧計など）を接続でき，術中監視を行うことができる

ポイント
- 生体情報モニターのデバイスを正確に接続でき，モニターを監視し，急変などに的確に対応できるようにする．

生体情報モニターによる監視

- 麻酔中の患者のバイタルサインの確認には一般的に生体情報モニターを使用し，心電図および血圧計による循環動態，カプノメーター，パルスオキシメーターによる呼吸状態，麻酔濃度，そして体温の監視を1台で行うことができる（図1，2）．

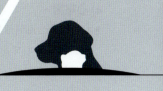
心電図モニターの装着と生体情報モニターの監視

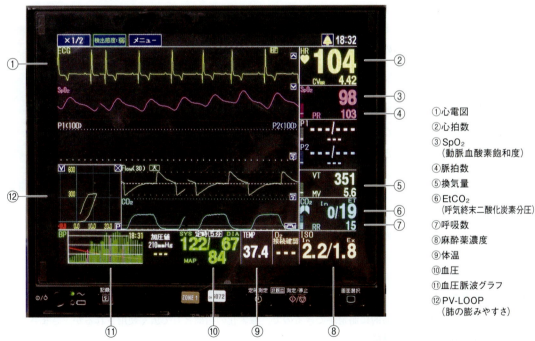

①心電図
②心拍数
③SpO₂（動脈血酸素飽和度）
④脈拍数
⑤換気量
⑥EtCO₂（呼気終末二酸化炭素分圧）
⑦呼吸数
⑧麻酔薬濃度
⑨体温
⑩血圧
⑪血圧脈波グラフ
⑫PV-LOOP（肺の膨みやすさ）

■図1 生体情報モニター（平常時）

■図2 生体情報モニター（心拍数が図1より増加している）

a) 心電図

- 心電図は，電気信号を体表面に装着した電極で測定し（図3），波形として記録することで心臓の拍動をモニターすることができる（p.112参照）.
- 心電図の評価は，まず洞性P波に続いてQRS波が出現してその後にT波が続く1拍の波形が1セットとして出現しているかどうかを評価する．P波が出現しないでQRS波が出現している場合には洞停止（洞結節の活動が一時的または持続的に停止している状態で，心拍数が低下して失神やふらつきなどの症状を呈する）が疑われ，P波に続くQRS波が認められない場合には房室ブロック（心房と心室間の刺激伝導が遅延している状態で，心拍数が低下して失神やふらつきなどの症状を呈する）が疑われる.

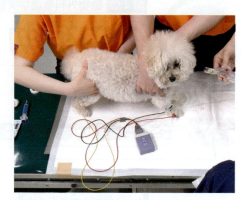

■図3　心電図電極の装着

- 続いて，これらの心電図波形が一定の適切なリズムで出現するかどうかを評価する．正常であればほぼ一定の間隔で波形が認められるが，間隔が不整であれば不整脈を疑う．また波形間隔が短すぎる場合には頻脈と考えられ，逆に間隔があきすぎる場合は徐脈と考えられる.

b) 血圧計（図4）

- 血圧計は一般的にオシロメトリック法で経時的に測定することができる．血圧測定用のカフの装着部位は尾根部が最も精度が高く測定できるが，前肢の手根部でも比較的正確に測定できる.
- 血圧の測定時にはカフ圧の波形をモニターすることが重要であり，カフ圧が連続的になだらかな山型を描いている場合には正確な血圧が測定できていると考えてよい.

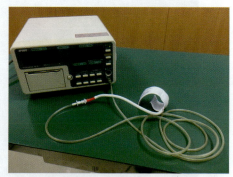

（フクダ エム・イー工業，BP100D）

■図4　動物用血圧計

c) カプノメーター

- カプノメーターは呼気中に含まれる二酸化炭素分圧をカプノグラムとして描出され，血液中の二酸化炭素濃度をモニターすることができる.

d) パルスオキシメーター

- パルスオキシメーターは簡易的に測定ができるので，酸素化の指標として広く使用されるが，さまざまな因子によって変動するため盲目的に信用してはならない.
- 正しく測定するためには，血流が豊富で光の透過を妨げる色素の沈着がない場所（舌など）にプローブを装着し，パルスオキシメーターに表示される脈拍数と心拍数が一致していることが条件となる.

e) 体温

- 体温は深部体温を反映する食道もしくは直腸にプローブを挿入し，経時的に測定する（p.63参照）.

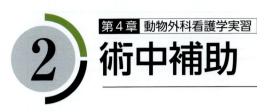

第4章 動物外科看護学実習
2 術中補助

3 麻酔記録を作成することができる

ポイント
- 麻酔記録の作成は重要である．麻酔時のバイタルサインの変動やイベントを記録する．

麻酔記録の作成は動物看護師の最も重要な役割の1つ

麻酔記録作成の様子

- 各施設でさまざまな形式があるが，記録内容の不備が多く認められるため，日本獣医麻酔外科学会が標準的な麻酔記録の様式（**図1-1**，**1-2**）を発表し，それに準じて記録することが推奨される．
- 麻酔を行う際には必ずバイタルサインの変動や生じたイベントなどを記録する麻酔記録を作成することは非常に重要であり，愛玩動物看護師の最も重要な役割の1つである（**図2**）．

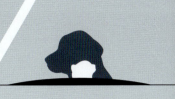

■図1-1　麻酔記録用紙
（日本獣医麻酔外科学会 麻酔・疼痛管理委員会：麻酔記録用紙．https://www.jsvas.net/download/committee/anesthanalg/JSVAS_Anesthesia_Record_rev1.pdf より2024年5月29日検索）

ⓒ2021日本獣医麻酔外科学会 麻酔・疼痛管理委員会
この麻酔記録用紙はクリエイティブ・コモンズ 表示4.0 国際ライセンスの下に提供されています．
CC BY 4.0（https://creativecommons.org/licenses/by/4.0/）

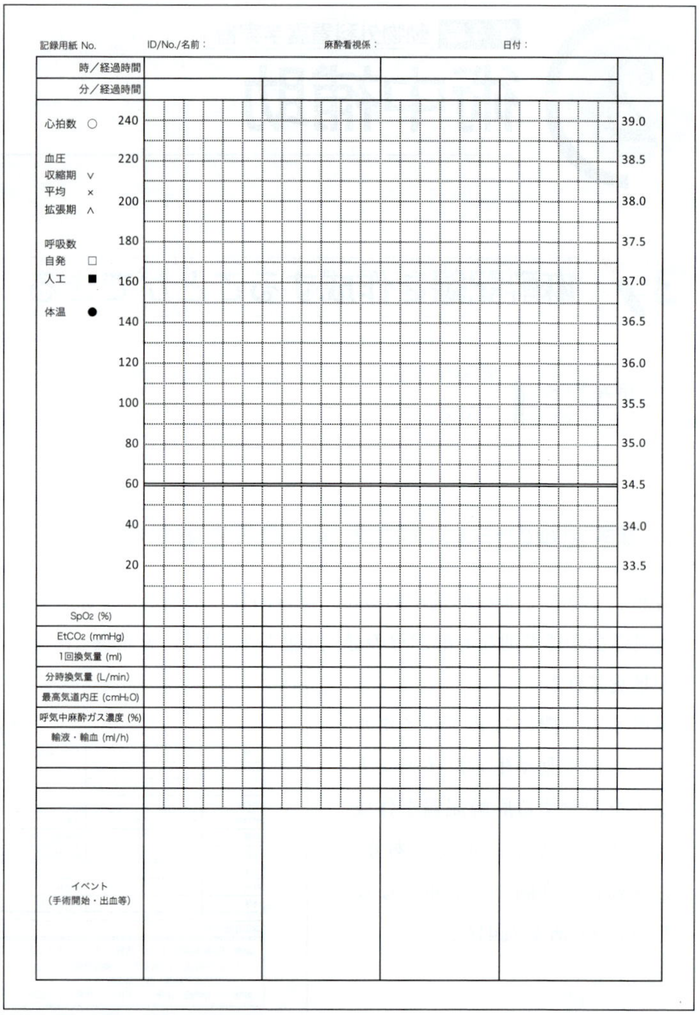

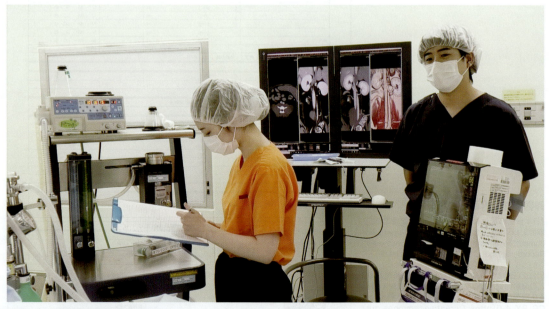

■ 図1-2　麻酔記録用紙
(日本獣医麻酔外科学会 麻酔・疼痛管理委員会：麻酔記録用紙. https://www.jsvas.net/download/committee/anesthanalg/JSVAS_Anesthesia_Record_rev1.pdf より2024年5月29日検索)

ⓒ2021日本獣医麻酔外科学会 麻酔・疼痛管理委員会
この麻酔記録用紙はクリエイティブ・コモンズ 表示4.0 国際ライセンスの下に提供されています。
CC BY 4.0 (https://creativecommons.org/licenses/by/4.0/)

■ 図2　麻酔記録作成の様子

244

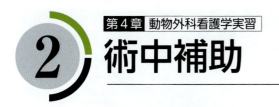

第4章 動物外科看護学実習
② 術中補助

4 / 直接補助（器械の受け渡しなど）ができる

> **ポイント** ●手術の流れを理解し，適切に器械をスムーズに術者に手渡す．

直接補助（器械出し）

器械出しとオペの様子

- いわゆる「器械出し」として器械の種類および使い方，そして手術の流れを理解しておくことでスムーズに器械を術者（獣医師）に手渡すことができる（**図1**）．
- 術者は基本的に術野に集中しているため，器械が渡される方向は視野の外である．そのため，術者が持ち替えずにすぐに使えるように，角度や向きを調整することが重要である．
- 使用した器具は器械台に戻されるが，再度使用するときに備え，付着した血液や組織を濡れガーゼで除去しておく．

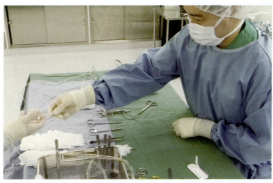 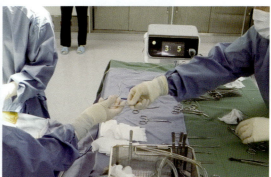

■図1　器械出しの様子

a) メスの渡し方（図2）
- ハンドルのメス刃に近い部分を刃の背側を覆うように持ち，ハンドルの中央部分が術者の手のひらに収まるようにやや押し付けるように渡す．術者は事故を防ぐため，通常メスは手渡すことをせず器械台の上に置くので，間違って受け取ろうとしないようにする．

b) 剪刀の渡し方（図3）
- 剪刀を術者に渡すときは，刃を閉じた状態で刃の部分を持ちリングが術者の手のひらに収まるように渡す．先端が彎曲している場合は，彎曲が術者の手のひらを向くように渡す．

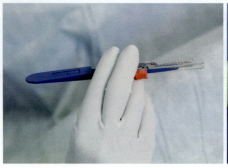 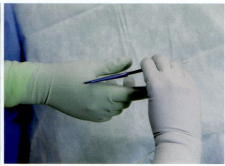

ペンホールド式：手渡す前　　　　　　　　　　ペンホールド式：手渡し時

- 刃先を下に向け，術者が把持する場所からやや刃先側を持つ．
- ハンドルの背部を術者の母指と示指の間に収めるように渡す．
- 術者がメスを握ったことを確認してから手を放す．

■図2　メスの手渡し時

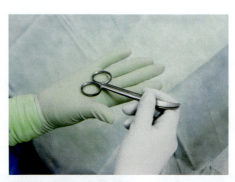

- 刃先を必ず閉じた状態で剪刀の先端を持ち，把持部分が術者の手掌に収まるように渡す．
- 曲剪刀の場合は基本的に彎曲を上に向ける．
- 渡すときは，術者が術野から目を離さなくても，器械を手渡されたことが手の感覚でわかるように配慮する．

■図3　剪刀の手渡し時

c) 鑷子の渡し方（図4）

- 有鈎鑷子先端の鈎が手袋やドレープに引っ掛かり事故を起こすため，鑷子を閉じた状態で先端を持ち，術者がペンを持つように把持できるように，その方向に合わせて渡す．

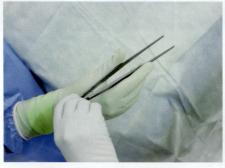 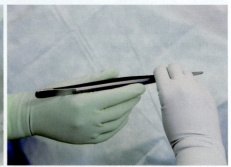

鑷子の後方部分を持って渡す場合　　　　　　　鑷子の先端を持って渡す場合

術者が持ち替えずに使用できるように，後方部分，もしくは鑷子の先端を持ち，術者の母指と示指の間に鑷子の中央から後方寄りの部分が収まるように渡す．

■図4　鑷子の手渡し時

d) 鉗子の渡し方（図5）

- 基本的に剪刀と同じ渡し方であるが，ラチェットを1段階だけ噛み合わせて手渡す．

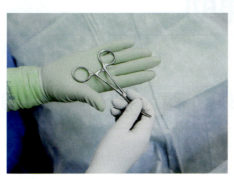

- 先端を閉じた状態で，先端側を持ち，術者の手掌に持ち手が収まるように渡す．
- 曲型の鉗子は，彎曲を上に向ける．
- 有鈎の鉗子の場合，使用後は鈎に破損がないか確認する．

■図5　鉗子の手渡し時

e) 持針器の渡し方（図6，7）

- 持針器の関節部分を持ち，針の両端が術者の手の平を向くように渡す．

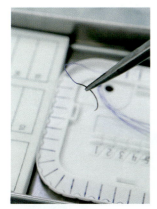

注意点：
針は，針と糸が接合している部分から針先までの長さの，1/3～1/2の部分を把持する．針先と針と糸との接合部は折れやすいため，把持しないようにする．

■図6　針の把持方法

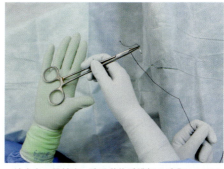

- 縫合糸は器械出し愛玩動物看護師の手背にかけて，術者の手にからまないように注意する．糸が長い場合は，持針器を把持していないほうの手で糸の端を持つ．
- 持針器の持ち手より上部を把持し，術者の手掌に収まるように渡す．

■図7　持針器の手渡し時

器械・ガーゼのカウント

- また器械出しをする際の重要な役割として，器械やガーゼのカウントがある．長時間または出血量が多い手術や緊急手術や急変が起こった場合などは体内遺残が起こりやすいため，特に注意する．
- 使用したガーゼは適当に廃棄せず，決められた容器に回収し，必ず手術を終了する前に外回りと協力して枚数のカウントを行う．
- ガーゼのカウントが合わない理由としては，①術者が持っている，②コード類をまとめるために使用しているのをカウントしていない，そして最も多いのは，③病理組織などと一緒に手術室外へ持ち出される，などがある．
- 最後にガーゼのカウントが一致したことを麻酔記録やカルテに必ず記載する．

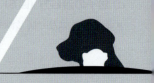

第4章 動物外科看護学実習
2 術中補助

5 間接補助（無影灯，保温マットの操作など）ができる

ポイント
- 外回り：医療機器の準備，温度調整，患者の体位変換，全身状態の確認，手術の記録，病理組織の取り扱いを行う．

間接補助（外回り）

- いわゆる「外回り」は，器械出し以外の手術に関する業務全般を行い，医療機器の準備や温度調整，患者の体位変換や全身状態の確認，手術の記録そして病理組織の取り扱いなどを行う．

無影灯の操作

a）手術室の環境整備

- 手術室の室温および照明などは，術野の視野確保や患者の体温の調整に関わるため主に外回りの愛玩動物看護師が行う．特に無影灯は術野の見えやすさに直結するため，術者の指示を待たずにこまめに調節する．ただし，無影灯を動かす前には必ず術者に声をかけるようにする（図1）．
- また患者の体温の変化を見ながら室温の調整や保温ブランケットなど保温機器の操作も行う．さらに透視装置など特殊機械の配置や各機械の調節なども担う．
- 腫瘍摘出手術では摘出された組織のマージンのマーキングや保存液への浸漬などの処理も行う．

b）生体情報のモニタリング

- 手術中は各種生体情報モニターにより，患者の状態をモニタリングし麻酔記録を作成する（p.243参照）．

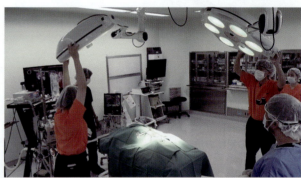
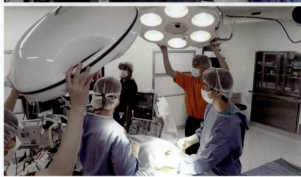

■図1　無影灯の調整

第4章 動物外科看護学実習
2 術中補助

6 歯科器具の取り扱いを理解し，歯科処置（歯石除去など）の補助ができる

> **ポイント**
> ●歯科治療の内容に応じた器械や手技を理解し，適切に補助を行う．

● 歯科において看護師の役割は重要となる．歯科治療の内容は，抜歯，外科用フラップ，口腔内の縫合，神経ブロックなどを獣医師が行い，それらを愛玩動物看護師が適切に補助できるように器械や手技について理解をしなければならない．

歯科治療の補助

a) 手順

① 術前検査：歯科処置を無麻酔で行う獣医師もいるが，危険な行為であるため，歯科処置は必ず麻酔下で行わなければならず，また抜歯などによって出血を伴うことから血液検査やX線撮影（頭部および胸部）など外科手術に対応する検査は必須である．

② 麻酔器，モニター類など外科手術と同様の麻酔準備を行う．

③ 麻酔導入後は誤嚥を防ぐためヘッドダウンで動物を保定し，咽頭部にはガーゼを充填する（図1）．

④ 神経ブロック：リドカインは発現が早く（約5～10分），作用持続時間が約60～120分と比較的短い．ブピバカインは発現が約10～20分と遅いが，作用持続時間は約3～6時間と長い．両者とも1.5mg/kgを単独または混合して使用することができる．ただし，局所麻酔薬，特にブピバカインは静脈内に誤投与すると心毒性を示すため，局所麻酔薬を注入する前には一度吸引して針に返血がなく，血管内にないことを確認した後に投与する．

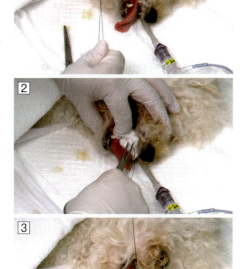

■ 図1 咽頭部へのガーゼの充填

【神経ブロックの種類】

- 眼窩下神経ブロック（上顎のブロック）（図2）：鼻と頬の軟組織，切歯，犬歯，前臼歯領域をブロックする．
- イヌでは，上顎の第3上顎小臼歯の尾側歯根の背側に位置する眼窩孔に針を刺入して局所麻酔薬を投与する．眼窩下管の尾側の広がりは，眼球の内側カントの高さに位置し，針を最大限に前進させるためのガイドとなる．
- ネコや短頭種のイヌにこの手技を行う場合は注意が必要である．眼窩下管は通常のイヌと比較すると短いため，一般にブロックをどこまで留置するかの限界の目安として内側眼端を用いる．眼窩下神経ブロックのアプローチには，頭側または尾側のテクニックを用いることができる．

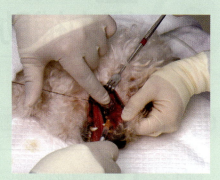
■図2　眼窩下神経ブロック

- 上顎神経ブロック（上顎のブロック）（図3）：上顎のすべての骨，軟口蓋と硬口蓋，鼻と上唇の軟組織，半顎全体に影響を及ぼす．
- イヌの場合，上顎神経ブロックは，上顎大臼歯の最後臼歯のすぐ尾側および中心に針を挿入して口腔内で行う．針は皮膚に対して垂直もしくは，吻側に向けてやや斜めに刺入する．最後臼歯の歯根端のすぐ先まで針を背側に進め，ゆっくりと注入する．上顎臼歯部の鎮痛には，眼窩下神経ブロックよりも上顎神経ブロックが望ましい．

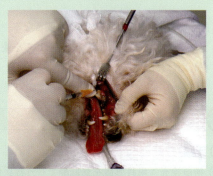
■図3　上顎神経ブロック

- オトガイ神経ブロック（下顎吻側のブロック）（図4）：イヌでは，オトガイ孔は第二小臼歯の吻側歯根の腹側に位置する．注入の際，針の上に指を置き，麻酔薬を孔から漏れないようにゆっくりと注入する．注入後60秒間は注入部位を圧迫し，孔内へ薬剤の拡散を最大にする．ネコではオトガイ孔は非常に小さく，位置を特定するのが困難である．
- ネコでは，このブロックはイヌの場合と同様に行うが，27Gの針を使用することでアクセスできる．オトガイ神経ブロックでは下顎骨のごく一部しか鎮痛できないため，ネコでは下顎神経ブロックがより実用的な選択肢となる．

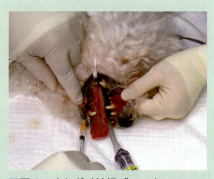
■図4　オトガイ神経ブロック

- 下歯槽神経ブロック（図5）：下顎全体を麻酔し，下顎の歯をより確実に麻酔することができる．針は下顎の腹側の角突起のやや吻側から経皮的または口内から刺入し，下顎孔の触知可能なリップまで隆起骨の内側面に沿わせて背側に進める．針の先端は骨表面に向ける．注入時に指で圧迫し，薬剤を孔内へ浸潤させる．
- スプラッシュブロック：局所麻酔薬を抜歯した部位などに直接注入するなどしてそこで薬剤を拡散させる方法で，非常に簡便な方法である．

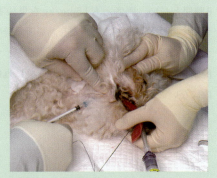
■図5　下歯槽神経ブロック

⑤ 記録用のデンタルチャート（カルテ），検査キット（ミラー，プローブ，エクスプローラー，鉗子，綿棒）を準備する．
⑥ 消毒：0.12％クロルヘキシジンもしくは複方ヨードグリセリンを使用する．
⑦ 麻酔記録，モニタリング：通常の手術と同様．
⑧ ライトを調整し，舌や口唇を操作して術野の視界を確保する．
⑨ カルテ記入の補助をする．
⑩ リクエストに応じて器具と材料を手渡す．

【歯科器機の種類】
- **歯科用エアタービン（ハンドピース）**：圧縮空気が送られることにより，ローターを30万〜50万回転/分で超高速回転させ歯の切削を行う．先端のチップを替えることで切断や削平を行うことができる（臼歯の多根歯は分割しないと抜歯が困難である）．
- **サクション（バキューム）**：出血や排液を吸引する（歯科ユニットとしてエアタービンとセットになっているものもある）．
- **抜歯鉗子**：歯をつかんで脱臼させ抜歯する．
- **（ウイング）エレベーター**：歯槽骨と歯の間に刺入し歯根を持ち上げ脱臼させる．

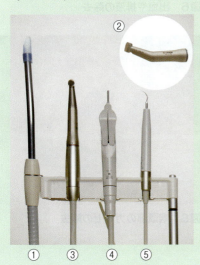

■ 標準的な歯科ユニットの装備
① バキューム：口腔内の唾液や血液などを吸引する．
② ハンドピース（コントラアングル）：歯石除去後の歯面研磨に使用する．
③ ハンドピース（5倍速）：高速に回転して歯を削ることに使用する．
④ マルチシリンジ：水，空気，スプレーで歯面の洗浄，確認，乾燥ができる．
⑤ 超音波スケーラー：超音波により歯石を除去することに使用する．

（写真提供：長田電機工業）

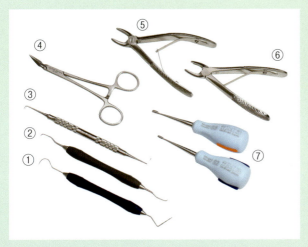

■ 代表的な歯科器具
① ペリオプローブ：歯周病治療に使用する．
② キュレット（グレーシー型）：歯周病治療に使用する．
③ ペリオトーム：臼歯歯根膜切断に使用する．
④ ルートチップ（残根鉗子）：繊細な箇所の抜歯や歯根破片の除去に使用する．
⑤ 抜歯鉗子：抜歯や大きな歯石の除去に使用する．
⑥ 歯石分割用スケーラー：大きな歯石の除去に使用する．
⑦ （ウイング）エレベーター：歯槽骨から歯を脱臼させるために使用する．

（写真提供：キリカン洋行）

- **ルートチップ（残根鉗子）**：破断して残存した歯根を採除去する．
- **剥離子**：フラップなどを作成する際に歯肉を歯槽骨から剥離するときに使用する．
- **メス**：歯肉の切開を行う．
- **持針器**：切開部の縫合に使用する．
- **外科用鋏**：組織の切開や切除，縫合糸の切断に使用する．
- **鉤**：視野を確保するために口角を牽引する口角鉤や口唇などを持ち上げる2双鉤などを使用する．

⑪ サクションによる出血や排液の除去（**図6**）．
⑫ 歯科予防：歯肉やポケットのスケーリング，研磨，最終的な口腔洗浄を行う．
⑬ 口腔内に残存する血液や汚れを除去し（**図7**），咽頭部を閉鎖したガーゼを除去する（**図8**）．
⑭ 麻酔を覚醒して終了する．

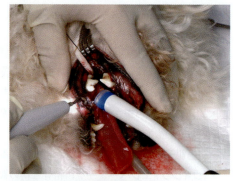

■**図6** 出血や排液の除去

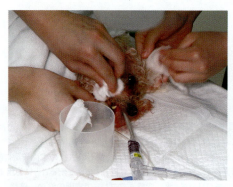

■**図7** 血液や汚れの除去

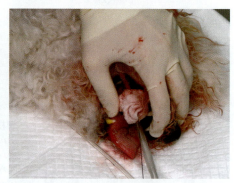

■**図8** 咽頭部のガーゼの除去

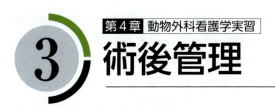
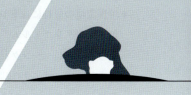

3 術後管理

第4章 動物外科看護学実習

1 術後の創傷管理（ネット，カラー装着などを含む）ができる

ポイント
● 創部の状態に応じた湿潤環境の維持を経過観察して行う．

湿潤環境の維持（創部滲出液管理）

● 手術によって生じる創傷は急性創傷であり，創面からの滲出液は治癒に必要な成分が含まれるため，創部にとどめる湿潤環境が有効であり，湿潤環境療法（moist wound healing）が一般的である．このため，術後数日間は湿潤環境（創部滲出液管理）が重要である（図1，2）．

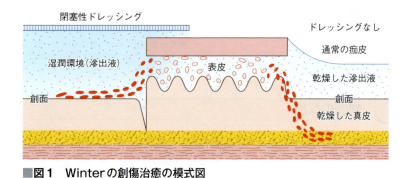

図1 Winterの創傷治癒の模式図

（Winter GD．1972より引用改変）

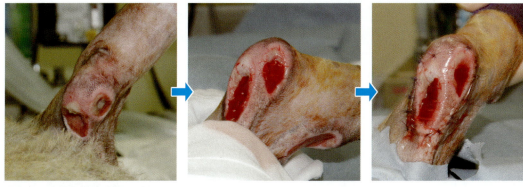

図2 湿潤環境維持のためのドレッシングの一例

- 湿潤環境の維持にはドレッシング材（創傷被覆材）とフィルムを用いる．一般的に滲出液が少ない創部にはポリウレタンフィルム，滲出液の量が中等度の場合は，吸水性を有するフォーム材とポリウレタンフィルムからなるドレッシング材や，ハイドロコロイドなどが用いられる（表1）．
- 上皮化が完了する48時間を過ぎたらドレッシング材を除去し，新しいドレッシング材に交換する．経過を観察し，通常であれば粘性または膿性の排液，発赤および疼痛などの炎症の症状が持続することはないため，創面の腫脹などが認められた場合には手術部位感染（SSI：surgical site infection）を疑う．

■表1　ドレッシング材の種類と特徴

創傷の状態	ドレッシング材の種類と特徴
出血を伴う皮膚欠損	アルギン酸塩：滲出液と反応してゲル化し欠損部を補填 止血能を有するドレッシング材
陥没した創 ポケットがある創	ハイドロゲル：水分を含有しているため隙間を補填しやすい フィブラスト®スプレー（ヒトbFGF〔塩基性線維芽細胞増殖因子〕製剤）：肉芽形成
滲出液が多い	ハイドロファイバー：線維内に多量の水分を吸収し，ゲル化する ポリウレタンフォーム：吸水層があるため吸水能が高い
滲出液が中等度	ハイドロコロイド：滲出液を吸収しゲル状になる親水層と創閉鎖のための疎水層からなり，防水性も高い
乾燥傾向の創	ハイドロゲル：水分を補充可能なドレッシング材
感染創	抗菌薬軟膏 銀含有製剤：銀イオンによる抗菌効果
壊死組織のある創	ハイドロゲル：壊死組織の自己融解を促進
創閉鎖後	ポリウレタンフィルム：縫合後に使用．開放創では水分保持層がないため，他のドレッシング材や非固着性ガーゼ（創にくっつきにくいガーゼ）などと併用する

創面の保護

- 動物において創面の痛みや違和感を気にして舐めるまたは噛むなどすると，SSIやひどい場合には創面の裂開を起こす可能性があるため，術後は創面の保護のため適切なサイズのアニマルネッカー（エリザベスカラー）（p.76）や術後服などを用いる．

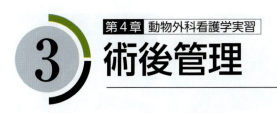
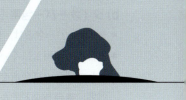

3 術後管理

2 動物に包帯（粘着性，自着性など）を装着できる

> **ポイント**
> ● 多岐にわたる創面に応じて，種々の包帯を選択し装着する．

包帯の構造と装着法

- 手術や外傷など多岐にわたる創面の管理は難しく，創傷のタイプや部位によって，推奨される治療法や必要な包帯の種類が異なる．
- 包帯の目的は，創面の保護のほかに，浮腫の軽減，痛みの軽減，そして創面の固定である．

a) 創面の包帯（図1）

- 創面の包帯は3層からなる．

- **第1層**：包帯の第1層はプライマリ層またはコンタクト層と呼ばれ，創面に近いことから滅菌された材料を使用する．創面がほぼ治癒しつつある状態では，内側にウエットな材料を用い，外側をドライな材料で保護するウエット−ドライ包帯が使用できる（交換する際には再度濡らす）が，基本的に創面に対しては湿潤包帯を使用する．
- **第2層**：第2層は，ギプスパッドとガーゼで構成され，第1層から漏れた滲出液を吸収することができ，かつ包帯の形を整え保持するためにある程度の厚みが必要となる．包帯を巻き上げる際には直前の包帯と50％程度重なるようにして巻き進める．
- **第3層**：第3層は自己接着性の絆創膏テープで圧迫を加え，全体を被覆する．また，創傷の位置によっては，飼い主が包帯のずれや足指の腫れを観察できるよう，足指を露出させておくことが重要となる．

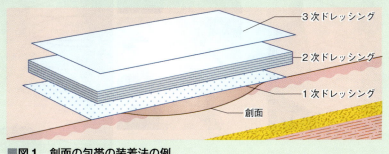

■図1　創面の包帯の装着法の例

- 1次ドレッシング（第1層）：創傷に直接当たる，ドレッシング材を使用
- 2次ドレッシング（第2層）：第1層を保護，閉鎖性を保持．血液や滲出液を吸収
- 3次ドレッシング（第3層）：1, 2層を固定，保護し外部からの汚染を防ぐ

b) **タイオーバー包帯（図2）**
- タイオーバー包帯は，外層と接触層がある．
- 包帯法を適用しにくい体幹部などの創面に対して創面の縫合糸を利用もしくは創面の周囲に縫合糸などでループを作成し，これらをお互いに締結して被覆材料を創面の直上に固定する．

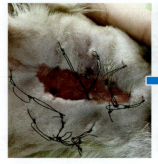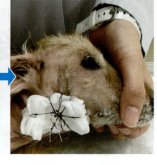

■図2 タイオーバー包帯

【包帯法について】

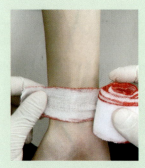

■**環行帯**
同じ部位に，包帯を重ねて巻いていく方法で，巻き始めと終わりに行う．

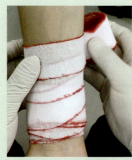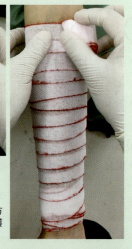

■**らせん帯**
包帯を1/2～1/3程度重ねながら，らせん状に巻く方法．広範囲の保護・固定をする場合や，ガーゼの保護や副え木を固定する場合などに用いる．

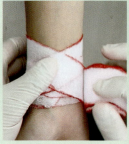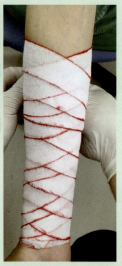

■**麦穂帯**
主に関節など屈曲する部位，下腿などの包帯を巻きつける範囲で太さが変化する部位で使用する．8の字を描くようにクロスして巻きつける．関節部分を安定して覆うことができるだけでなく，関節の拘縮や筋肉の萎縮を最小限にする角度を保って固定することが可能となる．

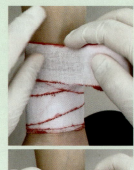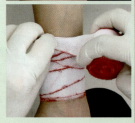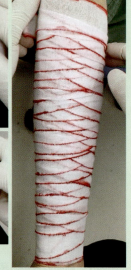

■**折転帯**
下腿部など巻きつけ部位の太さが途中で変化する場所に適応する．らせん帯の途中で巻軸を捻って折り返して巻きつけていく．

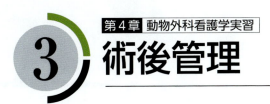
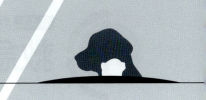

3 術後管理

第4章 動物外科看護学実習

3 抜糸の補助ができる

ポイント
● 皮膚を切らないようにし，体表に出ている糸（汚染されている）は皮下を通さないようにする．

抜糸の方法

a）準備
- 多くの場合，抜糸は術後10日から14日程度で行われる．その際には糸を把持する無鉤鑷子，抜糸剪刀，消毒薬を準備する．

b）手順
① まず創面を消毒薬で消毒する．
② 縫合部の結び目を鑷子で引き上げる．
③ 皮膚内から現れた部位を抜糸剪刀で切断して引き抜く（図1）．
 ※スキンステープラー（医療用ホッチキス）を使用する場合には専用のリムーバー（抜鉤器）を準備する（図2）．

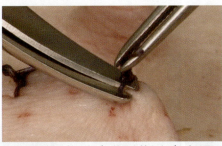
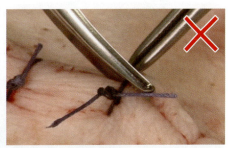

鑷子で結び目を持ち上げ，剪刀を持ち上げた糸の下に入れて切断する．

悪い例である．鑷子は結び目をもつ．

■図1 抜糸

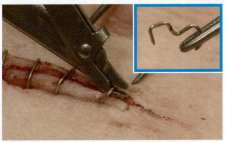

抜鉤器による抜鉤である．

抜鉤したところである．

■図2 スキンステープラーの使用時の抜鉤

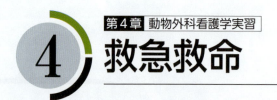
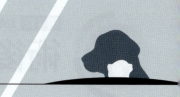

4 救急救命

第4章 動物外科看護学実習

1 必要な器材，薬剤を迅速に準備できる

> **ポイント**
> ● 緊急時に備えて，救急カート（救急ボックス）は日々整備，点検し，いつでも，誰でも使用できるようにしておく．

- 緊急事態には，必要な資器材を手元に用意しておくことが重要であり，緊急時に備えて，救急カート（救急ボックス）は日々整備と点検を行い，いつでも使用できるようにしておく（**図1**）．
- 病院内の統一されたルールに従って整理し，いつでも，誰でも使用できるように準備しておく．
- カートやボックスの内容はリストにしてボックスの外側やカートに付属させ，使用や補充の記録と担当者の氏名を記載する．

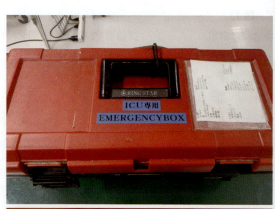
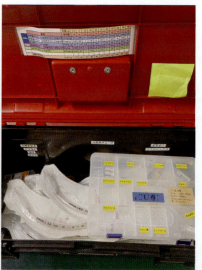
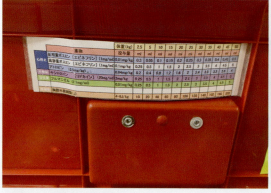
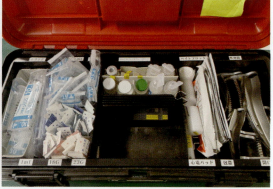

■図1　救急ボックス

確認するべきこと

①緊急薬については，その使用期限や包装の破損がないかを確認する．
②器械については，滅菌バッグの破損や滅菌期限を確認する．
③喉頭鏡のランプが切れていないか，電池が消耗していないかを確認する．
④除細動器の動作確認を行う．
⑤人工呼吸器のチェックを行う．
⑥カプノメーターなどモニター類の確認を行う．

救急カート（ボックス）に備えておくべきもの

● 緊急薬（図2）として，最低限以下に示したものを揃えておく．

【エピネフリン（アドレナリン）】
・心肺停止（CPA：cardiopulmonary arrest）では第一選択薬で，陽性変力（心収縮力増大）作用・陽性変時（心拍数増加）作用（β_1作用）がある．
・催不整脈（細動）作用があるため，最初は少なめから（10μg/kg；iv）3〜5分間隔で投与し，効果がなければ増量（100μg/kg；iv）．血管収縮による昇圧効果も得られる．

【アトロピン】
・抗コリン薬であり，徐脈などに対して使用する．5μg/kgを効果が得られるまで反復静脈内投与する．低用量では目的と反して逆説的な徐脈が生じる場合がある．

【リドカイン】
・局所麻酔薬であるが，心筋のナトリウムチャネルを抑制し，抗不整脈薬としての作用を示す．心室細動，無脈性心室頻拍に対して電気的除細動が無効な場合などに適応する．初回1〜1.5mg/kgで効果を見ながら静脈内投与する．ネコでは使用できない（心臓血管抑制効果が強いためネコでは禁忌）ためβブロッカーの使用を検討する．

【バソプレシン】
・血管平滑筋のV_1受容体に作用して血管を収縮させ血圧が上昇する．pHに影響されずに効果を発揮し，アシデミア（酸血症；血液のpHが7.35以下に傾いた状態）の状態でも効果が出る．β_1作用がないため心臓への負荷は少なく0.8U/kgで静脈内投与する．

【ジアゼパム】
・第一選択となる抗痙攣薬で，てんかん重積状態に対して使用する．0.6mg/kgで静脈内投与し，反応を見ながら追加投与する．
・肝不全の場合には効果が増強されるため，フェノバルビタール（抗てんかん薬；副作用に肝機能障害などがある）の長期服用患者においては投与に注意する．

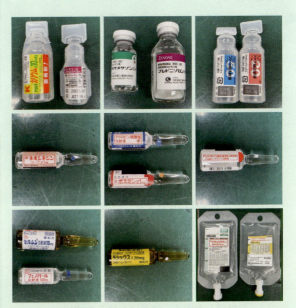

■図2　緊急薬

4 救急救命

第4章 動物外科看護学実習

2 気管挿管を補助できる

ポイント
- 気管挿管の補助を適切に行い，気道確保を確実に行うサポートをする．

気管挿管の方法

気管挿管

- 気道確保は生命に直結するため迅速かつ確実に行う必要がある．
- ヒトでは開口範囲が狭く，気管孔の視認が困難であるため，気道挿管の難易度は高いが，動物は口角が"切れ上がっている"ため気管孔が視認しやすく，比較的その難易度は低い．
- しかし，適切な補助がなければその難易度が上がり，気管確保まで時間を要することや食道への誤挿管などが起こりうることに留意する．
- イヌやネコでは，経鼻挿管は解剖学的に不可能であるため経口挿管を行う．

a) 準備

① 気管チューブの太さを選択する（胸部X線画像で気管の直径を測定し，その80%程度の太さの気管チューブを選択する）．

② 気管チューブの深さを確認する（図1）．

コツ：チューブを固定する位置を決定してその先端が肩甲骨の前縁くらいに位置するように固定具を調整する．

※スタイレット（気管挿管を容易にするためにチューブ内に通して形状を安定させる医療器具）は，特にネコで気管を傷害する危険性があるため著者は推奨しないが，使用する場合には気管の走行に合わせやや弯曲させて使用し，先端が気管チューブの先から飛び出さないように注意する．

※気管チューブの固定には紐（固定用タイとして市販）を使用するが，材質によっては滑りやすいため結び方を工夫する．

根拠：包帯を使用すると滑りにくいが，唾液や血液を吸収しやすく，被毛にも絡みやすい．

③ カフ付きのチューブの場合には，カフの破損がない

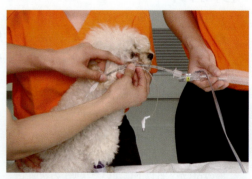

■図1 気管チューブのサイジング

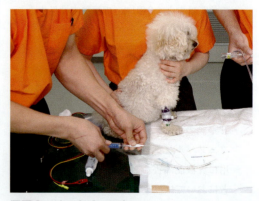

■図2 リークチェック

か，あらかじめリークチェックを行う（ウサギなど小型の動物用ではカフがないものもある）（**図2**）．
④ 喉頭鏡のブレードを選択し，動作（ライトが点灯するか）をチェックする（ブレードのサイズは動物のサイズに合わせて選択する）．
※獣医師によっては使用しない場合もある．

b) 保定

① 基本的に横臥位もしくは伏臥位に動物を保定する．
※どのような体位でも挿管できなければならない．
② 予定手術の場合には気管挿管に先立って咽頭に局所麻酔薬のスプレーによる噴霧を行う（緊急時であれば気管チューブに潤滑ゼリーを塗布するだけでよい）（**図3**）．
③ 動物の脱力や，眼瞼反射および咽頭反射をモニタリングし，獣医師に伝えることで気管挿管のタイミングを決定する．
※自発呼吸の有無やバイタルサインの変化を見落とさない．
※フローバイやフェイスマスクなどで酸素化を続ける．
※頭部を牽引して気道閉塞を防ぐ．

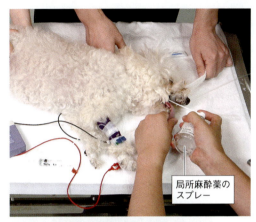

■**図3** 局所麻酔薬のスプレーによる塗布

④ 獣医師が挿管可能と判断した時点で獣医師（術者）に正対するようにイヌを伏臥位で保定し，上顎のみを保持して開口させる．
　コツ：口唇を内側に巻き込むと視界が妨げられるため口唇を外側に反転させる．
※包帯などを使用してもよい．
※麻酔導入時が横臥位である場合には，なるべくそのまま横臥位で挿管する（体位変換すると血圧の急変や覚醒を引き起こす可能性がある）（**図4**）．
⑤ 挿管されたら速やかにカプノメーターに接続し，カプノグラムが描出されるか確認すると同時に頸部を触診して硬い管状の構造物が1本しか触知されないことを確認する．
　注意：頸部に硬い管状の構造が2本触知された場合は，1本が気管でもう1本は食道挿管された気管チューブである可能性が高い．
⑥ 気管チューブが正しく挿管されているのを確認した後，鼻梁もしくは後頭部で紐を締結して固定する（**図5**）．
　注意：紐を締結する際に確認を怠ると紐が臼歯に引っかかる（**図6**）ことや，舌を巻き込んでしまうことがある（**図7**）．特に臼歯を引っ掛け

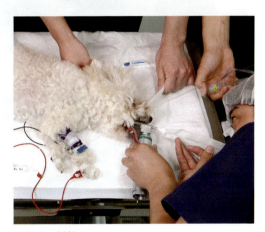

■**図4** 挿管

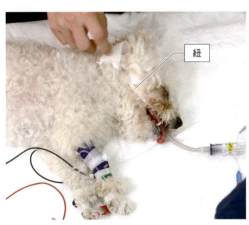

■**図5** 気管チューブの固定

て締結すると，術中などに紐の引っかかりが外れた場合にその長さの分だけ緩みが生じ，事故的抜管に繋がる．このため必ず紐の締結の際には紐が両側の口角に位置していることを確認する（図8）．

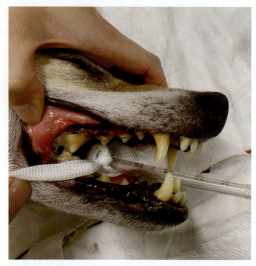

■図6　紐が臼歯に引っかかっている

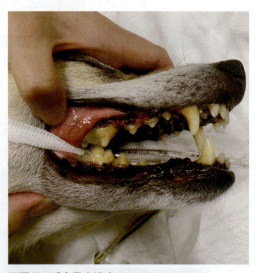

■図7　舌を巻き込んでいる

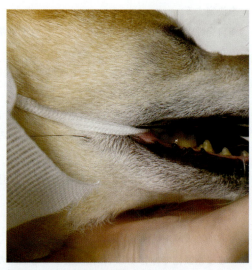

■図8　紐が口角に位置している

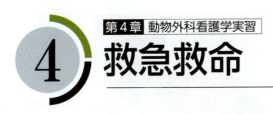

4 救急救命

第4章 動物外科看護学実習

3 心肺蘇生(人工呼吸,心マッサージ)の手順を習得している

> **ポイント** ●正しい方法で心肺蘇生を行う.

- 心肺蘇生(CPR:cardioplumonary resuscitation)とは,呼吸または心拍が停止(CPA:cardiopulmonary arrest)したときに行われる緊急の救命処置である.

● 一次救命処置(BLS)

心肺蘇生の手順

- 一次救命処置(BLS:basic life support)は,正しい知識があればバイスタンダー(救急救命の場に居合わせた人)の誰でも行うことができる.
- 従来の心肺蘇生手順は,ABC(気道確保〔Airway〕→人工呼吸〔Breathing〕→心臓マッサージ〔Circulation〕)といわれていた.しかし,気道確保に手間取り心臓マッサージが遅れるため,より早く循環を再開させることを目的にCABに変更された(動物ではmouth to mouthが難しいことも影響).

a) 胸部圧迫(心臓マッサージ)

① CPA(心肺機能停止)を確認したら横臥位に保定し(**図1**),速やかに胸部圧迫を開始する.
  根拠:イヌでは仰臥位よりも横臥位において左心室圧がより高く大動脈血流が多い.

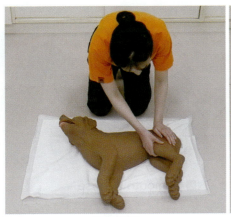
脈拍の確認

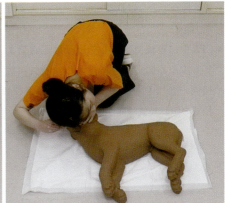
呼吸の確認

■**図1** CPAの確認

② イヌとネコにおいては100〜120回/分で胸部圧迫する.
③ 胸郭幅の1/3〜1/2の深さまで圧迫する.
　コツ：胸部圧迫は正しい姿勢で行う. つま先を立てて心臓を真上から垂直に圧迫することで, より効率的なマッサージができる (図2, 3).

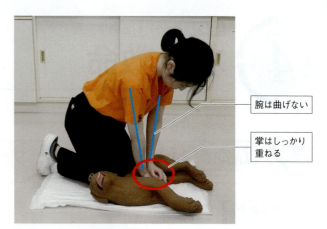

■図2　正しい姿勢で行う

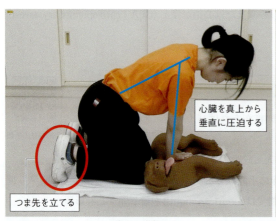

正しい姿勢

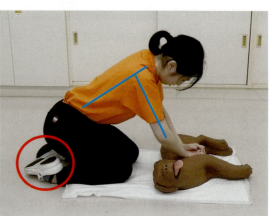

間違った姿勢

■図3　胸部圧迫の姿勢

b) 呼吸管理

- 基本的に気管挿管して強制換気を行うが, 気管挿管できなければmouth to noseで行う (図4).
- CPR中に達成できる心拍出量は正常値よりも少なく肺血流も減少する. 換気回数10回/分, 1回換気量10mL/kg, および1秒間の短い吸気時間が推奨される.

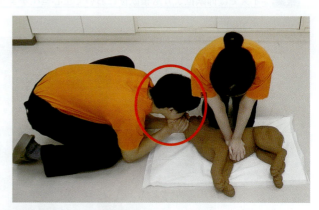

■図4　mouth to nose

【バッグ・バルブ・マスク】
- バッグ・バルブ・マスクは自立式のバッグであり酸素供給は不要であるが，呼気終末陽圧（PEEP：positive end expiratory pressure）はかけられない（図5）．
① 気管チューブに接続し，バッグを押し込んで吸気させる．
② 完全にバッグを開放して呼気させる．
　コツ：換気回数10回/分，1回換気量10mL/kg，および1秒間の短い吸気時間が推奨される．
　コツ：リザーバーバッグを酸素供給源に接続することで高濃度の酸素を吸入させることができる．

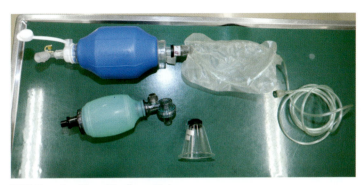

■図5　バッグ・バルブ・マスク

c) 除細動器（図6）

- "電気刺激で止まっている心臓を動かすもの"と誤解されることがあるが，決してそうではない．除細動とは文字の通り，"細動を除する"行為であり，心停止している状況では使用する意味がないことを理解しなければならない．
- 心電図でもし心臓の電気的な活動が停止している場合（平坦な波形）には，血液循環の再開を目指す必要があり，除細動ではなく，まず胸部圧迫を開始するべきである．
- 除細動は，強い直流の電気刺激を与え，細動の原因となる心筋の異常な（無秩序な）電気活動を一度リセットすることで洞房結節からの信号で洞調律（正常な脈）が再開することを期待して行われる．

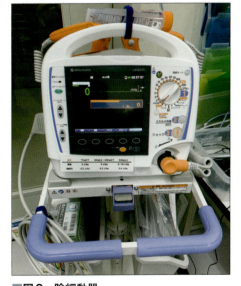

■図6　除細動器

【除細動の手順】
① 除細動器のダイヤルをモニターに合わせる．
② 心電パッドを貼り付け獣医師が除細動の必要性を評価する．
　※すでに心電モニターが行われていれば，これ以降の手順を行う．
③ 獣医師の指示により除細動器ダイヤルを操作して充電（2～5J〔ジュール〕/kg）する．
④ 獣医師がパドルを把持し，胸部に接着する．
⑤ 獣医師のクリアの指示で患者から離れる．
⑥ 放電後は速やかに胸部圧迫などこれまでの処置を再開する．
⑦ 2分後にモニターを確認して再度除細動を実施するか判断する．

第5章

動物臨床看護学実習

① 動物看護過程の実践

② 入院および栄養管理

第5章 動物臨床看護学実習

1 動物看護過程の実践

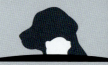

1 動物看護過程の重要性を理解し，実践に活かすために基礎知識を習得する

ポイント
- 動物看護過程の重要性を理解し，基礎知識を習得する．
- ①動物看護アプローチの個別性，②看護動物の生活環境（家族を含む）が健康に及ぼす影響，③症状や入院・治療が看護動物と家族に及ぼす影響について事例を通して理解する．

動物看護過程とは

- 愛玩動物看護師は，動物看護実践を行うとき，看護動物の状態や症状，飼い主からの情報などから，理論に基づいたうえで経験や直感も踏まえてどのような判断をするかを常に考えている．
- 看護対象が「動物とその飼い主」であることから，その実践にあたり，疾患，動物種など看護動物の個別性に加えて，飼い主の個別性も考えなくてはならない．
- つまり，看護動物の身体的な側面のみならず，飼い主の心理的，社会的側面と，その動物の置かれた生活環境や背景から，看護対象に合わせた的確な看護を提供する必要がある（**表1**）．
- 動物看護ケアが必要な看護動物の状態を把握し，その対象が抱える問題を的確に捉え，改善策を立案して，問題に介入して得られた結果を評価し，計画の再検討が行われる．この一連の流れが「動物看護過程」である．

■表1　動物看護過程の目的および意義，適応

目的および意義	・動物看護過程は，看護対象にとってよい看護とは何かを考え計画・実践することである ・看護対象によって必要なケアは異なるため，個々の動物の環境や状態の変化に合わせた看護を行う必要がある ・看護目標を共有し，チーム医療として統一した動物看護を提供する
適応	・動物看護における看護対象は，看護動物（患者）と飼い主である

a) 動物看護論

- ヒト医療における看護の視点が，動物医療における動物看護にも活用されている．ナイチンゲールは，「正確な観察習慣を身に付けない限り，われわれがどんなに献身的であっても看護師として役には立たない」と記している[1]．
- 動物看護においても同様に，正確な観察技術を習得し，科学的根拠によって動物看護を実践していかなくてはならない．
- 動物看護では言葉を話せない動物を対象とし，さらに飼い主が加わるため，ヒトの看護理論をそのまま当てはめるのは困難である．そこで，2007年に動物独自の理論としてヒラリー・オーペットとアンドレア・ジェフリーによって，オーペット&ジェフリーのアビリティーモデル「10のニード」が提唱された．

● 動物看護過程

- 愛玩動物看護師の提供する「動物看護」とは，動物看護過程に基づいて行われる．
- 動物看護過程は，①アセスメント（情報収集），②動物看護診断（問題の明確化），③動物看護計画（計画の立案），④動物看護実践（実施），⑤動物看護評価（実施後の評価）の5つの要素から構成される（図1）．
- この構成要素には関連性があり，フィードバックによって常に一連のサイクルを形成している．

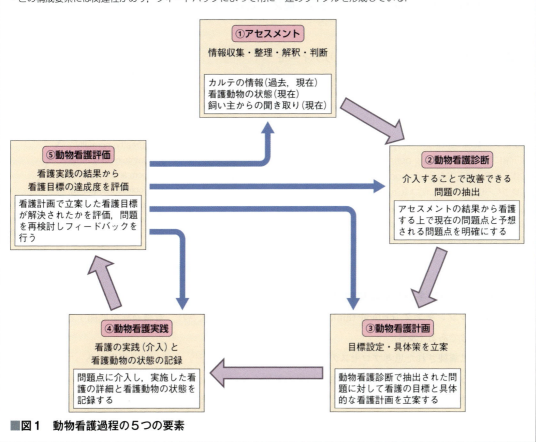

■図1　動物看護過程の5つの要素

- 動物看護は動物に起こる問題を解決するためにその場に合わせて実施していくのみでは，今後の展望が不明確である．
- 実施した内容を記録し，フィードバックから因果関係を精査して，現在起きている問題と，予想される問題の解決策を科学的根拠に基づき計画，実践していかなければならない．

● フローレンス・ナイチンゲールの看護論

- ヒトの看護においては，フローレンス・ナイチンゲールが著した看護論として，『看護覚え書』が基礎概念として受け継がれている．
- ここではナイチンゲールの『看護覚え書』について概略と第1～13章の題名について記載する．

[フローレンス・ナイチンゲールの看護覚え書の13章]

1. 換気と保温
2. 住居の健康
3. 小管理
4. 物音
5. 変化
6. 食事
7. 食物の選択
8. ベッドと寝具類
9. 陽光
10. 部屋と壁の清潔
11. からだの清潔
12. おせっかいな励ましと忠告
13. 病人の観察

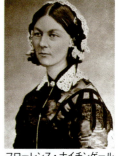

フローレンス・ナイチンゲール

b) オーペットとジェフリーのアビリティーモデル「10のニード」

- アビリティーモデルは対象の看護動物に対して，10項目の生きるうえでの基本的な能力の有無を見るものである．
- 食事や飲水，排尿・排便，呼吸や体温のバイタルサイン，毛づくろいや歩行，休息や睡眠，正常状態の維持といった行動が可能かを評価していく（**表2**，**図2**）．これによって，動物看護の理論を展開できるようになっている．

■表2　オーペットとジェフリーのアビリティーモデル「10のニード」

①食べる（Eat?）
②飲む（Drink?）
③排尿する（Urinate?）
④排便する（Defecate?）
⑤正常に呼吸する（Breathe normally?）
⑥体温を保持する（Maintain body temp?）
⑦身づくろいし，清潔に保つ（Groom and clean itself?）
⑧適切に動ける（Mobilise adequately?）
⑨適切に睡眠と休息をとる（Sleep and rest adequately?）
⑩正常な行動を発現する（Express normal behaviour?）

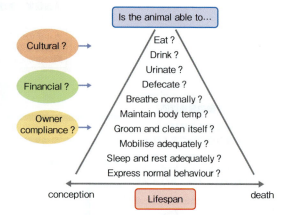

■図2　Orpet & Jeffery Ability Model 2007

c) クリティカルシンキングを身に付ける

- クリティカルシンキング（critical thinking）は「批判的思考」と訳され，看護過程を展開するにあたって欠かせない思考である（**表3**）．
- これは知的に訓練された思考プロセスのことであり，看護動物や飼い主は，同じ疾患であっても抱えている問題は異なるため，問題や目的，得られた結果の評価を検討するのに役立つ．
- 質の高い動物看護を提供するためには，教科書や専門書の内容通りにすべてが当てはまるわけではないため，看護研究によって得られた正確な知識に基づく看護を提供するべきである．
- ヒト医療では，科学的根拠に基づいた看護実践（EBN：evidence-based nursing）という考え方が重視され，EBNを行うためにはクリティカルシンキングが必要であるとされている．
- 愛玩動物看護師も同様に，日々の業務のなかでただ過ごしていくのではなく，物事に対し疑問をもってその本質を見抜く力を鍛え，自分自身の思考過程を論理的・多面的に考える必要がある．

■表3　クリティカルシンキングに必要な能力

- 客観的に物事を見る視点
- 注意深い観察力
- 物事や状況に疑問をもって考える能力
- 柔軟な思考
- 正しい情報を収集する意識
- 人とのコミュニケーション能力
- 先入観にとらわれず，意見か事実かを見極める能力

動物看護過程の各ステップについて

a) アセスメントの基礎知識

- アセスメントとは，問題の情報収集のことである．情報収集の方法として，看護動物の状態観察，飼い主への問診，カルテからの情報がある（**図3**，**表4**；実例は後出の**図6**①参照）．
- 飼い主との受付や電話での会話から，言葉や表情，しぐさ，姿勢などさりげないことのなかからも情報収集につながることがある．

- 正確な情報を得るためには，飼い主との円滑なコミュニケーションを通して信頼関係を築く必要がある．
- 話せる環境，態度，雰囲気づくりが必要になるため，身だしなみを整え（図4，5），声のトーンや表情，話しかける際にイスに座っている飼い主の目線の高さを合わせ，飼い主と看護動物にも目を向けながら話す姿勢が重要である．
- 専門用語は使用せずに，飼い主が理解しやすい言葉で話すようにする．

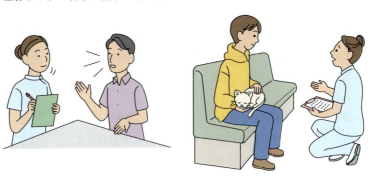

■図3　情報収集の方法

■表4　問診で聞くポイント（電話対応の例）

内容	聞くポイント
主訴（来院目的）	聞き方：今日はどうされましたか？
動物の基礎情報 年齢，性別，種類	聞き方：ワンちゃんですか？　ネコちゃんですか？　何歳ですか？　男の子ですか？　女の子ですか？　犬種，猫種は何ですか？
元気	聞き方：ぐったりしていないですか？　歩くことはできますか？ （コツ：普段と比べてどのくらいの元気さであるかを数字で聞くのもよい）
食欲	聞き方：ごはんは食べますか？（残したりしていないか，手から食べる，おやつなど好きなものなら食べるかを聞いたり，普段と比べてどのくらいの食欲があるかを数字で聞くのもよい）
症状について：5W1H	いつ？（when）：いつから症状があるか どこで？（where）：どこで気が付いたか（家の中，散歩中，トリミング中など） 何を？（what）：何が問題になっているか（身体の部位，症状，状態） 誰が？（who）：看護動物の情報 なぜ？（why）：原因として心当たりはあるか どのように？（how）：どのように症状や状態がみられるか
排尿（多飲多尿）	聞き方：普段よりお水をよく飲んでいますか？　トイレに行く回数は増えたりしていますか？　トイレに行ったのはいつが最後ですか？　おしっこの量はどのくらいでしたか？
排便	聞き方：便は柔らかかったり硬かったりしますか？　軟便の場合，形はありますか？　つかむと崩れる硬さですか？　水っぽいまたは粘液のようなものが付いていたり，血が混ざっていたりしますか？

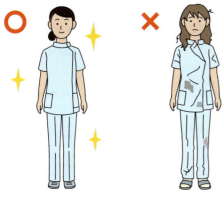

■図4　飼い主との信頼関係を築くための身だしなみ

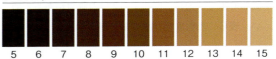

■図5　髪色カラースケール
動物病院では5〜7がふさわしい．

b) 動物看護診断の基礎知識

- 動物看護診断とは，問題の明確化である．アセスメントから得た情報によって看護診断名を用いて記述する．
- 「看護診断」とは，獣医師の行う「病気の診断」とは異なり，動物看護介入によって改善できる問題を抽出することである．
- 問題の原因はさまざまであり，投薬などの治療行為は看護ケアとして介入できないものであるため，愛玩動物看護師としての知識を用いて，看護上の問題点を抽出する必要がある．
- 看護診断は，ヒト医療において看護診断の表現を統一することで看護師が同一の看護を行えることを目指して，北米看護診断協会（NANDA：North American Nursing Diagnosis Association）によって開発された．

■表5　NANDA-Iの看護診断13領域の分類

①ヘルスプロモーション
②栄養
③排泄と交換
④活動/休息
⑤知覚/認知
⑥自己知覚
⑦役割関係
⑧セクシュアリティ
⑨コーピング/ストレス耐性
⑩生活原理
⑪安全/防御
⑫安楽
⑬成長/発達

- 動物医療においては，看護対象が看護動物と飼い主であるため，ヒト医療とは異なる．
- 動物看護診断ではNANDA-I（**表5**）を参考にしながら，病院内で統一した言葉で表記するとよい．
- 看護診断は実在型の看護診断とリスク型の看護診断の2種類に分類される．
  ①実在型：既に起きている看護問題（問題の原因や証拠となる症状や徴候が存在している）．
  ②リスク型：まだ実際には起きていない（原因となりうる危険因子が存在するが，徴候や症状はまだ存在していない）．
- また多くの場合，複数の看護問題が存在するが，すべてをケアしていくことは困難であるため，2〜3つの重要な問題を抽出して，＃（ナンバー）を用いて優先順位をつけて計画の立案をする（実例は後出の**図6**②参照）．

c) 動物看護計画の基礎知識

- 動物看護計画とは，看護診断によって抽出された看護上の問題を解決するための計画・介入方法を立案し記述したものである．まず，それぞれの問題に対して目標を設定し，目標に到達するために具体的な計画・介入方法を考えていく（実例は後出の**図6**③参照）．
- 看護目標は，看護動物の問題となっている状態を観察し，その問題や問題を引き起こしている原因を除去，あるいは軽減するために介入を行う．
- 動物看護では，看護動物の目線と，飼い主の目線の両方を考えて目標・計画を立案していく．
- 看護計画は，計画を立案した愛玩動物看護師だけではなく，看護動物に接する他の愛玩動物看護師や，またチーム医療として動物病院に勤務している獣医師も含め，誰が読んでも同じ判断・同じ行動がとれるように具体的にわかりやすく記述する必要がある．
- ヒト医療における看護計画には，観察計画（O-P：observational plan），援助計画（T-P：treatment plan），教育計画（E-P：educational plan）がある．
- 動物看護では動物と飼い主の2つの側面があるため，この表記をそのまま動物看護に当てはめることは難しい．**表6**に動物看護計画の項目例を示す．

■表6　動物看護計画の項目例

看護計画	項目例
【観察計画（O-P）】 患者の観察項目，目で見て確認できる介入項目を記述する	・体温（T），脈拍数（P），呼吸数（R）の観察 ・血圧（BP）の観察 ・呼吸様式の観察 ・可視粘膜の観察 ・水分摂取量の観察 ・食事摂取量の観察 ・検査結果の把握 ・創傷の有無，被毛状態の観察 ・睡眠状態の観察 ・可動域の観察 ・意識状態の観察
【援助計画（T-P）】 直接介入・介助する項目，誰が見ても同じ行動ができるように記述する	・看護動物の清拭 ・入院室内管理（ICU管理の場合は酸素濃度，室温，湿度，モニターの有無） ・食事の内容・量の管理 ・動物の状態に合わせた排泄の介助 ・起き上がり・リハビリテーションの方法
【教育計画（E-P）】 看護目標を達成するために，飼い主が動物の状態について理解できるように行う指導や，自宅ケア内容を記述する	・食事の内容や量，誤嚥を防ぐ与え方の指導 ・退院後の投薬方法の指導 ・生活環境の指導 ・自宅での飼い主によるインスリン投与や血糖値測定，水分補給のための皮下注射，発作時の対処の指導 ・退院後自宅でのリハビリテーションの指導

d）動物看護実践の基礎知識

- 動物看護実践とは，動物看護計画で立案した具体的な計画内容に基づいて，看護動物と飼い主に実践することである．ただし，日々動物の状態や飼い主の心境は変化するので，実施内容と患者や飼い主の反応を適切に記録していく必要がある．
- 動物看護記録は，一貫性のある動物看護の提供，動物看護の質の向上，チーム医療としての情報共有，実践された動物看護の記録証明として重要である．
- 動物看護記録は，看護動物やその飼い主の個人情報を扱うため，個人情報の保護と守秘義務の遵守に注意する必要がある．
- 経過記録は問題志向型システム（POS：problem oriented system）の考えに基づいて記録するか，状況に合わせて経時的に記録する．
- POSに基づいた記録はPOMR（problem oriented medical record）と呼ばれる．
- 記録形式には，POSの考えに基づいたSOAP形式，フォーカスチャーティング形式があり，経時記録，フローシートのような経過観察一覧表を状況に合わせて使用する（**表7**）．
- **図6〜9**に慢性腎不全（CKD：chronic kidney disease）のネコの動物看護過程，初診日，経過記録，フローシートの実例，**表8**によい動物看護記録を作成するためのポイントを示す．

■表7　動物看護記録の記録形式

記録形式	内容
SOAP形式	・主観的データ（S：subjective data）：飼い主の話した言葉，看護動物の行動や鳴き声を記載する ・客観的データ（O：objective data）：検査結果や観察，測定項目によって得られた情報を記載する ・アセスメント（A：assessment）：S，Oから解釈，分析した必要な看護内容を記載する ・計画（P：plan）：Aから具体的な看護介入を立案した内容を記載する
フォーカスチャーティング形式	・フォーカス（F：focus）：看護動物に起こる問題や焦点となる出来事を記載する ・データ（D：data）：Fの根拠または理由となる主観的，客観的に得られた情報を記載する ・アクション（A：action）：看護動物に対して実際に行った看護内容を記載する ・レスポンス（R：response）：Aに対する看護動物の反応を記載する
経時記録	看護動物の状態や実施した検査，処置，治療について，さらにそれに対する看護動物の反応を経時的に記載する
フローシート（経過観察一覧表）	全看護動物に行うような決まった看護内容や特定の症状の経過を項目ごとに記号で経時的に記載する

① アセスメント
●症例基礎情報
　患者名：○○モモ
　動物種・種類：ネコ（スコティッシュ・フォールド）
　年齢：13歳4か月
　性別：雌・避妊済み
　飼い主家族構成：50代夫婦，高校生1人，小学生1人．お世話は主にお母さん．同居動物なし．
　来院歴：ワクチン接種，健康診断に3年前に最終来院，それ以降は来院歴なし．
●来院までの流れ
　電話にて，嘔吐と食欲不振で来院希望．
【問診内容】
　愛玩動物看護師：いつからご飯を食べていないですか？
　飼い主：昨夜はまったくご飯を食べなくて，今朝も食べなくて，そういえば最近よくご飯を残していた気がします．
　愛玩動物看護師：嘔吐したのはいつですか？
　飼い主：今朝です，白い泡のようなものを吐いていました．
　愛玩動物看護師：いつもに比べて元気さは何割くらいですか？
　飼い主：40％くらいです．歳を取ったからかあんまり走り回らなくなりました．
　愛玩動物看護師：おしっこの量や水を飲む量が増えたりはしていないですか？
　飼い主：そういえば，よく水皿が空になっていたり，おしっこの量が多かった気がします．
●来院時の診察・検査・処置
　体重測定：3.4kg，BCS：2/5
　ツルゴールテスト：脱水量6〜8％
　血液検査：血中クレアチニン（4.0mg/dL），SDMA（48μg/dL），慢性腎不全（CKD）IRISステージ分類3
　尿検査：尿比重1.015，尿中タンパク＋
　腹部レントゲン検査・腹部超音波検査：腎萎縮が認められる
　血圧：収縮期血圧：162mmHg，拡張期血圧：100mmHg，高血圧

② 動物看護診断
看護問題　＃1食欲不振　＃2脱水

③ 動物看護計画
O-P
　静脈点滴によって脱水状態が改善されるか，嘔吐の有無を観察する．
　可視粘膜の観察や毛細血管再充満時間（CRT）を測定し，CKDによる貧血の確認をする．
　残したフード量を記載し食事摂取量を観察する．
T-P
　食事は腎臓病療法食のウェットフードをRER×1/2から始め，1日3回に分けて与え，徐々にドライフードも混ぜてカロリー量を増やしていく．食べない場合はフードを少し温めるか，ふやかして与える．また腎臓病用のオヤツをトッピングする[*1]．
　まったく食べない場合は強制給餌を行う．
　排尿により腎部が汚染されていたら清拭を行う．
E-P
　看護動物の状態について，慢性腎不全の病態について説明する．
　退院後の食事管理について，療法食の与え方について説明する．
　退院後の経口投与方法[*2]や自宅での皮下点滴について方法[*3]を指導する．

[*1]　コツ：入院中の様子や行った看護を詳細に記録しておくと，退院後の自宅でのケアを飼い主に指導する際に役に立つ．
[*2]　コツ：動物の口の開け方や経口投与の手技を飼い主に教える．投薬が難しい場合は，投薬補助トリーツを使用したり薬をオブラートに包むと自宅でのケアについてアドバイスをする．
[*3]　コツ：保定方法と手技や衛生管理について，院内で飼い主に実際に見せながら説明するとよい．

■図6　CKDのネコの来院から入院までの動物看護過程（アセスメント，動物看護診断，動物看護計画）

動物看護記録						
患者名	○○モモ	年齢	13歳4か月	性別	♂・♀・C・Ⓢ	
種類	ネコ(スコティッシュ・フォールド)			入院理由	CKD	
看護問題	#1食欲不振　#2脱水			担当医：	Dr.○○	
看護目標	退院時までに食欲を8割まで戻す 脱水を5～6％まで改善する			入院日：○月○日（ 1 日目）		記入者
^	^			評価日：○月○日		^
S	「昨夜からまったくご飯を食べなくて，最近よくご飯を残していた気がします」 「今朝，白い泡のようなものを吐いていました」 「(元気さはいつもに比べ) 40％くらいです．あんまり走り回らなくなりました」 「よく水皿が空になっていたり，おしっこの量が多かった気がします」					○○
O	体重測定：3.4kg，BCS：2/5 ツルゴールテスト：脱水量6～8％ 血液検査：血中クレアチニン4.0mg/dL，SDMA 48μg/dL，慢性腎不全(CKD) IRISステージ分類3 尿検査：尿比重1.015，尿中タンパク＋ 腹部レントゲン検査・腹部超音波検査：腎萎縮が認められる 血圧：収縮期血圧：162mmHg，拡張期血圧：100mmHg，高血圧					○○
A	CKDの進行により食欲不振，嘔吐，脱水，活動性低下がみられる． 腎臓機能障害の進行を遅らせるため対症療法として静脈点滴によって脱水の改善が必要． 制吐剤，胃酸分泌抑制剤によって嘔吐の改善をみる． 入院中食事は腎臓病の療法食を与え，腎臓に負担のない食事を与え食欲を戻す必要がある． 飼い主は通院にあまり積極的ではなく，疾患に対する説明と退院後の投薬について指導する必要がある．					○○
P	O-P 　①静脈点滴によって脱水状態が改善されるか，嘔吐の有無を観察する． 　②可視粘膜の観察や毛細血管再充満時間(CRT)を測定し，CKDによる貧血の確認をする． 　③残したフード量を記載し食事摂取量を観察する． T-P 　①食事は腎臓病療法食のウェットフードをRER×1/2から始め，1日3回に分けて与え，徐々にドライ 　　フードも混ぜてカロリー量を増やしていく． 　②食べない場合はフードを少し温めるか，ふやかして与える．また腎臓病用のオヤツをトッピングする． 　③まったく食べない場合は強制給餌を行う． 　④排尿により臀部が汚染されていたら清拭を行う． E-P 　①看護動物の状態について，慢性腎不全の病態について説明する． 　②退院後の食事管理について，療法食の与え方について説明する． 　③退院後の投薬について，経口投与方法や自宅での皮下点滴について方法を指導する．					○○

■図7　CKDのネコの動物看護実践①：初診日

動物看護記録						
患者名	○○モモ	年齢	13歳4か月	性別	♂・♀・C・Ⓢ	
種類	ネコ(スコティッシュ・フォールド)			入院理由	CKD	
看護問題	#1食欲不振　#2脱水			担当医：Dr.○○	
看護目標	退院時までに食欲を8割まで戻す 脱水を5～6％まで改善する			入院日：○月○日（ 5 日目）		記入者
^	^			評価日：○月○日		^
S・O	活動量：入院室内を動き回る様子がみられる 嘔吐なし，CRT：延長なし 食事摂取量：RER×1.2(210kcal/day)，1日3回で給与し完食 排尿：1日5回(トイレ内) 体重測定：3.4kg，BCS：2/5 ツルゴールテスト：脱水量5～6％ 血液検査：血中クレアチニン2.2mg/dL，SDMA 40μg/dL 尿検査：尿比重1.020 飼い主面会時：「顔つきがよくなってきた気がする．近づいてきて鳴いてくれた」					○○
A	目標食事量を完食できるようになってきている． 入院室内を動き回る様子がみられ，排尿はトイレ内で行えるようになってきている． 脱水の改善や血液検査の結果から回復傾向がみられてきたため，今後も変化が見られるか観察する． 腎臓病用の療法食はオヤツをトッピングすると完食する． 退院後の自宅でのケア，経口投与の方法など通院に向けて飼い主への指導が必要と考える．					○○
P	T-P①を変更し，食事を1日2回に変更して完食できるか観察する．					○○

■図8　CKDのネコの動物看護実践②：経過記録

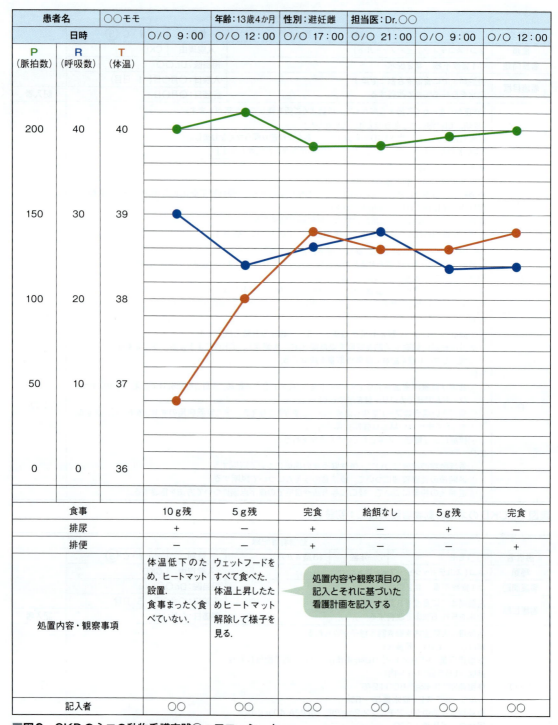

■図9 CKDのネコの動物看護実践③：フローシート

■表8　よい動物看護記録を作成するためのポイント

①看護動物と飼い主の情報・特徴を整理してみる	看護動物の情報と，その家族である飼い主の情報をもう一度見直すことで見つかる視点や新たな問題が確認できる
②計画内容を実施後に具体的な言葉で記述する	実際に計画内容を実施した後に，手技や処置の具体性に欠けていた部分がないかを探し，他人がわかる言葉で計画を考え記述する
③達成が困難な目標ではないか見直す	達成が困難である目標や，変化が見られない場合は，目標を短期目標，長期目標に分けて考えてみる

e) 動物看護評価の基礎知識

- 動物看護評価とは，動物看護実践によって介入した結果，看護目標に到達できたかを評価することである（**図10**）．看護目標が達成できた場合は介入の必要はなくなり，到達できていない場合は各段階を振り返り計画の修正を行い，また看護実践を行う．
- 到達できなかった原因は何か，目標設定は妥当であったか，アセスメントや看護計画が不十分であったのかなどをていねいに考え，必要に応じて目標や計画を修正することを繰り返していく．

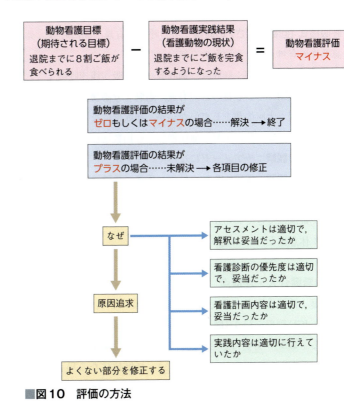

■図10　評価の方法

引用・参考文献

1) フローレンス・ナイチンゲール：看護覚え書－看護であること看護でないこと，第8版（湯槇ますほか訳），p.189，現代社，2023
2) 古橋洋子編：はじめて学ぶ看護過程，医学書院，2020
3) 日本動物保健看護系大学協会カリキュラム委員会：動物看護学総論／動物看護学各論，改訂第2版，EDUWARD Press，2022

第5章 動物臨床看護学実習
1 動物看護過程の実践

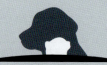

2 看護上の問題を理解し優先順位を付け，援助の内容・方法を立案できる

> **ポイント**
> ●各疾患における看護上の観察項目を抽出し，適切な看護介入ができるようになる．

■ 呼吸器疾患の看護

a) 看護上の観察項目

- **呼吸様式（回数や深さ）の観察**：努力呼吸の有無，開口呼吸，鼻翼呼吸，下顎呼吸，発咳，喘鳴の有無，喘息発作の有無，鼻汁や流涎の有無．
- **呼吸のリズムの観察**：頻呼吸，過呼吸，多呼吸，浅速呼吸（パンティング）．
- **呼吸音の観察**：いびき様の音の有無，過剰な分泌物によるゼロゼロいう音（異常音）の有無．
- **姿勢の観察**：犬座姿勢をしていないか，横臥位になっていないか，頸部を伸ばした姿勢の有無．
- **バイタルサイン**：体温上昇，血圧増加，心拍数増加はみられるか．
- **可視粘膜の観察**：チアノーゼになっていないか．
- **意識状態の観察**：虚脱，失神，傾眠，昏迷，昏睡，呼びかけに対する反応．
- **全身状態の観察**：体重減少していないか，食欲，食事の様子，内服薬の投与は可能か．
- **排泄**：排泄はできているか．
- **睡眠**：休息はとれているか．

b) 動物看護介入・注意点

- **入院室**：適切な室温，湿度，酸素濃度を保つため，呼吸状態に合わせてICU管理を行う（**図1**）．ストレスのかからない静かな環境にする（**コツ**：必要に応じて観察可能な程度に動物が隠れられるように入院ケージにタオルを掛ける）．横臥位になる場合，体圧分散マットを使用し，必要に応じて慎重に体位変換を行う．
- **酸素吸入（図2）**：酸素流量は適切か，流量や吸入時間，酸素濃度，湿度，モニターを使用して経皮的動脈血酸素飽和度（SpO$_2$）などを記録する．
- **ネブライザー（図3）**：薬液吸入を行う前に必ず呼吸状態を確認する．適切に行えるように無理のない体勢で鼻と口に向かって噴霧あるいは入院ケージを密閉状態にして吸入を行う．薬剤の種類，量，吸入時間，吸入方法を記録し，吸入前後の呼吸状態の変化の有無を記録する．吸入後は口元や身体を濡れたガーゼなどで清拭する．

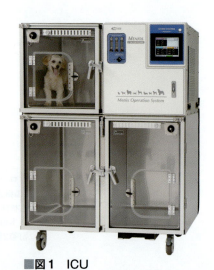

■ 図1　ICU

（写真提供：東京メニックス）

- **食事**：嚥下しやすい柔らかい食事，食欲増進のため食事を温める．
- **排泄**：呼吸状態の悪化により排泄を我慢している場合は，尿道カテーテルなどで排尿を援助する．

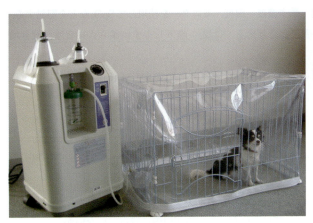

■図2　酸素吸入

（写真提供：高浜酸素）

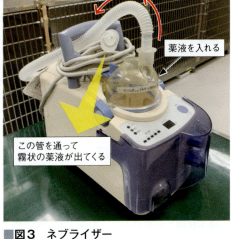

■図3　ネブライザー

（藤村響男ほか編：愛玩動物看護師必携テキスト，p.536, Gakken, 2023）

循環器疾患の看護

a) 看護上の観察項目

- **呼吸様式（回数や深さ）の観察**：努力呼吸の有無，開口呼吸，鼻翼呼吸，下顎呼吸，発咳，喘鳴の有無．
- **呼吸のリズムの観察**：頻呼吸，過呼吸，多呼吸，浅速呼吸（パンティング）をしていないか．
- **呼吸音の観察**：いびき様の音の有無．
- **姿勢の観察**：犬座姿勢をしていないか，横臥位，頸部を伸ばした姿勢をとっているか．
- **バイタルサイン**：呼吸数増加，血圧増加，心拍数増加はみられないか．
- **可視粘膜の観察**：チアノーゼになっていないか（**図4**）．
- **意識状態の観察**：虚脱，失神，傾眠，昏迷，昏睡，呼びかけ対する反応．
- **排泄**：尿量の減少はみられないか．
- **全身状態の観察**：腹水の貯留，浮腫の有無，毛細血管再充満時間（CRT：capillary refill time）の延長はないか（**図5**），食欲の低下，体重の減少，または水分貯留による体重の増加がみられないか，活動性の低下．

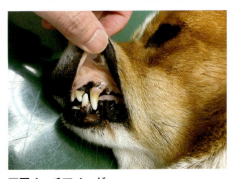

■図4　チアノーゼ

粘膜の色が白い

（藤村響男ほか編：愛玩動物看護師必携テキスト，p.530, Gakken, 2023）

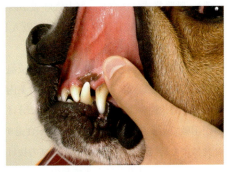

■図5　CRT測定

（本書，p.69掲載）

b) 動物看護介入・注意点

- **入院室**：適切な室温，湿度，酸素濃度を保つため，呼吸状態に合わせてICU管理を行う．ストレスのかからない静かな環境にする．必要に応じて動物が隠れるように入院ケージにタオルを掛ける．横臥位になる場合，体圧分散マットを使用し，体位変換では循環の変動により急変する可能性を考慮して慎重に行う．
- **酸素吸入**：酸素流量は適切か，流量や吸入時間，酸素濃度，湿度，モニターを使用してSpO₂などを記録する．
- **食事**：ナトリウム，水分が制限された心臓病療法食を与える（コツ：嚥下しやすい柔らかい食事，食欲増進のため食事を温める）．
- **排泄**：心不全による尿量の減少がないか，1日の尿量あるいは1時間あたりの尿量（1.0mL/kg/hr以上）を確認し記録する．

消化器疾患の看護

a) 看護上の観察項目

- 嘔吐・吐出の有無，流涎があるか，吐き気，口を舐めるなど落ち着きがない様子がみられるか．
- **嚥下状態**：咀嚼できているか，水や食べ物をこぼしていないか，食べ物が口内に残っていないか．
- **呼吸状態の確認**：誤嚥性肺炎による呼吸困難がないか．
- **排泄**：便の性状（軟便，泥状便，水様便，粘液便；p.206参照），色調（鮮血便，タール便，灰白色，緑色，黄土色），寄生虫感染の有無．
- **肛門周囲の観察**：発赤，痒み，痛み，ただれなどがないか．
- **可視粘膜の観察**：蒼白（重度の出血による貧血），黄疸（胆管胆道系疾患），チアノーゼ（誤嚥性肺炎）．
- **脱水の有無**：皮膚ツルゴールテスト（首の皮膚をつまんで離したとき元の状態に戻るまでに2秒以上かかれば脱水を示唆する），CRTの測定，可視粘膜の乾燥はみられないか．
- **栄養状態**：食欲の有無，飲水はできるか，体重の減少，ボディコンディションスコア（BCS：body condition score）の測定．

b) 動物看護介入・注意点

- **入院室**：吐物や排泄物などによりケージ内が汚染された状態にならないように清潔に保ち二次感染を防止する．肛門周囲を気にする場合はエリザベスカラーの装着，肛門周囲や顔周り，被毛に付着した汚染物が付着した場合は清拭を行う（図6；コツ：尻尾が汚れないように動物用自着性包帯〔ペットフレックス〕で巻くなど工夫する）．呼吸様式に注意し，努力性呼吸がみられる場合は誤嚥の可能性があるため，ICU管理を行い酸素吸入し，興奮させないようにする．

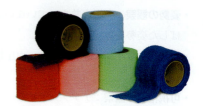

■図6　動物用自着性包帯（ペットフレックス）

（写真提供：キリカン洋行）

- **吐物・排泄物**：内容物，量，性状，血液混入の有無を確認し，時間と頻度，継続性の有無を記録する．
- **投薬，輸液管理**：獣医師の指示通り投薬内容と輸液が実施されているかを確認する．
- **食事**：消化性のよい低脂肪食を頻回に分け，消化管の負担を軽減するため柔らかい食事を与える．経口給餌が困難である場合は経鼻チューブ，食道チューブ，胃瘻チューブなど栄養チューブ（図7）を設置して流動食による給餌を行うため，チューブの抜けや閉塞に注意し，適切に使用し二次感染に注意する．投薬，給餌方法については患者によってどのような体勢で行ったかを詳細に記載する．

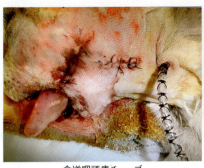
食道咽頭瘻チューブ

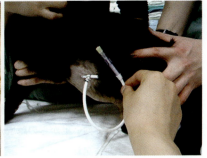
PEG（胃瘻）チューブ

■図7　栄養チューブ

（藤村響男ほか編：愛玩動物看護師必携テキスト，p.611，Gakken，2023）

c）消化器疾患別の看護上の注意点

- 巨大食道症：誤嚥防止のため，動物を立位の状態でフードを高い位置から給与する（図8；コツ：台や柵，タオルなどを利用して工夫して与える）．
- 口腔内疾患（歯肉炎，口内炎）：口内の痛みで給餌を嫌がる場合があるため，経口給餌の場合は固形ではなく柔らかい食事を与える（コツ：重度歯周炎の場合，顎骨を強く持つと骨折する可能性があるため保定には気をつける）．
- 胃拡張捻転症候群（GDV：gastric dilation-volvulus）：胃の拡張により横隔膜が圧迫されるため，呼吸状態を観察し努力性呼吸がみられないか，また胸部の圧迫によってショックを誘発することもあるため，血圧の低下がみられないかなどバイタルサインを観察する．

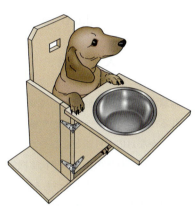
■図8　巨大食道症の給餌の工夫例

- 肝リピドーシス（ネコ）：嘔吐，流涎の観察，可視粘膜の色や尿の色を確認し黄疸の有無を確認する．脱水の有無，体重減少がみられないか．鼻チューブでの給餌によるリフィーディング症候群に注意し，給与量は計算して計画的に給与する．
- 門脈体循環シャント（PSS：portosystemic shunt）：可視粘膜の色や尿の色を確認し黄疸の有無を確認する．肝性脳症による流涎，沈うつ，発作など神経症状がみられないか，手術後は発作や低血糖に注意する．門脈高血圧の有無の確認，バイタルサインを確認する．腹水貯留に注意し体重増加がみられないか確認する．
- 膵炎：下痢や嘔吐の症状がある場合は，回数や量，排泄物と吐物の内容物など詳細に記録しておく．疼痛の有無の確認のため患者の様子をよく観察し，バイタルサインや脱水の有無を確認する．

内分泌疾患の看護

a) 看護上の観察項目

- **意識状態の観察**：疾患によって活動性の低下または亢進がみられるため観察を行う．低血糖による意識低下，痙攣，ふらつきや沈うつ，失禁や嘔吐などがみられないか注意する．
- **飼い主からの聴取**：内分泌疾患では多飲多尿や脱水，体重減少の症状が起こることが多いため，動物の普段の様子などについて飼い主からの聴取が重要である．尿量や飲水量，普段の生活環境，食事の種類などの聞き取りを行い詳細に記録する．
- **投薬**：疾患によって薬物の継続的な長期投与がある場合は，いつ，どのように飲ませたか，正確に投薬ができているかを確認する．
- **バイタルサイン**：心拍数や血圧，体温の観察を行う．
- **感染症**：使用する薬剤に免疫抑制作用がある場合，易感染性となり皮膚疾患や歯周病，膀胱炎などを併発しやすくなるため，注意して観察する．

b) 動物看護介入・注意点

- **ストレス**：動物病院内での検査や処置時には，動物を興奮させないように保定，処置を行う．
- **緊急治療の準備**：低血糖，高カリウム血症，低カルシウム血症などにより緊急の対処が必要な場合が考えられるため，カテーテル留置や輸液，ブドウ糖などの必要な薬剤の準備，バイタルサインの観察など緊急時の速やかな対応が可能となるモニターなどの準備をする．
- **薬剤，血液検体の扱い**：甲状腺機能亢進症のネコに投与されるチアマゾールは，人での催奇形性が報告されているため，妊娠の可能性がある獣医療スタッフによる投薬や排泄物の処理は避けるべきである（注意：内分泌疾患の治療に使用されるホルモン製剤は，人体に影響があるため手袋やマスクを装着して取り扱いには注意する）．採血後の血液検体は，全血で放置すると血球が糖を消費し正しい検査結果が得られなくなるため，速やかに遠心分離し検査を行う（注意：内因性ACTH〔adrenocorticotropic hormone：副腎皮質刺激ホルモン〕の測定は，室温に放置すると分解され正しい検査結果が得られなくなるため，速やかに遠心分離し冷却する．溶血によって正しい検査結果が測定されない検査項目もあるため，血液検体の取り扱いには注意する）．
- **食事**：糖尿病の場合，低血糖に注意し食事内容，量，回数など詳細に記録すると同時に，インスリン投与時間，単位を記録する．BCSを評価し適切なカロリー計算をしたうえで食事を与える．
- **飼い主への支援**：糖尿病の場合，自宅でのケアとして飼い主には食事（食事内容，回数，量，時間，給餌中の様子，飲水量），投薬（**図9**）（インスリンの種類，投与量，投与時間，投与時の様子），排尿回数や尿量，尿糖，血糖値モニター（簡易血糖測定器）を使用している場合は血糖値と測定時間，活動性，また嘔吐などの症状の有無について詳細に記録してもらうよう伝える．インスリン製剤の投与方法，保管方法などを指導し，低血糖時の緊急対応として50％ブドウ糖溶液などを渡しておく．

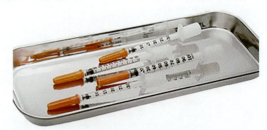

■**図9** インスリン製剤用のディスポーザブル針付き注射筒

（写真提供：エムベクタ合同会社）

血液疾患・免疫介在性疾患の看護

a) 看護上の観察項目

- **可視粘膜の観察**：貧血による可視粘膜蒼白を示しているか，また酸素欠乏によるチアノーゼを示しているか，歯肉や舌，頰粘膜，眼瞼や包皮，腟粘膜などの粘膜色を確認する．
- **貧血に伴う状態変化**：元気消失，運動不耐性，食欲不振，意識障害，ふらつき，虚脱について観察する．呼吸促迫や低血圧，低体温，または免疫介在性血小板減少症では自己免疫反応による高体温を示していないかなどバイタルサインの観察も行う．
- **全身状態の観察**：紫斑の有無，血腫，点状出血，斑状出血，鼻出血の確認．
- **排泄物の観察**：消化管からの出血による血便，メレナなど便の状態確認（黒色便，鮮血便），血色素尿，尿中のビリルビンの有無（黄疸）などの確認．
- **感染症**：免疫機能低下やステロイド等の免疫抑制剤投与によって感染が起こりやすいため，疼痛，発熱，発赤，腫脹，機能障害などの炎症徴候の有無を観察する．

b) 動物看護介入・注意点

- **入院室**：酸素欠乏によるチアノーゼや貧血による低体温などがみられる場合はICU管理を行う．
- **検査・処置時の注意点**：血小板減少など血液凝固に異常がある場合，採血時は止血を十分に行い，外傷による出血や内出血に注意して動物を慎重に保定，処置を行う．
- **投薬**：免疫抑制剤は投薬の日時や方法を詳細に記載し正しく投与する．
- **輸血（図10）**：輸血が必要な場合，輸血記録を作成しTPR（体温：temperature，心拍数：pulse，呼吸数：respiration）を測定する．測定は輸血前と，輸血開始後5分後，10分後，15分後，30分後に測定し，開始30分後以降は30分ごとに測定を輸血終了時まで行い記録する．輸血による副反応として高体温，頻脈，嘔吐，呼吸困難，虚脱などが起こらないか，また正しく輸血が行えているか輸血ラインを確認する．

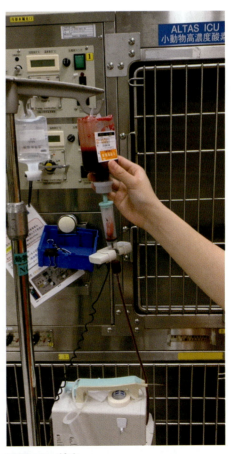

■図10　輸血

（本書，p.103掲載）

皮膚疾患の看護

a) 看護上の観察項目

- **飼い主からの主観的情報**：皮膚疾患について，気が付いたのはいつからか，身体のどこの部位か，痒みはどの程度あるのか，どのくらいの大きさか，発赤，腫脹，湿疹，膿疱，脱毛や外傷の有無を確認する（コツ：日常生活のなかでどのようにして痒みの症状が出現するかを知るために飼い主からの情報が重要である）．
- **身体の部位**：目の周り，耳，鼻，口，顎，腋窩，腹部，内股，陰部，肛門周囲，肢先，パッドの間など，被毛を掻き分けて注意深く観察する．
- **痒みの程度**：舐める，噛む，掻く，引っ掻く，身体を擦り付けるなどの行動がみられないかを観察する．
- **動物の生活の質（QOL：quality of life）**：痒みによってストレスを感じていないか，十分な睡眠をとれているか，攻撃的になることがないかを観察する．
- **室温，湿度管理**：飼育環境の室温や湿度は適切か（コツ：体温の上昇や乾燥によって痒みが増強することもあるため飼い主に確認する）．
- **投薬による副反応の有無**：ステロイド製剤やシクロスポリンなどの免疫抑制剤を投与している場合，免疫機能低下によって感染症を引き起こしやすい状態になっているため，疼痛，発熱，発赤，腫脹，機能障害などの炎症徴候の有無を観察する．長期投与による影響や，多飲多尿や多食による体重増加がみられないかを観察する．

b) 動物看護介入・注意点

- **アレルギー**：食物アレルギーや環境アレルギーなど，看護動物の情報を把握する（注意：入院時の食事や内服薬投与時の補助トリーツ〔図11〕を使用する場合にも原材料に注意する）．
- **検査・処置**：皮膚疾患患部を刺激しないように注意して保定を行う．痒みを悪化させないよう注意し，皮膚糸状菌症や疥癬など人獣共通感染症が疑われる場合は，グローブやガウンなど個人防護具を着用し，看護動物に触れる前後で手指消毒を行う．
- **清拭**：目の周りや口の周り，陰部や肛門周囲の皮膚を清拭によって傷つけないように注意して，清潔な状態を保つようにする（注意：分泌物や排泄物が看護動物に付着している場合，乾燥した状態での除去は皮膚の状態を悪化させる可能性があるため，濡らしたガーゼやタオルで湿らせてから除去する）．
- **薬用（薬浴）シャンプー（図12）**：シャンプーの前に十分に看護動物の被毛を濡らして洗浄する．皮膚に刺激を与えないように強く擦らず，シャンプー剤を泡立てて使用する（コツ：水温が高いと痒みが増強するため，35℃程度のぬるま湯を使用して，ドライヤーは冷風を使用して乾き残しがないようにしっかりと乾かす）．
- **飼い主への支援**：薬用シャンプーや投薬方法などを飼い主に理解してもらうために，説明や手順，注意点を書面にして渡すなどの工夫をする．皮膚疾患の変化として痒みや赤みの増減や，一般状態として食欲や活動性など看護動物の状態を記録するように伝える．疾患によっては飼い主や同居動物にも感染する可能性があるため，看護動物の隔離管理や自宅ケア後の消毒について指導や提案を行う．

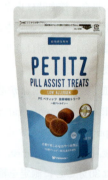

■図11　低アレルゲンの投薬補助トリーツ

（写真提供：QIX）

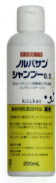

■図12　薬用シャンプー

（写真提供：キリカン洋行）

眼科疾患の看護

a) 看護上の観察項目

- **眼の状態**：流涙，眼脂の有無を観察し，量，色調，性状（水様，粘性，血様など）を記録する．角膜の傷や濁りの有無を観察する．結膜の充血，出血，浮腫，色素沈着の有無を観察する．眼瞼の傷，腫脹，瞬膜の突出，眼瞼内反・外反の有無を観察する．瞳孔の左右対称性を観察する．左右の眼球の位置や大きさ，対称性，陥没や突出の有無を観察する．羞明（光がまぶしい）や眼を前肢や後肢で擦る行動や，壁に眼を擦り付けるなどの行動の有無を確認する．
- **疼痛**：疼痛によって攻撃性や触られるのを嫌がることがみられるか観察する．
- **視力**：活動性低下や物や壁にぶつかる行動の有無を飼い主から聴取する．

b) 動物看護介入・注意点

- **眼科検査**：眼科検査では，検査者に対して顔が正面を向くようにし，動かないように確実に保定を行う．眼球を圧迫しないように注意する（**注意**：頸動脈を圧迫すると眼圧が上昇して正しい検査結果が得られないため，注意して保定する）．攻撃性がある場合は口輪を使用して，興奮させないように注意する．検査や使用する薬剤によっては検査の順番を厳守する必要がある．
- **点眼薬投与**：点眼薬や眼軟膏を投与する場合は，手指消毒を徹底する．投与する眼（左右どちらか片方の眼あるいは両眼）を確認し，投与する薬剤の順番や複数の点眼薬を投与する場合は5分程度の間隔を空けてから次の点眼薬を投与し，確実に投与できたかを確認する．眼の状態を確認し，多量に流涙や眼脂がある場合は綿花やガーゼで除去してから投与する．点眼薬の容器先端部分が被毛や眼瞼に触れないように清潔に保ち，眼球に直接触れて傷付けることのないように注意する．点眼薬は添付文書をよく読み，保存方法について室温や冷蔵，遮光など適切に管理する．
- **飼い主への支援**：自宅で確実に点眼薬投与が行えるように，投与方法を指導する．投与する薬剤の名称や順番と薬剤の間隔，回数，投与する眼（片目，両目），薬剤の保管方法や使用期限等を指導・アドバイスし，説明を書面にしてお渡しすることで確実に投与できるように援助する（図13）．視力低下や失明している看護動物の場合は，飼い主に自宅の家具の配置を急に変えないようにすること，移動範囲内の段差を解消するなど環境の改善に関するアドバイスをする．

	カルテ点眼指示記載内容		
患者名：〇〇さくら 診断名：乾性角膜炎（KCS）			
	OD(右目)	OS(左目)	OU(両目)
ゲンタマイシン点眼液			TID
ムコスタ点眼液UD 2%			TID
ヒアレイン点眼薬0.1%			TID
オプティミューン眼軟膏			TID

飼い主用点眼薬指示書（例）

〇〇さくらちゃん			
	1日の点眼回数		
	右目	左目	両目
ゲンタマイシン点眼液			3回
5分以上開ける			
ムコスタ点眼液UD 2%			3回
10分以上開ける			
ヒアレイン点眼薬0.1%			3回
5分以上開ける			
オプティミューン眼軟膏			3回

■図13　点眼薬説明文書
複数の点眼薬を使用する際は，5分以上間隔をあける．白濁した点眼薬や濃度の高い点眼薬は10分以上間隔をあける．獣医師の指示のもと，点眼薬投与方法を説明する．動物病院の場合，調剤薬局ではなく病院内の受付で処方するため，愛玩動物看護師は点眼の手順を説明し，飼い主がわかるように商品名で伝えるとよい．

耳科疾患

a) 看護上の観察項目
- **耳の状態**：耳介の熱感，腫脹，浮腫，肥厚(ひこう)，発赤などの有無を観察する．耳垢(じこう)の量や性状，臭気など観察する．
- **疼痛**：触ると嫌がるまたは攻撃性がある場合，左右どちらかあるいは両耳かを確認する．
- **全身状態**：斜頸(しゃけい)がみられるか，頭部を振ったり肢で掻く（掻こうと身体を傾けたり肢を上げようとする）などの行動がみられるかを観察する．

b) 動物看護介入・注意点
- **耳科検査**：耳に痒みがある場合，嫌がって暴れる動物が多いため検査が正確かつ安全に行える保定をする．耳道を塞がないように注意して，短頭種や垂れ耳のイヌなど個体に合った保定を心掛ける．攻撃性の強い動物の場合，エリザベスカラー(p.75)や口輪などを使用する．
- **点耳薬の投与**：点耳薬を投与する場合は，投与する耳（左右どちらか片方の耳あるいは両耳）を確認する．点耳薬の容器先端部分が被毛や皮膚に触れないように清潔に保つ（**注意**：点耳薬は添付文書をよく読み，保存方法について室温や冷蔵，遮光など適切に管理する）．
- **飼い主への支援**：自宅で確実に点耳薬投与が行えるように，投与方法を指導する．投与する薬剤の名称，回数，投与する耳（片耳，両耳），薬剤の保管方法や使用期限等を指導・アドバイスし，説明を書面にして渡すことで確実に投与できるように援助する．

神経疾患

a) 看護上の観察項目
- **バイタルサイン**：脳神経疾患で視床下部に障害がある場合，体温調節ができなくなることがあるため体温測定を行う．呼吸状態や脈拍数なども観察する．
- **意識状態**：意識レベルの評価・観察を行う（p.54）．
- **固有位置感覚や姿勢**：ナックリングがみられるか，肢が内側に入り交差していないか，旋回運動，頭位回旋の有無，捻転(ねんてん)斜頸，頭部下垂(かすい)，背弯(はいわん)姿勢，腹弯(ふくわん)姿勢，横臥のまま起立不能など，看護動物の姿勢を観察する．
- **眼の観察**：眼振や斜視がみられないか，視覚はあるか，瞳孔の大きさは左右対称か観察する．
- **排泄の観察**：筋肉の衰えや麻痺によって自力での排泄が困難な場合もあるため排泄可能か観察する．
- **全身状態の観察**：神経疾患によって筋肉が弛緩あるいは緊張していることがないか，痛がる様子や触ると嫌がる部位があるかを触診し疼痛の有無を観察する．筋肉の付き方が左右対称で偏りがないかを観察する．
- **発作**：入院中に発作がみられた場合は，起きた時刻，発作の持続時間，回数，どのような発作かを記録し適宜獣医師へ報告する．

b) 動物看護介入・注意点
- **排泄の観察**：疾患によって麻痺がある場合，自力での排尿や排便が困難な場合がある．状況に応じて尿道カテーテルの設置や，圧迫排尿の必要があるため排泄状態を確認し獣医師の指示を仰ぐ．
- **頸部の固定**：環椎軸椎不安定症(かんついじくつい)など頸部の安定性のために，頸部固定用のカラー使用（**図14**）やタオルを巻いて固定するなどして，同時に呼吸の妨げにならないように介入を行う．
- **検査・処置等の保定**：疾患によっては疼痛がある可能性があるため，検査や処置時にはカラーや口輪を使用

するなど，急な攻撃に気を付ける（注意：頸部を圧迫すると脳圧が上昇してしまう可能性があるため，頸部の保定には注意し採血時は極力頸静脈を選択しない）.
- **入院管理**：大きな音を立てないように入院室の扉の開け閉めや他の入院動物などにも注意する．頭蓋内疾患などで旋回運動がみられる場合，輸液ラインや尿道カテーテルが体に巻き付いてしまうことがないかを観察し注意する．体温調節ができない場合，低体温時はヒートマットを設置し柔らかいブランケットなどを敷くなどして管理する．急激な低体温時には，ドライヤーを使って温める（注意：熱傷の危険があるため温風が直接動物に当たらないようにする）．ICU入院室での室内の温度管理を行う．高体温時には保冷剤を直接動物には触れないようにタオルで巻いてアイシング（冷却）を行う（コツ：頸静脈，腋窩静脈，腹大静脈などの太い血管が体表に近い部位に当てると効果的である）．

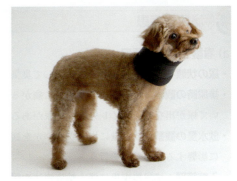

■図14　サービックカラー
（写真提供：東洋装具医療器具製作所）

- **発作**：発作によって体温が上昇することがあるため，発作後は体温，呼吸数や呼吸様式，脈拍数，CRT，可視粘膜の確認を行い，高体温の場合は冷却を行う．発作が終わる前に次の発作が起こり5分以上続く重積がみられた場合はエマージェンシー（緊急事態）として対応を行う．

整形外科疾患

a）看護上の観察項目
- **患部の状態**：患部の腫れや熱感，発赤，内出血など状態を観察する．包帯を巻いている場合，外れてしまったりズレてしまっていないか，排泄物などで汚れていないかを観察する．ロバート・ジョーンズ包帯の場合，肢端部の腫れや熱感，傷がないかを観察する．
- **姿勢**：手術後は患肢を使用できているか，接地が可能かを観察する．自力での起立や起立保持が可能か，ふらつき，四肢負重の偏り，跛行や挙上の有無を観察する．
- **呼吸状態**：疼痛がある場合，パンティングや流涎がみられないか確認し，TPRや呼吸状態を併せて観察する．

b）動物看護介入・注意点
- **患部の状態**：術後に包帯や巻物で覆っている場合，外れたりしていないかを確認し，患部の腫れ具合，漿液の漏れがないか，熱感があるかを確認する．また包帯を外した後は疼痛によって看護動物が舐めてしまうなど気にしている様子がある場合は，エリザベスカラーなどを着用する．
- **入院室**：床が滑らないように滑り止めマットを使用する（コツ：ケージの扉の網に肢を引っかけてしまう恐れがある場合は，十分に注意し，看護動物に合わせてICUのようなアクリル板になっている入院室で管理する．術後はケージレストさせるため広すぎる入院室には入れず行動を制限し，状態に合わせて入院室環境を変えるなど工夫をする）．
- **二次感染予防**：外傷や開放骨折など入院中は患部を清潔に保ち，排泄物による汚染の可能性を排除する（コツ：オムツの着用や尿道カテーテルの設置など状態に合わせて管理を行う）．

泌尿器疾患

a) 看護上の観察項目

- **尿の状態**：排尿量，回数，性状として臭気，色調や濁り具合の観察をする．
- **排尿時の観察**：排尿姿勢や排尿時に痛がる様子や陰部を気にする様子の有無，排尿の頻度や長時間トイレにいて尿が出ない，トイレ外での排尿があるかなど，排尿時の行動を観察する．
- **飲水量の観察**：飲水量に増減がないかを観察する．食事に含まれる水分量や，輸液を行っている場合も尿量に影響するため記録を行う．
- **入院管理**：泌尿器疾患に伴う輸液療法や尿道カテーテル設置などによって，看護動物に輸液ラインやカテーテルで絡まってしまい外れるなどの事故がないように管理する．輸液療法中はバイタルサインのモニタリングを行い，静脈留置のラインの漏れや外れていることがないかを確認する．
- **脱水の有無**：皮膚ツルゴールテスト，CRTの測定，可視粘膜の乾燥はみられないか．

b) 動物看護介入・注意点

- **尿量**：ペットシーツへの排尿の場合，φ（直径記号）○cmと記録したり，オムツ（図15）や尿道カテーテルを使用している場合は，重さや尿量を測定し，1時間あたりの尿量を確認し，尿量が多いあるいは乏尿，無尿状態の場合は獣医師へ報告を行う．
- **尿道カテーテル**：尿道カテーテルあるいは腎瘻カテーテルを設置している場合，扱う際には必ずグローブを着用し汚染による感染が起こらないように取り扱いに注意する（**注意**：尿道カテーテルの逆流を防ぐため入院動物の入院室より低い位置にカテーテル尿バッグを置くようにする．ケージの扉でラインを挟んでいないか，看護動物に絡まって外れることがないように注意する）．
- **飼い主への支援**：飼育環境の確認をし，トイレの個数や置き場所や形，掃除する頻度や同居動物の確認をし，看護動物の飼養環境を整える支援を行う．飲水量の確認や，飲水量を増やす必要がある場合にはウェットフードや飲水容器の使用，療法食の説明など指導を行う（**コツ**：特にネコは飲水容器の形状や大きさ，陶器やステンレス製など器の好みに個別性があるため，飼い主へアドバイスをするとよい）．

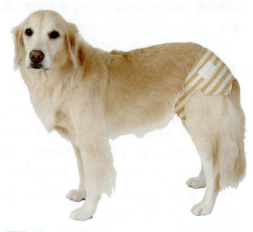

■図15　オムツ

（写真提供：ペティオ）

腫瘍疾患（担がん動物）

a) 看護上の観察項目

- **疼痛**：看護動物の行動から痛みの徴候を観察する．ケージから出ようとしない，落ち着きがない，じっとしている，持続的に鳴くなどの行動の変化，元気がない，第三眼瞼の突出（チェリーアイ），食欲低下，心拍数の増加，呼吸数の増加やパンティング，流涎，散瞳など，みられる症状によって疼痛のレベルを判断するためのペインスケール（p.300参照）を使用し，痛みの評価を行う．
- **抗がん薬の取り扱い**：抗がん薬（**表4**）を投与している場合，予定している正しい薬剤や投与量で投与できているか，静脈留置から血管外漏出がないか投与経路を確認する．

■表4　抗がん薬の例

薬剤名	商品名
カルボプラチン	パラプラチン
パクリタキセル	パクリタキセル，タキソール
シクロホスファミド	エンドキサン
ドキソルビシン	アドリアシン
ビンクリスチン	オンコビン
L-アスパラギナーゼ	L-アスパラギナーゼ
メトトレキサート	メソトレキセート
アクチノマイシンD	コスメゲン
メルファラン	アルケラン
シタラビン	キロサイド

b) 動物看護介入・注意点

- **抗がん薬治療**：抗がん薬治療を行う看護動物を保定する場合，個人防護具（PPE：personal protective equipment；**図16**）を装着し，薬剤が付着したグローブやタオルなどはすべて医療廃棄物として廃棄する．
- 抗がん薬の準備を行う際は，体表面積換算表（**表5**）を使用して投与量の確認を行う（注意：間違いのないように獣医師と愛玩動物看護師の複数人で確認する）．
- **抗がん薬治療中の看護**：抗がん薬を投与している看護動物の排泄物や吐物を扱う際は，必ず個人防護具を装着して処理を行い，ビニール袋を二重にして医療廃棄物として廃棄する．また，抗がん薬調製および投与時の曝露を防ぐため，メーカーからさまざまな閉鎖式薬物移送システム（CSTD：closed system drug transfer device）が販売されている（**図17，18**）．
- 投与している看護動物のバイタルサインの変化や，腫脹や紅斑，発赤，浮腫などがみられないか，嘔吐や下痢などの症状が投与後にみられないか観察し，異常がみられた場合は速やかに獣医師へ報告する．

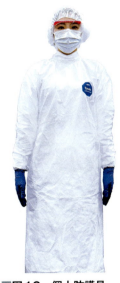

■図16　個人防護具
（写真提供：モレーンコーポレーション）

引用・参考文献

1) フローレンス・ナイチンゲール：看護覚え書－看護であること看護でないこと，第8版（湯槇ますほか訳），p.189，現代社，2023
2) 古橋洋子編：はじめて学ぶ看護過程，医学書院，2020
3) 日本動物保健看護系大学協会カリキュラム委員会：動物看護学総論／動物看護学各論，改訂第2版，EDUWARD Press，2022

■表5 体表面積換算表

イヌの体重と体表面積換算										ネコの体重と体表面積換算			
kg	m²	kg	m²	kg	m²	kg	m²	kg	m²	kg	m²	kg	m²
0.5	0.06	11	0.49	21	0.76	31	0.99	41	1.19	2.0	0.159	6.0	0.330
1	0.10	12	0.52	22	0.78	32	1.01	42	1.21	2.5	0.184	6.5	0.348
2	0.15	13	0.55	23	0.81	33	1.03	43	1.23	3.0	0.208	7.0	0.366
3	0.20	14	0.58	24	0.83	34	1.05	44	1.25	3.5	0.231	7.5	0.383
4	0.25	15	0.60	25	0.85	35	1.07	45	1.26	4.0	0.252	8.0	0.400
5	0.29	16	0.63	26	0.88	36	1.09	46	1.28	4.5	0.273	8.5	0.416
6	0.33	17	0.66	27	0.90	37	1.11	47	1.30	5.0	0.292	9.0	0.432
7	0.36	18	0.69	28	0.92	38	1.13	48	1.32	5.5	0.311	9.5	0.449
8	0.40	19	0.71	29	0.94	39	1.15	49	1.34				
9	0.43	20	0.74	30	0.96	40	1.17	50	1.36				
10	0.46												

※体表面積で計算すると大型犬では用量が低くなる傾向がある

体表面積を求める公式（英国小動物獣医学協会より引用）
・イヌの場合
　体表面積（BSA：body surface area）m² ＝ 0.101 × 体重（kg）$^{2/3}$
・ネコの場合
　体表面積（BSA：body surface area）m² ＝ 0.1 × 体重（kg）$^{2/3}$

（藤村響男ほか編：愛玩動物看護師必携テキスト，p.607，Gakken，2023）

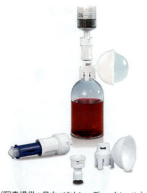

（写真提供：日本ベクトン・ディッキンソン）

■図17　閉鎖式薬物移送システム（CSTD）

（小西敏郎編：ひとりだちできるがん化学療法看護，p.147，Gakken，2021）

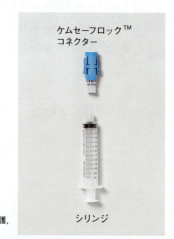

■図18　ロックタイプのシリンジ
（小西敏郎編：ひとりだちできるがん化学療法看護，p.158，Gakken，2021）

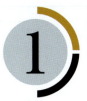

第5章 動物臨床看護学実習

1 動物看護過程の実践

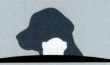

3 動物看護計画と動物看護記録を作成できる

> **ポイント**
> ●事例を通して，適切な動物看護計画・記録を作成できるようになる．

動物看護計画・記録の実例

●糖尿病（DM：diabetes mellitus）の看護計画例（来院〜通院）を**図1**に，椎間板ヘルニア（IVDD：intervertebral disc disease）の看護計画例（来院〜手術〜入院）を**図2**，**3**に示す．

<table>
<tr><th colspan="7" style="text-align:center">動物看護記録</th></tr>
<tr><td>患者名</td><td colspan="2">○○しずく</td><td>年齢</td><td>10歳8か月</td><td>性別</td><td>♂・♀・C・S</td><td></td></tr>
<tr><td>種類</td><td colspan="2">イヌ（トイ・プードル）</td><td colspan="2"></td><td>入院理由</td><td>糖尿病</td><td></td></tr>
<tr><td>看護問題</td><td colspan="4">＃1血糖不安定リスク状態</td><td>担当医：Dr.○○</td><td></td></tr>
<tr><td rowspan="2">看護目標</td><td colspan="4" rowspan="2">飼い主に血糖コントロールの必要性を理解してもらう</td><td>入院日：○月○日</td><td rowspan="2">記入者</td></tr>
<tr><td>評価日：○月○日</td></tr>
<tr><td>S</td><td colspan="5">「最近よく水を飲んで，排尿の量が多くなりました」
「ご飯はたくさん食べているのですが，体重が減って痩せてきた気がします」
「1週間に1回くらい，たまに吐いていることがあります」</td><td>○○</td></tr>
<tr><td>O</td><td colspan="5">体重測定：3.6kg，BCS：2/5
ツルゴールテスト：脱水量6〜8％
血液検査：GLU 408mg/dL，ALP 752U/L，Na 142mEq/L，K 4.0mEq/L，Cl 105mEq/L
尿検査：尿糖陽性，ケトン体陽性</td><td>○○</td></tr>
<tr><td>A</td><td colspan="5">糖尿病の症状として多飲多尿，嘔吐，脱水，体重減少がみられる．
インスリン療法による血糖コントロールと，輸液療法によって脱水の改善が必要．
血糖値の急激な上昇を抑えるため，低炭水化物，高タンパク質の療法食を与える．
食事は1日2回AM8：00とPM20：00に設定量を給餌し，インスリンを食後に投与してもらうように飼い主に指導を行う．
血糖値の測定は飼い主の希望によりアルファトラックを使用して行うため，測定方法を指導する必要がある．
尿糖測定方法を飼い主に指導する必要がある．
インスリン投与による低血糖症状について理解してもらう必要がある．</td><td>○○</td></tr>
<tr><td>P</td><td colspan="5">O-P
　①脱水の有無の観察をする．
　②血糖値，尿糖の観察をする．
　③食事時間，インスリン投与時間の確認をする．
T-P
　①バイタルサインの測定
　②皮膚ツルゴールテスト，脱水の評価
　③尿検査，血液検査
E-P
　①インスリン投与方法，保管方法の指導を行う．
　②血糖測定器の使用方法の指導を行う．
　③食事療法の指導を行う．決められた量を決められた時間に給餌することの必要性を説明し，決められた食事以外を与えてはいけないことを理解してもらう．
　④低血糖の症状について説明し，緊急の場合は来院の必要性について指導をする．</td><td>○○</td></tr>
</table>

 図1 糖尿病の看護計画例（来院〜通院）

291

動物看護記録						
患者名	○○ショコラ	年齢	14歳6か月	性別	♂・♀・Ⓒ S	
種類	イヌ(ミニチュア・ダックスフンド)			入院理由	T12-13 IVDD grade3/5	
看護問題	#1起立不可　#2自力排尿不可			担当医：Dr.○○	
看護目標	退院時までに起立保持可能にする 自力排尿を可能にする			入院日：○月○日（ 1 日目）	
^	^			評価日：○月○日		記入者
S	「昨日夕方トイレにいるのが見えて，しばらくしたらまだトイレに入っていて，それで立てないことに気が付きました」 「昨日からご飯食べていなくて，最近たまにごはん残していた気がします」 「半年前くらいから何となく散歩は嫌そうでした．そういえば抱っこするとキャンって鳴いて嫌がっていました」						○○
O	体重測定：5.2kg，BCS：2/5 神経学的検査：両後肢の固有位置感覚0(ナックリング)，姿勢性伸筋突伸反応0，膝蓋腱反射0 胸腰部レントゲン検査：第12，13胸椎椎間板ヘルニア疑い 胸腰部MRI検査：T12-13椎間板ヘルニアと診断．グレード3/5，深部痛覚あり 手術：片側椎弓切除術実施 手術後尿道カテーテル設置						○○
A	胸腰部椎間板ヘルニアによって後肢不全麻痺がみられ，自力排尿ができていないため，手術後は尿道カテーテルを設置し，排尿の観察が必要．尿道カテーテルを抜去し自力排尿が不可な場合は圧迫排尿の必要がある． 手術後は後肢麻痺の回復のため急性期に合わせたリハビリテーションを実施する必要がある． 飼い主には退院後の自宅でのリハビリテーションについて指導が必要である．						○○
P	O-P ①起立保持可能か観察する． ②ナックリング(固有位置感覚)の有無を観察する． ③排尿状態の観察をする． T-P ①座位から補助しながら起立させて，起立姿勢を保持させる． ②後肢のマッサージ，屈伸運動，自転車こぎ運動，可動域運動を実施し，両後肢筋肉の緊張具合を確認しながらリハビリテーションを行う． ③手術後尿道カテーテルを設置し排尿が確認できたら獣医師と相談の上抜去し，自力排尿が可能か観察する． E-P ①看護動物の状態について，胸腰部椎間板ヘルニアの病態について説明する． ②退院後のリハビリテーションについて方法を指導する． ③圧迫排尿について説明する．						○○

■図2　椎間板ヘルニアの看護計画例（来院〜手術〜入院）①：初診日

動物看護記録						
患者名	○○ショコラ	年齢	14歳6か月	性別	♂・♀・Ⓒ S	
種類	イヌ(ミニチュア・ダックスフンド)			入院理由	T12-13 IVDD grade3/5	
看護問題	#1起立不可　#2自力排尿不可			担当医：Dr.○○	
看護目標	退院時までに起立保持可能にする 自力排尿を可能にする			入院日：○月○日（ 5 日目）	
^	^			評価日：○月○日		
SOAP(O-P, T-P, E-P)						記入者
S・O	起立姿勢：座位から起立できるが数秒後に右後肢から座り込む． 歩様：座位から立位にさせて数歩は歩ける．右後肢が突っ張っている． 食事摂取量：RER×1.2(289kcal/day)1日2回で給与し完食． 排尿：尿道カテーテル抜去しオムツ着用．自力排尿可能． 体重測定：5.2kg，BCS：2/5 神経学的検査：両後肢の固有位置感覚1(ナックリング)，深部痛覚両後肢＋						○○
A	起立姿勢の維持ができるようになってきている． 数歩歩けるようになり麻痺の回復と歩様の改善がみられている． 右後肢の屈伸運動では抵抗感があり，筋肉が緊張している． 尿道カテーテル抜去後オムツ着用し，自力での排尿ができるようになっている．						○○
P	O-P①を変更し，起立姿勢で身体を揺らす体幹トレーニングを追加する． E-P③を削除．						○○

■図3　椎間板ヘルニアの看護計画例（来院〜手術〜入院）②：経過記録

引用・参考文献
1) フローレンス・ナイチンゲール：看護覚え書−看護であること看護でないこと，第8版（湯槇ますほか訳），p.189，現代社，2023
2) 古橋洋子編：はじめて学ぶ看護過程，医学書院，2020
3) 日本動物保健看護系大学協会カリキュラム委員会：動物看護学総論/動物看護学各論，改訂第2版，EDUWARD Press，2022

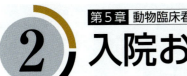

2 入院および栄養管理

1 入院動物の管理，アセスメントができる

> **ポイント**
> ● 入院中の動物に必要なことは，快適さ，清潔さ，適切な投薬，十分な刺激（症例によるが遊びなど），愛護的ケア（TLC：tender loving care）などである．
> ● 愛玩動物看護師は，通常，担当の獣医師よりも多くの時間を入院動物と過ごすこととなり，これについて大きな役割を担う．

入院中の動物に必要な管理，アセスメント

a）受け入れ

- 動物の状態を自ら観察して確認すると同時に，飼い主と可能な限りコミュニケーションをとり，動物の投薬や食事内容，性格などについて情報を得る．
- これらを統合して，今後の治療予定など看護計画を獣医師に確認する（持ち込みの荷物に関しても確認する）．

b）動物の種類や状態に合わせて入院環境を整える（入院ケージのサイズ，室温や隔離の必要性）

- **ケージのサイズと配置**：動物のサイズによって適切な広さのケージに収容する．その際に可能な限り動物種ごとに区画を分けてイヌとネコのケージが近接することがないように配置する．
- **衰弱している場合や若齢である場合，または麻酔覚醒間もない動物**：体温の調整ができず低体温に陥るため，ケージの置かれている環境温度を赤外線ランプなどで保温する．ヒートマットや湯たんぽも使用するが，動物が動けない場合に同じ部位に熱が加わり続けることにより熱傷を起こす可能性があることに注意する（こまめに体位変換したり湯たんぽの位置を変える）．
- **パグなどの短頭種や肥満動物**：呼気による熱放散がうまくいかず「うつ熱」しやすく，また酸素化障害もあるため，異常が疑われる場合には冷却できる密閉式の酸素室に収容する．
- **貧血や心臓疾患がある動物**：酸素濃度が調整できる酸素室に収容する．
- **脳神経疾患や高齢動物で起立できず自ら体を動かせない動物**：褥瘡予防のため体圧を分散するマットレスを敷いて管理する．
- **認知症の動物**：ケージの角に頭を押し付け動けなくなるヘッドプレッシング（認知症のイヌにみられる症状の1つ）（図1）により体力消耗することから，サークルなどを用いてケージの角をなくす工夫をする．
- **整形外科疾患のある動物**：滑って転倒するリスクを下げるため滑り止めマットを使用する．
- **神経質な動物**：ケージのドアにタオルをかけるなどして周辺からの視覚的刺激を遮断することも有効となる．

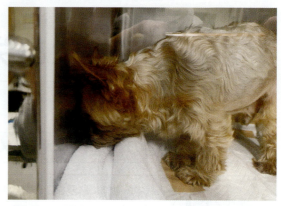
■図1　ヘッドプレッシングをするイヌ

c) 食欲の評価
- 入院中の動物に食事を与えるのは，通常愛玩動物看護師の仕事である．
- 動物は同じ場所で，同じ時間帯に，同じ食器から，同じフードを食べたがる傾向があり，疾患，手術，そして外傷などの影響で自ら食べることができない動物もいる．
- 愛玩動物看護師は，通常担当の獣医師よりも多くの時間を入院動物と過ごすため，動物がなぜ食べることができないのか，あるいは食べたがらないのか，原因を突き止めることが可能となる．
- たとえばフードを近づける際に，動物が顔をそむけたり，背を向けたりしている場合は食欲がないと考えられる．また，唾液が大量に分泌されるなど，頻繁に唇を舐めている場合は動物が吐き気を感じていて，フードがあることで気分が悪くなっている可能性がある．
- このような状態で動物に食べるように促すことは困難であり，強制することで，その後の動物との関係性が悪化するリスクが高まる．
- 体調が悪くなくても，慣れ親しんだ環境でない，飼い主がいないなどの精神的な理由が原因である可能性もある．これに対しては，動物との信頼関係を築くことで克服できることが多い．
- あらかじめ飼い主に確認した情報から，フードを与えている時間や給与するときのルール（掛け声など），好物やいつも使用する食器などを用いて動物が普段過ごしている環境に可能な限り近づける工夫をする．
- また，TLCは決して軽視されるべきではなく，動物を名前で呼び，穏やかに優しく話しかけるなどすることで改善することがある．

d) 排泄の評価
- 排泄は動物のコンディションを簡単に評価できる非常に多くの情報を含んでいる．
- 排尿および排便の観察ポイントは，排泄されたもの自体の評価はもちろんのこと，排泄する際の様子についても注視する．

【排尿時の観察ポイント】
- 排尿の観察はネコなどケージの中で行われていれば難しいが，散歩に連れ出したときに評価する．
- 排尿の回数や1回量，そして排尿する際に力むなど痛みを感じていないか，正常な出方（ポタポタ垂れたりしていないか）をしているかを評価する．

【排便時の観察ポイント】
- 排便の観察も排尿と同じくネコなどでは観察が難しい．
- 排便の回数や1回量はもちろんのこと，ストレスなく排泄できているか（排便が終了するまでの時間）を評価する．

【尿の観察ポイント】
- 最も簡単に評価できるのは尿の色調である．尿の色調には多くの情報が含まれており，動物の状態を評価することが可能である（表1）．
- 正常な尿の色調はやや黄色を帯びているが，肝臓疾患や溶血性貧血などでは処理しきれなかったビリルビンにより黄疸となり，尿色もそれに伴い蛍光を帯びたような鮮やかなオレンジ色となる．
- また，膀胱炎や尿路系腫瘍，抗がん剤などによっては出血性の膀胱炎を起こし，血液の混じった赤い尿が認められることもある．
- 外傷や熱中症などによる筋障害によって流出したミオグロビンが大量に尿中に出現するミオグロビン尿では焦げ茶色を示すことがある．
- 逆に色の薄い透明に近い尿が認められる場合には尿の濃縮もしくは希釈が行われており，糖尿病や尿崩症の可能性がある．
- 白濁している尿は重度の感染尿であり，腎盂腎炎や膀胱炎が疑われ，感染尿は独特の臭気があるため，その際は匂いについても評価する．
- これらの色調の変化は，ペットシーツやネコ砂に尿が排泄されていれば評価できるが，ドッグランなどで排泄される場合には地面の色により評価が難しくなるため，排尿姿勢をとったらペットシーツなどで尿を受けて評価するようにする．

■表1　尿の色調の評価

疑われる疾患	色
正常	やや黄色
肝臓疾患 溶血性貧血	鮮やかなオレンジ色
膀胱炎 尿路系腫瘍	赤色
外傷 熱中症	焦げ茶色
糖尿病 尿崩症	透明に近い黄色
腎盂腎炎 膀胱炎（感染症）	白濁

【便の観察ポイント】
- 便はその性状をまず評価する（表2，p.206）．
- 正常な便は適度な水分を含み茶褐色の色調を呈する．
- 色調が黒い場合には上部消化管で出血した血液が混入している可能性があり，鉄さびのような独特の臭気が混じるため必ず確認する．
- また便表面に鮮血をまとう場合には下部消化管や肛門からの出血が疑われる．
- 便の中にゼリー状のものが混入することがあるが，これは腸の炎症によって分泌された粘液である．
- 便が白みを帯びている場合には胆汁が減少している可能性があり，肝臓，胆嚢の閉塞性疾患が疑われる．
- 便の形状は，通常は手で拾い上げることができる程度の硬さであるが，腸炎などでは水分量が増え泥状となる．逆に固く小石のような便をしている場合には水分量が減少しており，腸管の通過時間が長くかかっていることを意味する．

■表2　便の性状の評価

疑われる疾患	性状
正常	適度な水分を含み茶褐色
上部消化管出血	色調が黒い 臭気が鉄さび様
下部消化管や肛門からの出血	便表面に鮮血をまとう
腸炎	便の中ににゼリー状のものが混入
肝臓，胆嚢の閉塞性疾患	便が白みを帯びている

- 腎不全のネコでは腎臓からの水分排泄が過剰となり脱水しているため硬い便を努力性に排泄し、怒責（いきみ）がひどい場合には嘔吐を伴うこともある．

【その他の排泄】
- 排泄物のほかに、嘔吐などによる吐物や創面からの出血や排液、そして陰部からの澱物（おりもの）などが認められる場合もある．
- 特に嘔吐による胃液は、正常では尿に似ているため判断に迷うが、匂いや粘稠性（粘りけ）、口周りの汚れなどから総合的に由来を判断する．

e) ラインおよびカテーテル
- 入院動物は点滴や排液、排尿のため輸液ラインやカテーテルを接続されていることが多い．
- 比較的元気な入院動物は動き回ることによりこれらのラインが絡まり閉塞する可能性があるため、定期的に確認して解除する必要がある．また輸液ラインについてはカテーテルが刺入されている部位より遠位側（肢端部）の浮腫の有無を確認する．

歩行に問題のある犬についての介助

歩行に問題のある犬についての介助

a) 歩行に問題のある動物のハンドリング
- 歩行に問題のある動物のハンドリングは、特に大型犬で入院管理においてしばしば負担となる．
- 整形外科、神経疾患および腫瘍などによる断脚などで本来の四肢歩行が叶わない動物においては、歩行の際に健常な患肢以外の肢に負担がかる．
- これまで四肢で歩行していた動物が疾患や治療により、ある日突然自らの力で歩行できなくなるため、動物へのストレスは大きいといえる．このような動物の歩行には介助が必要となる．

b) 介助の実際
- 介助を行う際にまず重要なことは、イヌの歩行様式である．
- 歩行を制御する、特に歩行を開始する場合には重心を前方へ移動することが必要となる動物の位置は不明な点が多いながらも馬の重心は、心臓周囲に位置し、ネコやイヌでは前肢の近くに重心があり、リスやクマでは後ろ足に重心がある．また牛の重心の実際の位置は正確には不明とされる．

【後肢の機能が失われた場合】
- イヌの重心は前肢よりに位置しており体重の60%を前肢で支える．このため後肢の機能が失われた場合には歩行には大きな障害が出ることは少なく介助の必要はほぼない（図2；後肢断脚翌日）．

【前肢の機能が失われた場合】
- 前肢の機能が失われた場合には、残存する側の前肢で全体重の60パーセントを支えることとなり、動物によっては起立すら叶わなくなる．
- このような動物に対しては通常複数の人員でタオルなどを動物の下に渡して補助することで、残存する肢への負荷を軽減する．

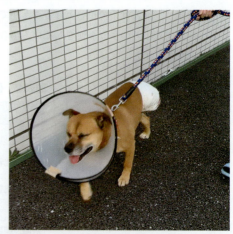

■図2　後肢の機能が失われた場合

- 特に前肢は歩行することが困難な場合が多く，前胸部付近に"襷掛け"のようにして吊り上げるようにして体重を支える．
- 歩行を促す場合には，前胸部のタオル（ハーネス）などで体重を支えたまま少し前方へ重心を移動させることで機能する側の前肢を前に運ばせる．その際にイヌは縦に大きく頭を振るためその動きに合わせてタオルを上下する（図3）．
- 補助を続けているうちにこれまでと同じ位置についていた前肢を徐々に体軸の中心付近につくようになり通常2〜3日以内には起立して自力で歩行できるようになる．（図4，歩行訓練後2日目；図3と同じイヌ，肢のつく位置が変化していることに注目）

【肥満動物の場合】
- 肥満動物では前肢にかかる負荷が大きく自力での歩行には時間を要する可能性が高い（図5）．
- 介助する側の人間も無理な態勢をとることで特に要背部を痛める可能性があることも注意する．

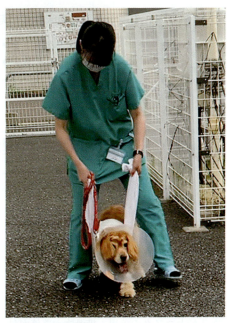

■図3　前肢の機能が失われた場合
前胸部のタオルで体重を支える．

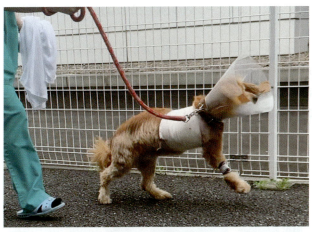

■図4　前肢の機能が失われた場合
自力歩行ができるようになった．

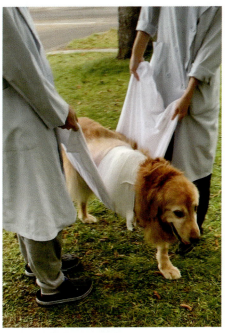

■図5　肥満動物の場合

第5章 動物臨床看護学実習
2 入院および栄養管理

2 ケージの清掃，管理ができる

ポイント
- 診察室やケージは，使用後すぐに清掃および消毒を行い，動物の汚染リスクを最小限にしなければならない．

ケージの清掃・消毒

ケージの清掃・消毒

1) 手順

① 手袋とマスクの着用：排泄物や薬液が付着したものに触れる可能性，消毒薬は直接触れると皮膚を傷害する可能性があるため，必ず手袋とマスクを着用する．
 ※映像では手袋を着用していないが，実際では手袋を着用すること．

② 予備洗浄：ウイルスや細菌を効果的に除去するために，まずケージ内の汚物など目に見える汚れを洗剤などで除去する．

③ 消毒薬の散布：スプレーもしくは浸漬したワイプなどでケージの全面に消毒薬を散布する（消毒の効果は，水の温度と消毒薬との接触時間に左右される）（**図1**）．

- エタノール：速効性であるため70％の濃度で清拭に使用する．
- 次亜塩素酸ナトリウム：0.05〜0.1％の濃度で噴霧もしくは清拭するが，腐食性があるため水拭きが必要となる．

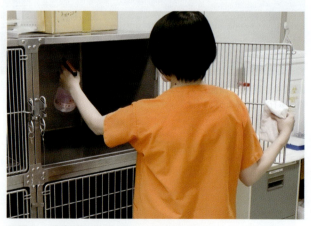

■図1　消毒薬の散布

④ 6面すべてを清拭するが，天井（図2），側面（図3），奥面（図4），底面（図5），正面の裏（図6）の順で清拭する．

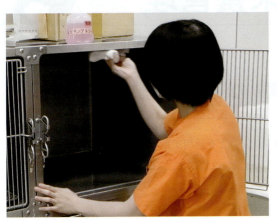
■図2　天井の清拭

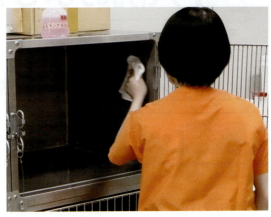
■図3　側面の清拭

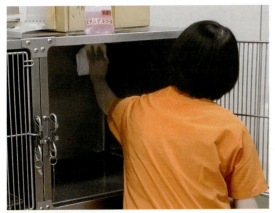
■図4　奥面の清拭

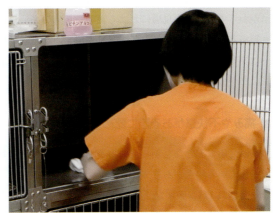
■図5　底面の清拭

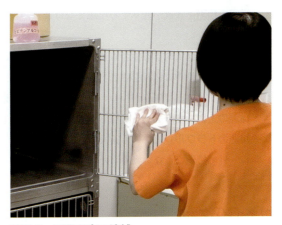
■図6　正面の裏の清拭

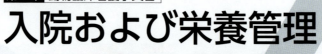
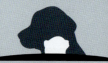

第5章 動物臨床看護学実習
2 入院および栄養管理

3 ペインスケールを用いて痛みの程度を評価できる

ポイント ●鎮痛と痛みの評価を理解し，疼痛スコアなどを活用する．

適切な疼痛評価

- 適切な疼痛評価は，動物と接する時間が長い愛玩動物看護師の重要かつ不可欠な役割であるが，それにもかかわらず，獣医療現場における適切な鎮痛の必要性の認知度は依然として低い．
- 鎮痛と痛みの評価について明確に理解することが愛玩動物看護師として重要であり，その根拠となる疼痛スコアリングシステムを活用することで，動物の個別アセスメントを促し，高いレベルの入院看護を達成することができる．

a) 痛みや不快感がある際に認められるサイン

- **吠える**：おとなしかった動物が鳴き声をあげる，通常の鳴き声から変化した場合には痛みや不快感を訴えている場合がある．
- **息切れ（パンティング）**：流涎（よだれが垂れること）や震えを伴うことが多い．
- **体勢**：横臥位になろうとするが，落ち着かない様子を呈する，うずくまって動こうとしない，水や食餌の器に向かって屈むことができないなど．
- **摂餌の拒否**：食欲が低下する疾患でなければ，食事の際に苦痛を感じている可能性があることを除外してはならない．
- **ハンドリングに対する拒否**：運動を拒否して尻込みしたり，威嚇の鳴き声をあげたり，物陰に隠れたりする場合，動物は痛みを感じている可能性が高い．このような場合は，来院前や処置の前の普段の様子と比較することで痛みが行動の異常の原因であるか評価する．
- **体温の上昇**：痛みを感じている動物は体温が上昇していることが多い．
- **排泄のトラブル**：腹部の手術などで力むことができないと，うまく排泄することができなくなると同時に，外で排泄できない動物にとっては痛みがあることで運動に出ることができず排泄が困難となる．

b) ペインスケール

- 入院中の疼痛評価にはさまざまな指標があるが，「コロラド州立大学（CSU：Colorado State University）の疼痛スケール」を使用する．

  ※ https://www.nekoproduct.online などを参照のこと．

入院および栄養管理

第5章 動物臨床看護学実習

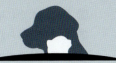

4 栄養チューブ設置の準備や流動食の調製ができる

ポイント
- 栄養チューブの種類と設置方法ならびに栄養管理を理解する.

栄養チューブ(図1)の種類と設置方法

- 栄養管理は動物にとって重要であり,治療成績に直結する.整形外科疾患の元気で食欲がある動物であれば補助することなく,自発的に食餌を摂取するので問題とはならない.
- しかし,肝リピドーシスの神経質なネコや口腔手術を行った動物においては,動物の意思に関わらず強制的に食餌を給与しなければならない.このための手段としてチューブフィーディングがある.

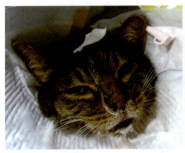
経鼻カテーテル

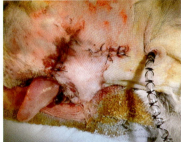
食道咽頭瘻チューブ

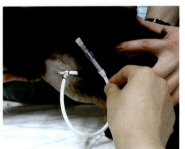
PEG(胃瘻)チューブ

■図1 栄養チューブ

a) 鼻咽頭チューブ
【準備するもの】
- 鎮静薬(必要があれば),栄養チューブ(太さは動物の種類による),キシロカイン®ゼリー,消毒薬,縫合セット,シリンジ(10mL,2.5mL),生理食塩液

【方法】
① 動物を伏臥位で保定し,頭部を振らないように頭部を固定する(可能であれば鎮静下で).
② 栄養チューブの長さを動物の体に合わせてチューブの先端が食道の中に到達する位置を確認する.
③ チューブを把持して先端にキシロカイン®ゼリーを塗布する.
④ チューブの先端を鼻腔内に挿入していき,嚥下を確認したらさらに深く挿入する(挿入の際に頭部を強く振ったり,クシャミをしたりすることがあるため注意する)(図2).咳き込む場合には気管に迷入している可能性があるため,少しチューブを引き戻し再度挿入する.
⑤ 空の10mLシリンジをチューブに接続し吸引する.チューブの先端が正しく食道内に位置していれば陰圧

がかかるが，それ以外の場合には空気が入ってくるため再度挿入を試みる．
⑥ 陰圧がかかれば2.5mLシリンジで生理食塩液を1mL程度注入し，咳き込まないことを確認する．
⑦ 発咳が認められなければ鼻梁側にクセづけるように折り曲げ，頭部まで数か所皮膚に縫着して終了する．
⑧ 設置後は必ずエリザベスカラーを装着し事故抜去を防ぐ（図3）．

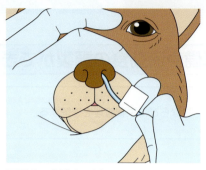

■図2 鼻腔内に挿入

（文献1，p.161より引用）

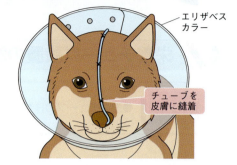

■図3 エリザベスカラーを装着

（文献1，p.162より引用）

b) 食道咽頭瘻チューブ

【準備するもの】
● 麻酔薬，栄養チューブ（太さは動物の種類による），キシロカイン®ゼリー，消毒薬，手術セット，ケリー鉗子，シリンジ（10mL），生理食塩液，ガーゼ，粘着テープ

【方法】
① 口腔内手術の延長上で行われることが多く，全身麻酔下で実施する．
② 口腔内を消毒し，左側の咽頭から頸部にかけての皮膚の毛刈りをして消毒を行う．
③ 栄養チューブの長さを動物の体に合わせてチューブの先端が食道の中に到達する位置を確認する．
④ 口からケリー鉗子を食道内に挿入し，咽頭部を過ぎたところで鉗子の先端を使用して左側の食道壁を皮膚に押し付けテントを張る．
⑤ メスなどでテントの頂点に微小切開を加え，鉗子の先端で鈍性に外へ貫通させる（図4）．
⑥ 貫通して露出した鉗子の先端で栄養チューブの先端を把持して食道内に引き込む．
⑦ 引き込んだ先端を一度口腔内から外へ引き出す．
⑧ 引き出した先端にキシロカイン®ゼリーを塗布し，先端を直鉗子などで把持して食道内に挿入する（図5）．
⑨ 触診でたわみがなくなったのを確認し先端位置を正しい深さに調整したら，チューブをチャイニーズフィンガートラップ（チューブを引っ張っても抜けないようにする固定法）で皮膚に固定する．
⑩ 皮膚とチューブの間にガーゼを挟み，粘着テープで固定して終了する．

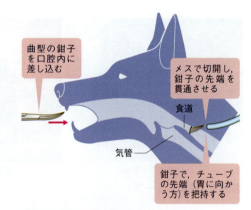

■図4 鉗子の先端を貫通

（文献1，p.162より引用）

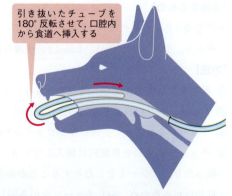

■図5 チューブ先端を口腔内から食道へ挿入

（文献1，p.163より引用）

c) 胃瘻チューブ

【準備するもの】
- 麻酔薬，内視鏡，胃瘻チューブセット，キシロカイン®ゼリー，消毒薬，手術セット，ケリー鉗子，シリンジ（10mL），生理食塩液，ガーゼ，粘着テープ

【方法】
① 全身麻酔下で行う．
② 左上腹部（最後肋骨の後ろ）の毛刈りを行い，外科的消毒を行う．
③ 内視鏡を胃内まで挿入し，送気して胃を拡張させる．
④ 胃瘻チューブセット内に含まれる留置針（なければ18Gの留置針）を胃内に向け穿刺する（図6）．
⑤ 先端が胃内に入ったことを内視鏡で確認し，内針を抜去する．
⑥ 留置針の外筒を通じて付属のワイヤーもしくは2-0ナイロン糸を胃内に挿入する．
⑦ ワイヤー（ナイロン糸）を内視鏡の把持鉗子で把持し，口腔外へ引き抜く（図7）．
⑧ 胃瘻チューブの先端とワイヤー（ナイロン糸）を締結する（図8）．
⑨ ワイヤー（ナイロン糸）を牽引して，食道を通じて胃内に胃瘻チューブの先端を引き込む．
⑩ さらに強くワイヤーを引き，皮膚にテントを張る．
⑪ テントの頂点に小切開を加えチューブを外に引き出し，胃の粘膜にバンパーが接するまで引き抜く．
⑫ 専用のストッパーを設置して固定する．
⑬ 排液を吸収するガーゼをストッパーに挟み，粘着テープで固定する．

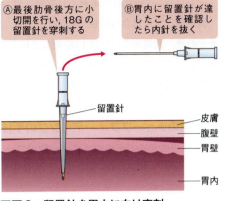

■図6 留置針を胃内に向け穿刺
（文献1, p.164より引用）

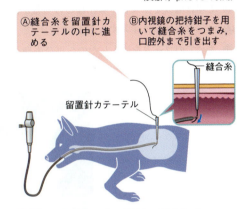

■図7 ワイヤーを口腔外へ引き抜く
（文献1, p.164より引用）

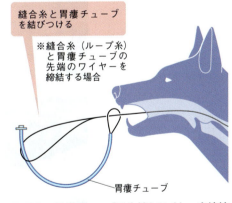

■図8 胃瘻チューブの先端とワイヤーを締結
（文献1, p.164より引用）

栄養チューブを介した栄養管理

a) エネルギー要求量

- 安静時エネルギー要求量（RER：rest energy requirement）は安静下での正常な動物のエネルギー要求量である．RER（kcal）＝ 70 ×（体重〔kg〕）$^{3/4}$ あるいは体重が3〜25kgの動物の場合，RER（kcal）＝（30 × 現在の体重〔kg〕）+ 70で算出することもできる．
- 食欲不振の患者に経腸栄養を開始する際には，一般的に推奨量は最初の12〜24時間はリフィーディングシ

ンドローム（慢性的な栄養不良状態に対して急激な栄養補給を行うことで生じる水分や電解質分布の異常が引き起こす重篤な合併症）を避けるため，RERの3分の1程度を給与する．
- その後，問題がなければ12時間ごとにこの量を徐々に増やし満量まで増量する．
- もし，患者が嘔吐した場合は，嘔吐がなくなるまで給与を中止し，栄養補給を再開する際には量を減らし，さらに段階を踏んで量を増やしていく．

b) 実際のチューブフィーディングの手技

チューブフィーディングの手技

① 上述の計算式で求めたカロリー分のフードをシリンジやカテーテルチップに準備する（鼻咽頭チューブはリキッドタイプ，食道咽頭瘻チューブ，胃瘻チューブはペースト状のフードを使用できる）．
② チューブのコネクターをアルコール綿花で清拭する（図9）．
③ 生理食塩液を注入して嘔吐などの異常が出ないか確認する（図10）．
④ フードを緩徐に注入する（図11）．
⑤ すべてのフードを注入したのち再び生理食塩液（水道水でも可）を注入し，チューブ内のフードを洗い流す．
⑥ コネクターのキャップをアルコール綿花で清拭し（図12），キャップを閉じて終了する．

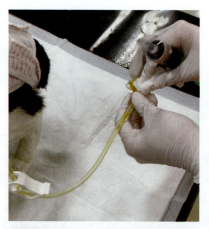

■図9　アルコール綿花で清拭

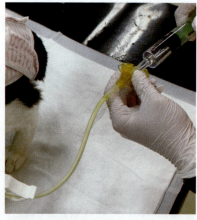

■図10　生理食塩液の注入

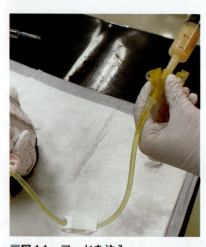

■図11　フードを注入

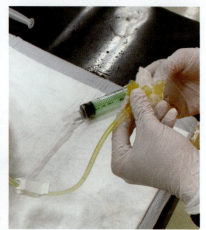

■図12　アルコール綿花で清拭

引用・参考文献
1) 藤村響男ほか編：愛玩動物看護師必携テキスト．Gakken，2023．

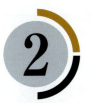

2 入院および栄養管理
第5章 動物臨床看護学実習

5 褥瘡をもつ動物の看護（体位変換など）ができる

ポイント
- 褥瘡の発生を予防するため，体位変換，体圧分散に注意を払う．

褥瘡のリスク要因

- 横になっている時間が長いイヌの褥瘡は，特に老齢犬にとって，非常に重要な問題となる．褥瘡は一度発生すると連鎖的に多発するため，発生を予測して予防することが最も重要となる．
- 褥瘡はいわゆる床ずれと呼ばれる皮膚潰瘍であり，以下のような長時間同じ体勢でいるイヌであればそのリスクは高くなるため入院管理には注意を払う．

【高齢犬】
- 高齢犬や運動量の少ないイヌは筋肉量が減少する傾向があり，骨隆起の周りの組織が少なくなる．

【手術後または治療中のイヌ】
- 痛みや怪我のために動けない，あるいは動きたくないために，同じ姿勢でいることが多くなる．

【下半身不随のイヌ】
- 椎間板ヘルニアや脳脊髄腫瘍などが原因で麻痺を起こしたイヌは，自らの意思で体位を変えることができない場合がある．

【大型犬】
- 重い体重が皮膚を圧迫する．

【整形外科疾患のイヌ】
- 変形性関節症，股関節形成不全など痛みを伴う疾患のあるイヌは，体位変換を嫌がることがある．

褥瘡の予防方法

【イヌの体位を頻繁に変える】
- 2〜3時間おきに体位を変えて特定の場所に長時間負担をかけないようにする．
- 体位を変える際に，寝具やイヌの被毛に排泄物が付着していないか確認する．
- 皮膚や被毛が汚れている場合は，その部分を洗浄して完全に乾燥させる．湿ったままの皮膚や尿やけを起こした皮膚は褥瘡になりやすいため注意する．

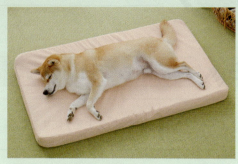
■図1　クッションの例
（写真提供：ペピィ）

【皮膚に負担をかけないよう，柔らかい寝具を用意する】
- イヌの体にフィットし，体重を均等に分散して支える厚いクッション（低反発マットレス）などのベッドに寝かせる（**図1**）．毛布やパッドを使用する場合は，イヌの皮膚を圧迫するようなシワや偏りがないことを確認する．

【圧迫を和らげるクッション，ブロック，ドーナツ（図2）などを使用する】
- 柔らかい発泡スチロールやウレタンの緩衝材を使ってイヌの体を支えて，体の特定の部位に圧力がかからないようにする．
  ※体圧を分散するマットは市販されているが高価なものもあり，汚損した場合の交換は飼い主の負担となることから，梱包材として使用されるエアクッションを二重，三重に折りたたんでマットとして使用すれば，安価であるため汚損した場合には廃棄することができ，また動物や設置場所に合わせてサイズを自由に調整することができる（**図3**）．

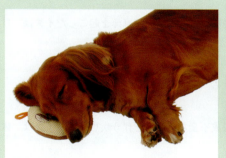 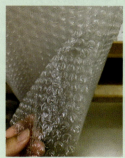

■図2　ドーナツクッションの例　　　■図3　エアクッション
（写真提供：ペティオ）

第 6 章

動物愛護・適正飼養実習

1. 動物の基本的な取り扱い
2. 飼い主とのコミュニケーション
3. 動物愛護管理行政

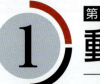

第6章 動物愛護・適正飼養実習

1 動物の基本的な取り扱い

1 動物種に応じた安全なハンドリングができる

> **ポイント**
> ●適切なハンドリング・テクニックを使い，動物の不安や緊張を軽減する．

ハンドリング・テクニック

- 動物病院での診察において，痛みや恐怖，不安，ストレスを防止することが重要であり，動物に対する思いやりのある対応が必要となる．
- 多くのイヌやネコが動物病院で恐怖行動を示す可能性があるため，適切なハンドリング・テクニックを使うことが重要で，これにより動物の不安や緊張を軽減することが可能となる．

a）おやつ
- おやつを効果的に使用することにより，動物は動物病院や診察をポジティブに捉えることができるため，アレルギーなどの疾病に影響を及ぼさないものを用いる．

b）馴化
- イヌやネコを診察室に慣れさせるためのステップとして，動物とコミュニケーションをとりながら，おやつを使って動物が部屋を探索し，近づいてくるように促す．
- ネコの場合は，逃走に注意して診察室内でキャリーのドアを開放し，自発的にキャリーから出て診察室内を探索するように導く．
- さらにネコが近づいてきたら手やおやつを差し出して興味を引き，環境と状況に慣れるように補助する．

イヌのハンドリング

- 飼い主に具体的な指示を確認し，実際にイヌに指示を出し従うかどうかを確認しながら接触を開始する．
- 接触に抵抗を示す場合には接触を中止し，可能であればおやつなどを用いて再度接触を試みる．
- 警戒して近づいてこようとしないイヌに対しては，横からゆっくりと近づいていき，横に寄り添うように片膝を立てて屈むようにする（攻撃的になった場合にすぐに飛び退けるように両膝はつかない）．
- 聴診器などでイヌに触れる前に，まずその物を手に持ち，イヌが自発的に匂いを嗅いだり近づいたりできるようにする．
- イヌが接触することを許可した場合は，驚かせるような反応を避けるため，接触の頻度は一定に保ち，常にイヌから手を離さないようにする．もう片方の手を使う必要がある場合は，接触している手の位置に置き手を入れ替えて，その手を目的の場所まですべらせてから最初の手を離す．

- 処置の間，イヌのFAS徴候（Fear〔恐怖〕，Anxiety〔不安〕，Stress〔ストレス〕）が増加し，何度も処置を中止せざるを得なくなった場合は鎮静などオプションを検討する．

動物の移動

ネコのハンドリング

a) イヌの移動
- 防衛的攻撃行動を引き起こす危険性があるため，イヌが嫌がっている場合は決して無理に移動させてはならない．手術室や診察室に入るのを拒む可能性があれば，駐車場や待合室に獣医師とともに出向いて診察や鎮静薬の投与を行う．
- 入院させる際にイヌが飼い主から離れたがらない場合は，飼い主に入院室に同伴してもらうことも検討する．これにより，飼い主が自分のイヌがどのような場所に収容されるか見ることができるので，飼い主も安心するという利点がある．

b) 動物を持ち上げたり運んだりする際のテクニック
- 動物を持ち上げたり運んだりする際には，過度の拘束は避けるべきである．
- 動物を持ち上げる前に，痛みや不快感を起こす可能性のある部位を確認し，痛みのある部位は，偶発的な接触を避けるため，ハンドラーの体から離れた側で保持するのが最善である．また，動物が驚かないように，持ち上げようとする前に声かけを行うことを忘れてはならない．
- 小型犬から中型犬は一人で持ち上げることができるが，点滴ラインなどが付属する場合やケージの扉を開ける必要がある場合などは介助者が同行する．
- 後ろ足はハンドラーの肘と上腕で支えて体に引きつけ，手と前腕で胸の下を支える．もう片方の腕は胸の前を支え，イヌが動いた場合には頭を優しく抱き寄せる．ネコも同様の方法で持ち上げ，運ぶことができる（図1）．
- ハンドラーの手を使って前脚を体に密着させ，もう一方の手で頬や顎の下をなでてリラックスさせると，ネコが落ち着いて抱くことができる．
- 大型犬は，水平を保てるようにできれば同じ体格のハンドラー2人で抱き上げる．
- 一人は片手を胸に回してイヌの前部を支え，気管など圧迫しないように首の下を押さえ，もう一人は胸の下に腕を回す．後肢はゆるく自由にすることを好む場合もあれば，後肢を支えられているほうが安心する場合もある．
- さらにストレッチャーまたは毛布を利用して搬送することもできる．鎮静下や麻酔下の動物は必ず台車で搬送し，気道を閉塞しないように動物の体勢をチェックし，モニターする必要がある．

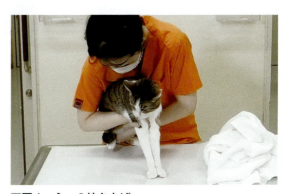

■図1　ネコの持ち上げ

c) ハンドリングが難しい場合

- ハンドリングが難しい動物に対しては，患者自身はもちろんのこと飼い主やその他のスタッフの安全にも注意を払わなければならない．
- 凶暴なネコやすでに興奮状態にあるネコはそれ以上興奮状態を悪化させないように努め，キャリーから取り出す際にはキャリーのロックを外して上下に分割できるようにし，隙間にタオルを滑り入れ，下側にいるネコをそのまま覆い，包むことで安全に取り出すことができる（**図2**）．

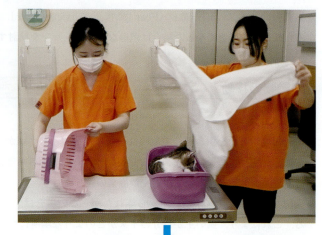

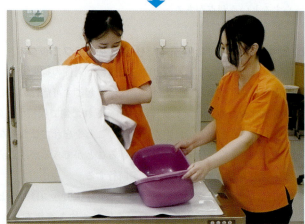

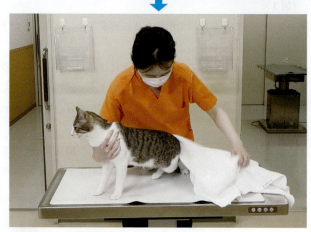

■**図2** タオルで包みキャリーから取り出す

1 動物の基本的な取り扱い

第6章 動物愛護・適正飼養実習

2 動物を安全に散歩・運動させることができる

ポイント ●ケージから出す際の評価・判断，外へ連れ出す際の注意点を説明する．

一般状態の評価と事故や安全への留意

安全に散歩・運動させる

- 入院中のイヌにおいて散歩の必要性は病態によるため，決して強制してはならない．ケージから出す際には，一般状態の評価を行い散歩に連れ出すべきかどうかの判断をする（**図1**）．
- ドッグランある場合には一頭ずつ出すようにし，喧嘩などの事故を予防するため，同時に複数頭のイヌを出してはならない．
- 外へ散歩に連れ出す必要がある場合には，リードを2本つけ，交通量の少ないルートを選択する（**図2**）．
  ※リードを2本つけておけば，1本はずれた場合にも脱走が防げる（**図3**）．

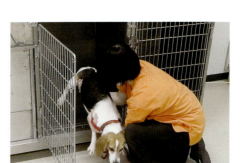

■**図1** ケージから出す

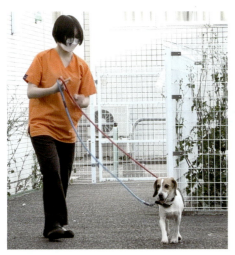

■**図2** リードを2本つける

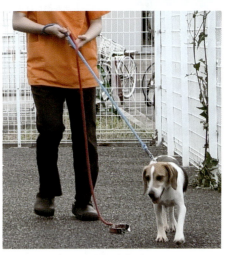

■**図3** 2本だと脱走が防げる

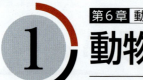

第6章 動物愛護・適正飼養実習
① 動物の基本的な取り扱い

3 イヌの散歩や運動, ふれあいのために, 適切な道具(首輪, 胴輪, リード, おもちゃなど)を選択することができる

> **ポイント** ●散歩, 運動, ふれあいの意義を理解し, イヌに適切な道具を選択できる.

 散歩, 運動, ふれあいの意義

- 動物に散歩や運動, ふれあいをさせることには, 以下に示すような意義がある. その意義を安全に果たすためには, 適切な道具を選ぶことが重要である.

a) 散歩の意義
- イヌにとっての散歩は, 適度な運動となるとともに本能的な行動欲求を満たすため, 運動不足の解消やストレス発散など, さまざまな効果がある(**表1**). また, 飼い主とイヌのコミュニケーションを深める機会としても重要である.
- ネコの場合は, 散歩に行く必要はなく, 重要なのは室内の飼育環境を整えることである.

■表1 散歩の効果

心と体の健康の維持	運動不足の解消やストレス発散, 気分転換により心身の健康を維持する
社会性の獲得・育成	知らない人や他のイヌ, さまざまなニオイや音, アスファルトや土, 草などの感触などの刺激を得たりすることで社会性を身につける
神経系の活性化	有酸素運動や散歩で得るさまざまな刺激により, 脳や自律神経の活性化につながる
日光浴効果	・日光を浴びることによりリラックスできる ・紫外線による殺菌効果がある ・セロトニンの分泌促進により体内時計の調節, 精神安定効果が期待できる ・ビタミンDの合成, 成長ホルモンの分泌を促進する
飼い主とのコミュニケーション	飼い主とイヌがともに, 自然など外の環境を楽しむことにより, 互いの絆が深まる
問題行動の抑制	心身を健康に保ち, 社会性を身につけることにより問題行動を抑制できる

b) 運動の意義
- 適度な運動は, 前述したように心身の健康を維持するために必要不可欠である.
- 運動のニーズは, 犬種や猫種, ライフステージ, 個体のサイズによっても異なるので, 事前に把握しておく. また, おもちゃなどを上手に活用して, 遊びながら運動できるように工夫することも大切である.

c) ふれあいの意義
- ふれあいは飼い主と愛玩動物との絆を深める. また, イヌの場合, 社会性を高めるためにも, 飼い主以外の

- 人ともふれあう機会が重要となる．
- 飼い主が愛玩動物を抱きしめる，なでるといったスキンシップは，双方に精神的な安らぎを与える．飼い主がペットの鳴き声に呼応したり，話しかけたりする行動やアイコンタクトなどの愛着行動は，双方のコミュニケーションをスムーズにする．
- 運動と同じく，おもちゃを活用して遊ぶことでふれあう機会を増やすとよい．

首輪（イヌ）

- イヌの首輪の種類は大きく分けると，「ベルト」「バックル」「フルチョークカラー（チョークチェーン）」「ハーフチョークカラー（マーチンゲール）」「スパイクチョークチェーン」「ジェントルリーダー®」がある（表2）．
- フルチョークカラーやハーフチョークカラーは，「チョーク＝窒息・息苦しくさせる」「チェーン＝鎖」を意味する通り，イヌが従わない場合に強く引き，首を絞めて嫌悪刺激を与えることで，しつけやトレーニングの効果が期待できる．
- 素材には革，合成皮革，ナイロンやポリエステルなどの化学繊維，布（綿），金属などがあり，それぞれ特徴がある（表3）．また，反射素材を使用した製品や発光機能を有する製品もある．
- それぞれの首輪の特徴を把握し，犬種や用途に合ったものを選ぶ必要がある．また，首輪の重さによる負担，素材による皮膚や体毛への刺激にも配慮する．

■表2　首輪の種類

首輪の種類	概要	メリット・デメリットなど
ベルトタイプ（ベルトホール） リフレクトレザーカラー （写真提供：岡野製作所）	・複数のベルトホール（穴）があり，棒状の部品をベルトホールに通してサイズを調整する ・主な素材：革，合成皮革，ナイロン，ポリウレタンなど	・外れにくい ・サイズ調整後はしっかりと固定される ・バックルタイプに比べると少し取り付けにくい ・ベルトホールの数や間隔によっては，サイズ調整がしにくい ・金具が多いぶん，重さがある
バックルタイプ 犬用首輪 フラッシュソフトカラー S イエロー （写真提供：ペティオ）	・プラスチックや金属製のバックルで留めるタイプ ・主な素材：ナイロン，ポリエステルなど	・着脱がワンタッチで簡単 ・サイズ調整が容易 ・軽量なものが多い ・サイズ調整後にずれが生じることがある
フルチョークカラー（チョークチェーン） BLCステンレスロングリングチェーン 中・大型犬用 （写真提供：ザ・ブラックラブカンパニー）	・トレーニングやしつけのために用いる ・リードを引いた分だけ，首輪の円周が狭まり，犬に合図を送ることができる ・ハーフチョークカラーとは異なり，首輪が締まる幅は限定されない ・主な素材：金属，ナイロン，皮革など	・トレーニングやしつけの効果が高い ・首元を締め過ぎることにより，頸部や気管が傷害されるリスクがある（締まり過ぎ防止のために，ストッパーが付いている製品もある） ・プロの訓練士の指導のもと正しく使用する

■表2つづき　首輪の種類

首輪の種類	概要	メリット・デメリットなど
ハーフチョークカラー（マーチンゲール） BLCハーフチョーク MLサイズ （写真提供：ザ・ブラックラブカンパニー）	・トレーニングやしつけのために用いる ・リードを引くとチェーン（ナイロンなどの他の素材もあり）部分が締まり，犬に合図を送ることができる ・着脱は，首輪全体を広げて頭部を通す ・主な素材：金属，革，ナイロン，ポリエステルなど	・チェーンの部分など一定の範囲が狭くなるため，比較的安全に使用できる ・サイズが大きいと，頭から抜ける可能性がある ・係留には不向き
スパイクチョークチェーン ハームスプレンガー ハイクオリティ スパイクカラー （写真提供：コーリネイト）	・主に大型犬のしつけのために用いる ・ハーフチョークチェーンの内側に複数のスパイクを備え，リードを引くとチェーンが締まると同時に，スパイクが起き上がり，頸部を刺激する ・スパイクの先端にゴムがついている製品もある ・主な素材：金属	・少ない力でも痛みの刺激を与えられるため，大型犬など力の強いイヌのしつけに用いられる ・頸部や気管が傷害されるリスクがある ・主にプロの訓練士が使用
ジェントルリーダー® ジェントルリーダー®ヘッドカラー（ペットセーフ製） （写真提供：合同会社 Ranger's）	・しつけのために用いる ・マズル（鼻と口の部分）に装着する ・主な素材：ナイロン	・イヌにも飼い主にも負担が少なく，無理なく自然に，引っ張りぐせや飛びつきぐせを抑えることができる

※メーカーや国によって名称が異なる場合がある

■表3　首輪の素材

革	・耐久性に優れ丈夫 ・皮膚や被毛にやさしい	・雨など水分に弱い ・重さがある
合成皮革	・革に近い質感があり，水や汚れに強く扱いやすい	・革よりも軽量 ・革よりも劣化しやすい
化学繊維（ナイロン・ポリエステルなど）	・軽量 ・デザインが豊富	・耐久性は革より劣る ・静電気が発生しやすい
布（綿）	・洗濯がしやすい ・デザインが豊富	・耐久性が低い
金属	・耐久性がある ・毛切れが比較的多い	・スチールなど金属の種類によっては変色しやすい

リード(図1)

- リードは散歩時に、イヌの動きを抑制するために不可欠な用品である。突然の飛び出しなどの事故を防止するほか、イヌとのコミュニケーションのためにも使われる。
- リードの形状には丸紐タイプや平紐(テープ)タイプなどがあり、平紐タイプはデザインが豊富である。長さは1mから数十mと幅広く、伸縮性のある製品もある。
- 素材は革やポリエステルなど多様で、クッション性や光に反射する素材など機能性を有する製品も販売されている。体重や環境に合わせた製品を選ぶことが重要である。

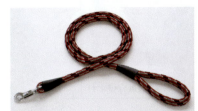
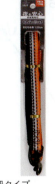

丸紐タイプ
「ベーシックプラス ネオンプラスリード 10mm レッド」
(写真提供:ペティオ)

平紐タイプ
「夜も安心反射素材付リング付引ひも」
(写真提供:アース・ペット)

■図1 リードの例

胴輪(ハーネス)

- 胴輪は、首と胴の2カ所を留めることで引っ張る力を分散し、イヌの体、特に首への負担を軽減することができる。
- 製品によってさまざまな特徴があり、機能性を有する製品もある。例えば、「イージーウォーク®ハーネス」は、力のかかった方向と逆方向に進もうとするイヌの習性を利用してイヌの引っ張りぐせ、飛びつきぐせを抑えることを目的として作られ、飼い主もイヌもストレスを感じることなく、負担のない散歩が可能となる(図2)。

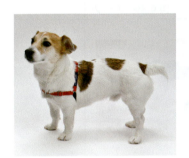
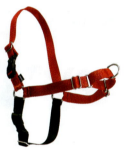

■図2 イージーウォーク®ハーネス
(ペットセーフ製)

(写真提供:合同会社Ranger's)

おもちゃ

- イヌやネコを中心に、ウサギやハムスター用など、さまざまな愛玩動物のおもちゃが販売されている(**表4**)。
- 代表的なおもちゃには、じゃらし、ぬいぐるみ、ボール、コング®などがある。また、イヌが噛みつくことでストレスの発散とデンタルケアができるロープ状のおもちゃ、ネコが好むマタタビ入りのおもちゃなど、さまざまな工夫を凝らした製品が販売されている。
- 素材や特徴を把握したうえでおもちゃを選ぶことが重要である。ただし、個体によって好みがあるため、実際に使ってみないとわからないことが多く、おもちゃに飽きて遊ばなくなることもある。

■表4　代表的なおもちゃ

おもちゃの種類	主な対象動物	特徴
じゃらし レザー猫じゃらし 鈴レザー （写真提供：ペティオ）	ネコ・イヌ	・狩猟本能を刺激して，棒の先に付いているおもちゃや紐を捕獲しようとする ・手動タイプや電動タイプがある ・LEDポインターを照射するタイプの製品がある
ボール JW PET　ホーリーローラーボール （写真提供：プラッツ）	イヌ・ネコ・ウサギ	・個体に合った素材やサイズのものを選ぶ ・もってこい遊びで使う ・転がしたり，噛んだりして遊ぶ ・光ったり，音が鳴ったりする製品がある
ぬいぐるみ 猫用おもちゃ けりぐるみ エビ （写真提供：ペティオ）	イヌ・ネコ	・モチーフは動物や魚，肉，果物などさまざま ・くわえたり，けったりして遊ぶ ・動かすと音が鳴るおもちゃもある
ロープ バンジーロープ TOY （写真提供：アース・ペット）	イヌ	・ひっぱりっこ遊び，もってこい遊びで使う ・噛みつくことでストレスの発散やデンタルケアができる
コング® （鹿野正顕：動物介在活動・教育・療法　必携テキストBasic Web動画付き（的場美芳子監）．p55, Gakken, 2024）	イヌ	・通常のボールとは異なり，予測不能な動きで弾む ・コング®の中にフードやおやつを詰めることができる ・コング®の中に入ったフードやおやつを取り出すために，舐めたり，噛んだり，放り投げたりすることで，体力とともに知力を養うことができる

引用・参考文献

1）藤村響男ほか編：愛玩動物看護師必携テキスト．Gakken, 2023.

第6章 動物愛護・適正飼養実習
1 動物の基本的な取り扱い

4 基本的なグルーミングを実施できる

> **ポイント**
> ●清潔を保つ，健康管理，スキンシップのためにグルーミングを行う．

シャンプー，ブラッシング

- 普段の入浴で使用するシャンプーは，皮膚表面に蓄積した老廃物や汚れを取り除き，ブラシでとかしやすい柔らかい光沢のある毛並みに整えることができるものでなければならない．

a) シャンプー
- シャンプーは皮膚の汚れを落とすだけでなく，油分も落としてしまう．そのため湿度の低い地域では，1か月に1回を超えない頻度で入浴させ，湿度の高い地域では，頻繁な入浴（月に2〜4回）が被毛や皮膚を過度に乾燥させる可能性は低くなる．
- まず，ぬるま湯で汚れを洗い流し，それから「適量」のシャンプーをつけ，被毛全体をマッサージするように洗い，5〜10分後に洗い流す．
- このすすぎの過程は，動物用のシャンプーは皮膚に対する刺激性が低く抑えられているものの，十分にシャンプーを取り除く必要があると同時に皮膚に再び水分を与える目的もある

〈薬用シャンプー〉
- 薬用シャンプーは皮膚疾患の治療目的で行われる．
① 皮膚が汚れている場合は，最初に安価なグルーミング用シャンプーでシャンプーとリンスを行い，汚れを除去する．
② 接触時間は，有効成分が皮膚の表面で効果を発揮するために，最も重要な要素である．標準的な推奨接触時間は5〜10分である（よく泡立てて5〜10分放置）．
③ 治療用シャンプーの多くは，皮膚に残ると刺激になる可能性があるため，十分にすすいで除去する．

b) ブラッシング
- ブラッシングには，いくつかのブラシを犬種に合わせて使い分ける．

〈ピンブラシ〉（図1）
- 地肌から毛先まで皮脂を行きわたらせることができ，ピンの先端が丸いため皮膚を傷つけにくい．
- またスリッカーブラシに比べてピンとピンの間隔が広く，長い毛や細い毛が切れにくいため，ほとんどの被毛の長い犬種に適している．

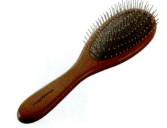

■**図1** ピンブラシ
（写真提供：ドギーマンハヤシ）

317

〈スリッカーブラシ〉（図2）
- くの字型に曲げられたピンが密に並んでおり，毛玉をほぐしたり，古い毛を除去したりする目的で使用される．最もベーシックなタイプであり，毛量の多い被毛の長いイヌやダブルコートのイヌに適している．

〈ハンドブラシ，グローブブラシ〉（図3）
- アンダーコートの死毛を取り除き，アウターコートを磨く．ショートコートの犬種に適する．

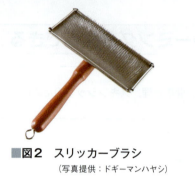

■図2　スリッカーブラシ
（写真提供：ドギーマンハヤシ）

■図3　グローブブラシ
（写真提供：ドギーマンハヤシ）

耳のケア

耳のケア

- 耳ダニ，異物，細菌感染の可能性があるため内部をチェックする．ろう状または膿状など，耳垢の性状も評価する．耳道に毛が密生していると，空気の循環が妨げられ，細菌増殖の温床となるため，抜毛鉗子で除去する．
- 耳道と耳介は，界面活性剤と洗浄成分が配合されたクレンザーで洗浄する（図4〜7）．
- 耳道の炎症や感染が認められる場合には獣医師の指示を仰ぎ，薬用軟膏を塗布する．その他，耳血腫や外傷の有無にも注意を払う．

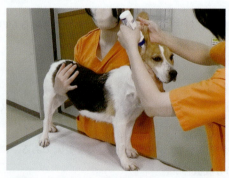

■図4　クレンザーを注入

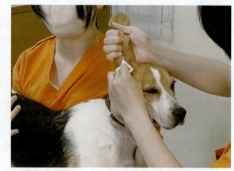

■図5　耳を持ち上げ脱脂綿で押さえる

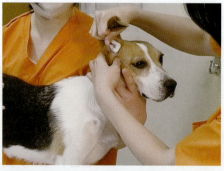

■図6　外耳道をマッサージする

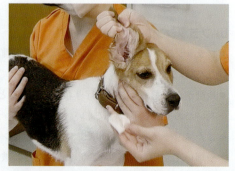

■図7　耳垢が付着している

眼のケア

- 眼からの分泌物がないか確認する．充血，炎症，過度の流涙は，眼異物や感染の可能性がある．眼の周囲は，専用の洗浄剤で優しく洗浄する．

鼻のケア

- 鼻汁が出ていないかチェックする．鼻汁が認められる場合には感染症の可能性がある．
- そのほかに乾燥したうろこ状の鼻の皮膚（皮膚炎）や鼻出血についても確認する．鼻の洗浄は生理食塩水で行う．

口のケア

- 毛細血管再充満時間（CRT：capillary refill time）（p.69），歯，歯肉，舌の状態をチェックする．歯牙疾患，歯根膿瘍がないか確認する．
- また，口の周りに膿皮症や皮膚炎がないか評価する．口唇周辺は鼻と同じく生理食塩水で洗浄する．

a) 歯のブラッシング

① おやつなどで歯ブラシを口の中へ誘導する．
② 口唇を優しくめくり，歯ブラシを使用する場所の視野を確保する．
③ 歯ブラシの毛先が歯肉の方に45°の角度で向くようにあて，前後にゆっくり動かし研磨する（力を入れすぎると不快になるため注意する）．
④ すべての歯が磨き終わるまで休みながら行う．

外性器のケア

- 雌イヌにおいて陰核からの微量な分泌物は通常認められるが，分泌物が多く，悪臭を放つ場合は子宮蓄膿症の可能性が疑われる

足のケア

- 爪が伸びていないか，ひび割れていないか，趾間皮膚炎，パッドのひび割れや剥がれを確認する．必要に応じて爪を切る（図8）．

a) 爪の切り方

- 爪は専用のクリッパーを使用することでいわゆる深爪を予防できる．
- 動物は横臥位もしくは立位にて足の裏が見える状態で爪切りを行う．

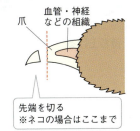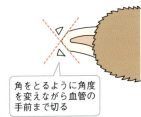

- ネコの場合は先端の細い部分を切り落とす．
- イヌの場合は角をとるように角度を変えながら少しずつ，血管の手前までを切る（狼爪がある場合は忘れずに切る）．

■図8 爪切りのポイント
（藤村響男ほか編：愛玩動物看護師必携テキスト．p678, Gakken, 2023）

① 肉球を圧迫し，爪の先端を押し出す．
② クリッパーのリング内に爪の先端を挿入する．
③ ハンドルを握り，爪の根元に対して水平となるように切断する．爪の先が地面に接することがない程度の長さを目安に切りそろえる．決して出血するほどの深爪はしないように注意する．爪が黒くて血管の位置がわかりにくいときには光源に近づけることで血管が視認できる場合がある．ライトを使用してもわからない場合には先端から少しずつ切り進める．
④ 出血した場合には通常圧迫止血で対処できるが，止血できない場合には止血剤を使用する．

肛門嚢のケア

肛門嚢処置

- 便が肛門から排出されると，少量の肛門腺液が自然に分泌される．しかし，便量が少ない場合や柔らかい場合には肛門腺への刺激が不足し，十分に肛門腺液が排出されずに肛門嚢が腫脹する．
- このような場合には，イヌは肛門に違和感を感じ床に肛門を擦り付けて移動する (scooting)，肛門周囲を舐めたり噛んだりするなどの行動を示す．また，肛門を舐めた後に口臭がひどくなる場合がある．

a) 肛門嚢処置の手順

① 手袋をはめガーゼを準備する．
② 利き手の逆の手で尻尾を持ち上げ（**図9**），キシロカイン®ゼリーを塗り，利き手の示指を肛門内に挿入する．
③ 肛門嚢は，肛門を時計にたとえると4時および8時の方向に位置しており，それぞれの肛門嚢を示指で触知したら示指と拇指で挟むようにして把持して中身を絞り出す．肛門嚢の排泄孔にガーゼをあて周囲に飛び散らないようにする．肛門嚢を絞り出す際には示指を奥から手前に滑らせるようにすると，うまく内容物を排出させることができる（**図10**）．

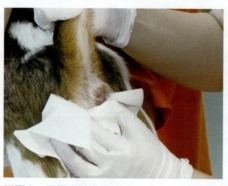
■図9 尻尾を持ち上げる

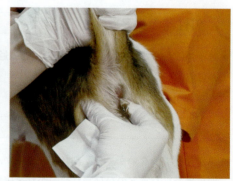
■図10 肛門嚢の絞り出し

第6章 動物愛護・適正飼養実習

1 動物の基本的な取り扱い

5 動物の飼養環境を適切に整備できる

> **ポイント**
> ●動物の飼養環境を理解し，適切な整備が行える．

イヌの飼養環境の整備

●高い社会性などイヌの特性（p.332）を考慮して飼養環境整備を行う．

a) 飼育場所
●イヌの社会性，飼い主との関係性の構築を考慮すると，室内での飼育が望ましい．特に屋外での単頭飼育は避けたほうがよい．

b) 屋外での飼育
●屋外で飼育する場合は以下の点に注意する．
　①雨や風，暑さや寒さを防ぐことができる快適な飼育場所を用意し，清潔に保つ．
　②犬舎は飼い主の姿が見える，もしくは声が聞こえる場所に設置するのが望ましい．
　③鎖の長さを調整するなど，動きを制限しないように係留し，終日，鎖につないだままにすることは避ける．できれば，フェンスで囲んだスペースを用意し，鎖でつながず，自由に動けるようにすることが望ましい．

c) 室内での飼育
●イヌが安心して休息できる場所（寝床）を確保する．休息場所として，クレートを設置し，飼い主の指示で中に入るようにトレーニングを行う（**図1**）．クレートの中に入ることを覚えると，外出や災害時に同行避難する際に移動がしやすくなる．
●クレートの近くには，食器，水入れを配置し，ある程度距離を置いたところにトイレ（排泄場所）を設置する．決まった場所で排泄できるように，トイレトレーニングを行う（**図2**）．
●イヌが入ると危険な場所や人にとってイヌに入られると困る場所への出入りに対しては，ゲートなどを用いて行動を制限する（**図3**）．また逃走を防ぐために，玄関は二重扉にすることが望ましい．

321

Step1	Step2	Step3	Step4
クレートの中にフードやおやつを入れ，イヌをクレート内に誘導する．このとき，扉は閉めない．	イヌが中に入ったら，出てくる前にさらにおやつをあげ，徐々に中にいる時間を長くする．Step1とStep2を繰り返してイヌがスムーズにクレートに入るようになったら，クレートに入るときに「ハウス」と声がけをする．	クレートの中で1分くらい待てるようになったら，イヌが中に入った後に扉を閉め，おやつを与える．	フードやおやつを使って長時間クレートの中で楽しめるようにする．

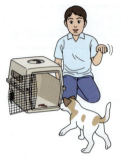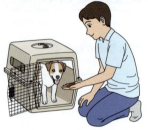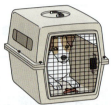

■図1 クレートトレーニング

（文献1，p.658を引用）

Step1	Step2	Step3	Step4
トイレシートをサークルで囲む．	排泄のサインが見られたら，イヌをサークルの中に誘導する．	扉を閉めて「トイレ」などの合図をかけ，排泄が終わったらサークルから出す．	Step3を繰り返しながらサークルを徐々になくして行き，最後はサークルのない状態まで持っていく．

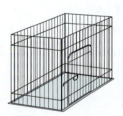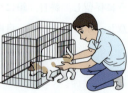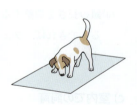

■図2 トイレトレーニング

（文献1，p.658を引用）

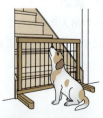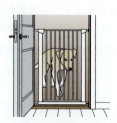

- 食品のある場所
- 隠れて排泄しそうな場所
- 破壊されて困るものがあるところ
- 階段の入口（階段の昇降を防ぎたい場合）
- 玄関

■図3 行動制限

d）遊びの調整

- イヌとの遊びは社会的遊戯行動への欲求を満たすことが重要だが、安全に人とイヌが共生するためには遊びにもルールが必要になる．
- 例えば、おもちゃをくわえたり、噛んだりするという遊びでは、人に歯を当てないようにトレーニングを行う（図4）．また、おもちゃなどをくわえたまま放さないことがあるため、くわえた物を放すトレーニングも必要である（図5）．

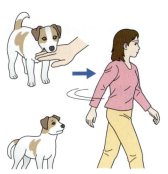

■図4 人に歯を当てないようにして遊ぶトレーニング

イヌの歯が少しでも当たったら、「痛い！」と訴えた後、遊びをやめてその場を離れる、もしくは背中を向ける．こうした対応により、人に歯を当てると、遊びが終わることを学習させる．20秒間ほど経過したら、遊びを再開する．

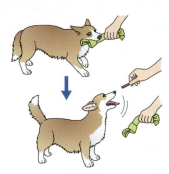

■図5 くわえた物を放すトレーニング

片手でおもちゃをもちイヌにくわえさせ、もう一方の手におやつを隠しておく．「ちょうだい」など決めておいた合図の言葉で、隠しておいたおやつをイヌに見せる．イヌがおもちゃを口から放したら、褒めながらおやつを与える．

e）社会化トレーニング（図6）

- 動物が社会に順応する力を養うことを社会化という．イヌでは生後3〜13週齢までを社会化期といい、週齢に応じたトレーニングを行う．

● 犬社会のルールを学ぶ（生後3〜7, 8週齢）
・母犬やきょうだい犬と触れ合いながら、犬社会のルールやコミュニケーション方法（犬同士のあいさつやじゃれ合い方や噛むときの力加減など）を学ぶ．

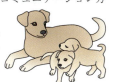

● 人に慣れさせる（生後7, 8〜13週齢）
・飼い主およびその家族に慣れてもらうのはもちろんのこと、友人、動物病院スタッフなど、家族以外の人にも会わせる機会を積極的に設けてみる．

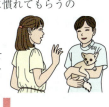

● 簡単なトレーニングを始める（生後7, 8〜13週齢）
・ハウスやトイレなど、簡単なしつけをスタートする．

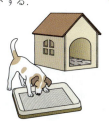

● ものに慣れさせる（生後7, 8〜13週齢）
・ハウス、首輪、リード、ブラッシングブラシ、歯ブラシなど、子犬が触れる必要があったり装着したりするものであれば、慣れてもらうよう触れる機会を作る．

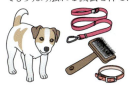

● 環境に慣れさせる（生後7, 8〜13週齢）
・掃除機や洗濯機、インターホン、ドライヤーなど、家の中の生活音に慣れてもらう．
・外へ出て、ほかのイヌの鳴き声、サイレンの音、車の音など、外へ出たとたんに飛び込んでくるさまざまな音にも慣れてもらう．

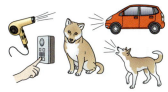

■図6 社会化トレーニング

（文献1, p.659を引用）

f) 不妊・去勢手術

- 不妊・去勢手術は，オス同士の闘争，マーキングなどの発情期における問題行動や生殖器関連の疾患を予防する効果がある一方で（**表1**），ホルモンバランスの変化により肥満になりやすいというデメリットがある．
- 実施するか否かよく検討し，実施する場合は推奨されている時期や年齢を考慮し，手術後は適切な体重管理を行う．

■ 表1　不妊・去勢手術で予防が期待できる疾患

オス	精巣腫瘍，前立腺肥大，肛門周囲腺腫，会陰ヘルニアなど
メス	乳腺腫瘍，卵巣腫瘍，子宮蓄膿症，腟過形成，腟平滑筋腫・線維腫など

- **不妊手術**：生後4～6か月（アメリカ動物病院協会〔AAHA：American Animal Hospital Association〕による推奨）．性成熟前でメスの子犬の生殖器官は完全に発達し終えている一方，妊娠が可能になる発情周期はまだ始まっていないため．
- **去勢手術**：生後5～7か月を推奨．性成熟が始まり，自分より弱い個体に乗ったり，マーキングをしたりする行動を始めるため．性成熟に達するのは9～10か月齢（大型犬または超大型犬ではもう少し成熟は遅くなる）．

g) 食事管理

- イヌの種類や大きさ，年齢，運動量によって，必要なエネルギー量が異なるため，ボディコンディションスコア（BCS）などを用いて，適切なエネルギー量と栄養バランスを維持することが重要である．食事中は食べることに集中させ，食べ残したものは放置しないようにする．
- また，チョコレート，ネギ類，キシリトール，ぶどうなどはイヌやネコが食べると中毒の原因となるため，決して与えてはならない．

h) 健康管理

- ワクチン接種やフィラリアなどの予防，熱中症および防寒対策を行う．特に感染症予防は人への健康被害を防ぐためにも重要である．
- **ワクチン接種**：狂犬病ワクチン，混合ワクチン
- **年間の健康管理**：フィラリア検査・予防薬の投与，ノミ・ダニの予防，糞便検査（寄生虫卵・消化器疾患・感染症の有無），体温調整（室温管理など）

ネコの飼養環境の整備

- わが国では，事故や感染症などを防ぐために，ネコは完全室内飼育が推奨されている（環境省：家庭動物等の飼養及び保管に関する基準）．ネコの特性（p.333参照）をふまえたうえで，安全で快適な環境を整備することが重要である．

a) 休息場所（寝床）の設置

- ネコが安心してくつろげる場所を，一か所だけではなく複数用意する．高所で見晴らしが良い場所，ネコ一匹分が隠れられるような広さがある場所など，ネコが好む休息場所を設置する（**図7**）．
- キャットタワー，段ボールやネコ用のキャリーバッグ，クレート，ケージ，柵などを活用するとよい．

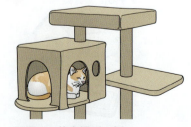

■ 図7　休息場所の例

b) トイレの設置
- トイレは，騒がしくなく，風通しのよい，ネコがアクセスしやすい場所に設置する．
- トイレが汚れていると他の場所で排泄してしまうことがあるため，排泄ごとに汚れた砂を取り除き，常に清潔な状態にしておく．
- また，トイレは共有にせず，個体ごとにトイレを用意する．

c) 事故の防止
- 高い場所に登る際に物を落としたり，電気コードを噛んで感電したりするなど，ネコの行動やいたずらによって事故が起きる危険がある．
- 棚の上に不安定な物を置かない，電源コードは隠す，もしくはカバーで覆うなど，ネコがとる行動に応じて，室内の物品の整理や保護を行う．

d) 体の負担軽減
- 硬く滑るフローリングの場合，ネコが高い場所から飛び降りたときに，すべて足腰に負担がかかるため，着地点にクッション性の高いマットなどを敷くとよい．

e) 逃走防止対策
- 交通事故や感染症などのリスクがあるため，屋外に出ないように対策を行う．例えば，玄関は二重扉にし，外に通じる廊下にゲートを設置する（図8）．
- ベランダやバルコニーのサッシ，窓などの開閉時には注意し，逃走防止のネットやペット用の網戸を取り付けるといった対策を検討する．

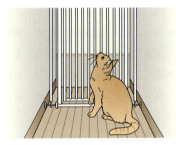

■図8　玄関の二重扉

f) 社会化トレーニング
- ネコでは，生後2～9週齢頃が社会化に適した時期（社会化期）とされる．ハンドリング経験（人の手でやさしく触ってあげる），キトントレーニング（ネコが喜ぶものを関連付ける）など，人との絆を深めるための社会化トレーニングを行う．
- しかし，イヌと異なり刺激に敏感であるため，他の家庭の人やネコ，外の環境の刺激を与えることで社会に順応させるようなトレーニングは困難である．過度な刺激を与えることで，人に対する警戒心を抱く危険性がある．

g) 保定に慣らす
- 時間をかけて保定に慣らしていき，爪切りやブラッシングなどのケアを定期的に実施できるようにする．ネコの体を無理に押さえつけてしまうと，嫌な経験として記憶され，その後の保定が困難になるので注意する．
- 保定に慣らす方法として，以下のように褒美を用いた方法がある．
    ①ネコが膝の上に自然にのってくれるようにおやつなどの褒美で誘導する．
    ②膝の上にのったら，褒美を与える間隔を延ばしながら，なるべく長い間，とどまるように習慣付ける．
    ③ネコが嫌がる場所（顔や耳，眼，四肢など）を触ったときにはおやつを与える．
- 保定と体全体と足を触ることに慣れたら，爪切りやブラッシングなど次のステップに進んでいく．ただし，ネコが嫌がる反応を見せたら無理に実施しようとせず，前の段階に戻り褒美を与えるようにする．

- **定期的な爪切りの必要性**：ネコは自ら爪とぎをするが，定期的な管理を怠ると巻き爪になり，肉球に爪が入り込んで炎症の原因となる
- **ブラッシングの必要性**：ネコは自身で毛づくろい（グルーミング）を行うが，飼い主によるブラッシングも，コミュニケーションの一手段であるとともに，汚れを取り除き被毛や皮膚を健康に保つために有効である．余分な毛を定期的に取り除くことにより，ネコが毛玉を飲み込む量も減少する

h) 不妊・去勢手術

- 不妊手術のメリットとして，飼い主が望まない出産を予防するだけではなく，乳腺腫瘍の発症率の低下や感染症・卵巣・子宮の病気の予防がある．多くの場合，雌猫が性成熟する前（生後6か月前後）に行われる．
- 去勢手術のメリットは，一般的に，性成熟する前に手術を行うことで，尿スプレー（マーキング）や放浪，ケンカなどの行動を抑えることができるといわれている．多くの場合，雄猫が性成熟する前（生後6か月前後）に行われる．
- 不妊・去勢手術後は肥満になりやすいので注意する．

i) 食事・飲水の管理

- ネコはイヌのように，一度に多量の食事を摂取するのではなく，回数を分けて少しずつ食べる．食事の好みは，母親とともに食べたものや離乳の際に食べたものなどに左右される．
- ネコは完全肉食動物のため，動物性の栄養素が欠かせないが，捕食した草食動物の内臓に含まれる植物性の栄養素も摂取していたため，キャットフードには野菜が含まれている．
- 新鮮な水を好むため，いつでも飲めるような環境にしておき，容器は清潔に保つようにする．また，食事と水はトイレから離れた場所に設置する．

j) 健康管理

- ワクチン接種やフィラリアなどの予防，熱中症および防寒対策を行う．特に感染症予防は人への健康被害を防ぐためにも重要である．
- **ワクチン接種**：混合ワクチン
- **年間の健康管理**：フィラリア検査・予防薬の投与，ノミ・ダニの予防，糞便検査（寄生虫卵・消化器疾患・感染症の有無），体温調整（室温管理など）

引用・参考文献　　1) 藤村響男ほか編：愛玩動物看護師必携テキスト．Gakken，2023．

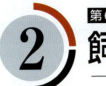
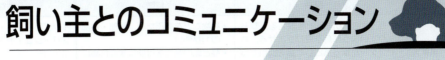

第6章 動物愛護・適正飼養実習

2 飼い主とのコミュニケーション

1 イヌやネコの品種に応じた特徴について説明できる

> **ポイント** ●イヌやネコの品種と特徴を理解する．

イヌの品種とその特徴

- 品種とは，生物学的に同じ形質をもつもののなかで，安定的な特徴をもった血縁集団のことをいう．

a) 分類
- 役割としての分類：鳥猟犬，獣猟犬，使役犬などに分けられる（**表1**）．
- FCIによるグループ分類：（一社）ジャパンケネルクラブ（JKC：Japan Kennel Club）では，国際畜犬連盟（FCI：Fédération Cynologique Internationale）により公認された355犬種のうち，208犬種が登録され（2024年4月現在），これらの品種はFCIがその生存目的や形態・用途によって10のグループに分類している（**表2**）．

b) 犬種標準
- JKCによる各品種の標準的な見た目を定めた基準として『犬種標準（スタンダード）』があり，繁殖指針とされている．

c) 代表的な品種
- **表3**に代表的な品種とその特徴を示す．

d) 品種による手入れの相違点
- 品種によっては，カット（トリミング）が必要な犬種が存在する．その目的として美容だけでなく，毛を衛生的に保つ，暑さ対策などがある．
- 特にトリミングを必要とする品種として，プードル，マルチーズ，ヨークシャー・テリア，シュナウザー，コッカー・スパニエル，ビション・フリーゼなどがある．

■表1　役割としてのイヌの分類と特徴

	役割	特徴	主な犬種
鳥猟犬	鳥（獲物）の居場所を教える，撃ちやすいように鳥を飛び立たせる，ハンターが撃ち落とした鳥を回収するなど，ハンターをサポートする役割があり，犬種によって異なる	・獲物などを運ぶため，頸部・顎部の力が強い ・静と動の動作を可能にするために関節に柔軟性がある	イングリッシュ・ポインター，イングリッシュ・セター，アメリカン・コッカー・スパニエル，ラブラドール・レトリーバーなど
獣猟犬	畑を荒らす害獣の駆除，キツネやシカ狩りで獲物を追い込む役割がある	・丈夫で活発 ・小動物の狩猟に用いられていたダックスフンドなど巣穴に潜る必要がある犬種は胴長短足の体型	テリア類，ダックスフンド，ビーグル，グレーハウンドなど
使役犬	重い荷物を運んだり，見張り番をしたり，狩猟以外の作業を担う	・大型犬で力の強い犬種が多い ・警戒心が強い	ジャーマン・シェパード・ドッグ，シベリアン・ハスキーなど
牧羊犬	放牧中の家畜を誘導する	・体高が低いイヌが多い ・尾を踏まれて怪我をするのを防ぐため，コーギーなど断尾している犬種もある	ボーダー・コリー，ウェルシュ・コーギー，シェットランド・シープドッグなど
愛玩犬	家庭で愛玩用として飼育されている	・小型である ・美しい被毛や愛らしい顔貌をもつ ・飼いやすい	プードル，マルチーズ，シー・ズー，パグなど

■表2　ジャパンケネルクラブ（JKC）によるイヌの品種の分類

	グループ（G）	役目	主な犬種
1G	牧羊犬・牧畜犬	家畜の群れを誘導・保護する犬	ウェルシュ・コーギー・ペンブローク，ボーダー・コリー，シェットランド・シープドッグ　など
2G	使役犬	番犬，警護，作業をする犬	グレート・ピレニーズ，ドーベルマン，マスティフ，グレート・デーン，土佐犬，ボクサー　など
3G	テリア	穴の中に住むキツネなど小型獣用の猟犬	ウエスト・ハイランド・ホワイト・テリア，スコティッシュ・テリア，ジャック・ラッセル・テリア　など
4G	ダックスフンド	地面の穴に住むアナグマや兎用の猟犬	ダックスフンド全般
5G	原始的なイヌ・スピッツ	日本犬を含む，スピッツ（尖ったの意）系の犬	秋田犬や柴犬など日本犬（土佐犬や日本テリア，狆を除く），シベリアン・ハスキー，バセンジー，ポメラニアン　など
6G	嗅覚ハウンド	大きな吠声と優れた嗅覚で獲物を追う獣猟犬	ビーグル，ダルメシアン，バセット・ハウンド　など
7G	ポインター・セター	獲物を探し出し，その位置を静かに示す猟犬	アイリッシュ・セター，イングリッシュ・ポインター，ワイマラナー　など
8G	上記7グループ以外の鳥猟犬	7グループ以外の鳥猟犬	イングリッシュ・コッカー・スパニエル，ゴールデン・レトリーバー，ラブラドール・レトリーバー　など
9G	愛玩犬	家庭犬，伴侶や愛玩目的の犬	シー・ズー，チワワ，パグ，狆，パピヨン，マルチーズ，プードル　など
10G	視覚ハウンド	優れた視覚と走力で獲物を追跡捕獲する犬	アフガン・ハウンド，イタリアン・グレーハウンド，ウィペット　など

（文献1，p.641を引用）

■表3 代表的なイヌの品種とその特徴

品種名	柴犬	トイ・プードル	ミニチュア・ダックスフンド	ラブラドール・レトリーバー	ジャーマン・シェパード・ドッグ
グループ	5G：原始的なイヌ・スピッツ	9G：愛玩犬	4G：ダックスフンド	8G：7グループ以外の鳥猟犬	1G：牧羊犬・牧畜犬
用途	家庭犬	家庭犬	家庭犬・狩猟犬	使役犬・家庭犬	牧畜犬・使役犬・家庭犬
原産国	日本	フランス	ドイツ	イギリス	ドイツ
体高	33〜47cm	24〜28cm	13〜15cm	54〜57cm	56〜66cm
体重	9〜14kg	2〜4kg	5kg以下	25〜36kg	34〜43kg
毛色	赤，黒褐色，胡麻，黒胡麻，赤胡麻	ホワイト，ブラック，ブラウン，グレー，アプリコット，クリーム，ブルー，シルバー，レッドなど	レッド，クリーム，ブラック＆タン，チョコレート＆タン，シルバーダップル，ブリンドルなど	ブラック，イエロー，レバー/チョコレートなど	ブラック，ブラウン，イエロー，明るいグレーなどに斑が入ったもの
被毛／グルーミング	春と秋に換毛期*があり抜け毛が多くなるため，ブラッシングが必要	巻き毛で毛がもつれやすいのでブラッシングが必要．ラムクリップ（羊のようなカット），テディベア（熊のようなカット），ショークリップ（ドッグショー用カット）など特別なトリミングがある	被毛はスムース，ワイヤー，ロングの3種類．ダブルコートの犬種であり抜け毛の量も多いので，毎日のブラッシングが必要．ワイヤヘアーの場合は，「プラッキング」という特殊なトリミング法がある	週1回程度ブラッシング	週1〜2回程度ブラッシング

*換毛期：毛が生え変わる時期（春と秋の年2回ある）．ダブルコートの犬種には換毛期があるが，シングルコートの犬種には換毛期がない（1年を通して徐々に生え変わる）．

（文献1，p.641を引用）

ネコの品種とその特徴

a) 品種数
- 純血種として登録されているネコの品種数は登録団体により異なるため，決まった数はないが60種程度で，未公認の品種も多い．

b) 分類
- 長毛種と短毛種といった毛の長さによる分類（表4）や体型による分類，また純血種と雑種といった血統による分類がある（表5）．
- 特徴的な品種に，巻き毛のセルカークレックスや無毛種（産毛は生えている）のスフィンクスがある．

c) 品種による手入れの注意点
- 無毛種のネコでは，紫外線や寒さ対策がより重要となる．

329

■表4 ネコの長毛種と短毛種の特徴

	特徴	主な猫種
長毛種	・体格は中型 ・四肢が短い ・顔つきが丸い ・おだやかな性格	ペルシャ，メインクーン，ラグドール，ノージャンフォレストキャット，ヒマラヤンなど
短毛種	・細身でしなやか ・筋肉が発達している ・尾が長く細い ・活発で好奇心旺盛	ベンガル，ブリティッシュショートヘア，エキゾチックショートヘア，アメリカンショートヘア，ロシアンブルーなど

※品種によっては長毛と短毛の両方のタイプが存在する

■表5 ネコの体型による6つのタイプ

ボディタイプ	コビー (Cobby)	セミコビー (Semi Cobby)	オリエンタル (Oriental)	フォーリン (Foreign)	セミフォーリン (Semi Foreign)	ロング&サブスタンシャル (Long and Substantial)
特徴	胴が短く，肩や腰幅が広くがっしりしており，丸い頭部と短めの尾，ポー（足の先）に丸みがある	顔は丸みを帯びて，目は丸く，アゴがしっかりとしており，コビーよりも体型が小さめである	胴体や手足，尻尾も細く，しなやかな体型である．耳が大きめで，左右離れ気味についている	体や四肢，尻尾が細くしなやかな体型である．しかし，オリエンタルほど極端に細くはなく，丸みを帯びている	がっしりとしたコビータイプと，すらりとしたオリエンタルタイプの中間タイプである	胴体や手足が長く，筋肉質で体も大きく，他のどのタイプにも属さない体型である
代表的な猫種	ペルシャ，バーミーズ，ヒマラヤン，エキゾチックショートヘア，マンクス	アメリカンショートヘア，スコティッシュフォールド，シンガプーラ，ボンベイ，ブリティッシュショートヘア	サイアミーズ，オリエンタルショートヘア，バリニーズ，コーニッシュレックス	アビシニアン，ロシアンブルー，ターキッシュアンゴラ，ジャパニーズボブテイル	スフィンクス，ラパーマ，エジプシャンマウ，デボンレックス，ベンガル，ソマリ，アメリカンカール	アメリカンボブテイル，サイベリアン，ターキッシュバン，ノルウェージャンフォレストキャット，バーマン，ピクシーボブ，ベンガル，メインクーン，ラガマフィン，ラグドール

（文献1，p.643を引用）

引用・参考文献
1) 藤村響男ほか編：愛玩動物看護師必携テキスト．Gakken，2023．

第6章 動物愛護・適正飼養実習

2 飼い主とのコミュニケーション

2 動物の適切な飼養方法（飼養環境，散歩方法，基本的なしつけなどを含む）について指導できる

> **ポイント**
> ● 動物の適正飼養の指導について理解する．

適正飼養に関する指導とは

- 動物愛護管理法が規定する飼い主の責任を明確にするとともに（**図1**），動物の生態や行動の特性に関わる内容と適正な飼育環境の整備，基本的なしつけなどについて指導を行う．

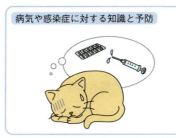
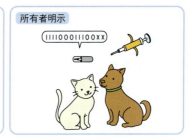
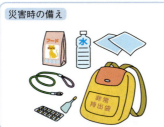
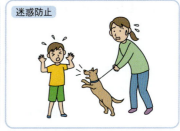
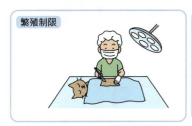
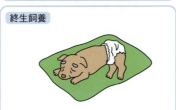
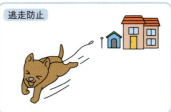

■図1　動物愛護管理法が規定する飼い主の責任

飼養上知っておくべき特徴

a) イヌの特徴

【群れで生活する】
- 元来，イヌは強いリーダーを中心に集団（群れ）で生活をする社会性捕食動物である．
- イヌにとって一緒に暮らす人間は仲間であるため，急に人間がいなくなるような変化は不安につながり，分離不安，自傷行動の原因となる．

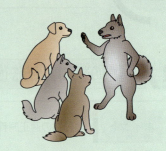

【高度なコミュニケーション能力】
- 群れで生活するには，仲間と密に意思疎通を図る必要があるため，高いコミュニケーション能力をもつ．
- ボディランゲージ，鳴き声，においを用いて，相互にコミュニケーションをとる．

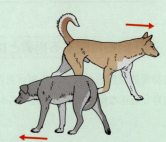

【狩猟動物としての特徴】
- イヌの狩猟スタイルは，獲物を追い詰めて捕獲するタイプの猟であり，長時間走り続けることがあるため多量の酸素を取り込める大きな心臓と肺が必要となる．
- ネコと比較して，ある程度の硬さのある背骨と前後運動に適した前肢をもつ（鎖骨の退化により左右に開かない）．

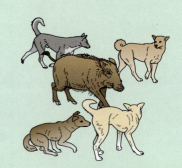

【休息場所の特徴】
- イヌの祖先が休息を取る場所は，洞窟などのせまくて薄暗い場所だったため，イヌを飼育する際には，クレート（箱型のケース）などを活用して同様の寝床を作る．

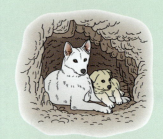

【遊び好きの特徴】
- 元来，イヌ科の動物は，大人になるにつれて，狩りに向けて体力を温存することを覚えるため，遊ぶ行動をとらなくなる．しかしイヌは一生を通して無邪気に遊ぶ行動をする（ネオテニー〔幼形成熟〕）．
- イヌの無邪気に遊ぶ行動は，狩りをする必要がなくなっただけでなく，飢えに直面することも，外敵に狙われる心配もない安心した人との暮らしの表れだといえる．

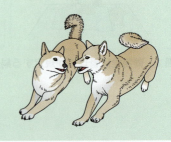

b) ネコの特徴

【単独で行動する（多頭飼育の注意）】
- 狩りや子孫を残すための行動をほぼ単独で行う．
- その確実性をあげるために，イヌと比較すると，ひとつひとつの動作の前に周りの状況をよく確認し，慎重に行動する．
- 社会化期の愛着が形成される時期に一緒に暮らしたネコ同士でなければ，一般に多頭飼育は困難である．

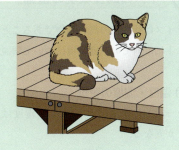

【環境の変化に敏感】
- ネコは自分の生活圏に起こる変化にとても敏感である．
- 日常の落ち着いた環境に起こるさまざまな変化が，個体の性格や社会化期の経験によって，過度なストレスとなり得る．

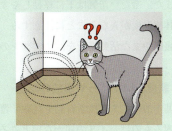

【高い場所を好む】
- ネコの狩猟は，まず獲物を見つけ出すことからはじまる．そのため広範囲を見渡すのに有利な高所を好む．
- 高い場所にいることで，外敵からの攻撃を避けることができるため，身の安全の確保にもつながっている．

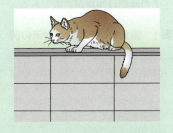

【清潔好き】
- ネコはざらざらした舌や前肢を駆使して全身をグルーミング（毛づくろい）し，汚れを取ることで被毛を清潔な状態に保つ．
- ネコは清潔なトイレを好むため，トイレの数をネコの頭数＋1個用意することが理想である．

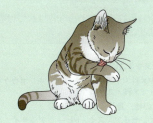

【マーキングする】
- ネコは，自分の活動範囲の目印としてマーキングを行う．
- ネコのマーキングは頬ずりをするように顔を壁などに擦り付け，フェロモンをつけたり，また，排泄によるマーキング（スプレー行為）を行う．

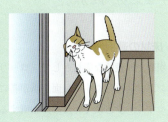

【狩猟を楽しむ】
- 狩猟にかかわる行動でもある何かにじゃれる行動は，同腹子との遊びを通して獲得したものであったり，動く対象を見つけて遊ぼうとしている行動でもある．

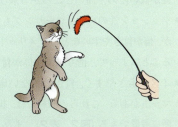

イヌの飼養環境の整備

- イヌは社会性の高い動物であることを考慮し，事故や誤食を防ぐなど安全な飼養環境を整備する．ここでは主に室内での飼養環境について解説する．

a) 温度・湿度の管理

- 一般的に室温は21～25℃，湿度は50～60％が適切とされているが，中でも温度は犬種や年齢により適温が異なる．
- また，冷たい空気は下に移動しやすく，温かい空気は上に移動しやすいため，体高が異なるヒトとイヌでは体感温度が異なることに注意する．
- 寝床や主な活動場所を，エアコンの風が直接当たらない場所に設置することも重要である．

b) 誤食，いたずらや事故の防止

- 基本的にイヌは探索行動や経験学習による行動が多い．食べてはいけないもの，かじるなどイタズラされて困るものは，イヌの届かないところに置くか，カバーなどをかけて目に入らないようにする（表1）．特に，子犬の時期は注意が必要である．

■表1　誤食やいたずらの対策の例

- 不要なものを床の上に置かない．
- 植物や花などはイヌが届かないところに置く．
  ※イヌが食べると中毒症状を起こす植物（「イヌやネコに有毒な植物」参照）は置かない
- キッチンやテーブルの上には食べ物を置いたままにしない．
- 椅子を利用してテーブルの上に乗るのを防ぐために，椅子はテーブルの下に収めるようにする．
- ゴミ箱はイヌが届かないところに配置するか，蓋つきや収納式のものを使用する．ただし，蓋があってもイヌが外してしまうことがある．
- かじられて壊れそうな物は片づけるか，カバーを付ける．特に，電源のコードは感電のリスクがあるため，カバーなどで保護する．

【イヌやネコに有毒な植物】
アヤメ科・キョウチクトウ科・キンポウゲ科・クスノキ科・サトイモ科・ツツジ科・トウダイグサ科・ナス科・ヒガンバナ科・マチン科・マメ科・ユリ科など
〈その他，身近な植物，野菜〉
ポインセチア，スイートピー，アジサイ，パンジー，シクラメン，アサガオ，アロエ，カラー，ソテツ，ネギ類（玉ネギ，長ネギ，ニラ，ニンニク），アボカドなど

c) 床材の選択

- 現在，一般的な床材としてフローリングが普及しているが，フローリングは清掃しやすい反面，爪が常に露出しているイヌにとっては滑りやすく，歩きにくいため，転倒するリスクがある．また，クッション性が低いため，高いところから飛び降りたときの負担が大きい．
- クッション性の高いフローリングもあり，脚腰への負担を軽減できるが，傷が付きやすいなどのデメリットがある．しかし，コーティングすることによって，滑りにくく傷が付きにくくすることが可能である．

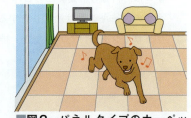

■図2　パネルタイプのカーペット（タイルカーペット）

- イヌが歩きやすく，負担の少ない床材として，カーペットやコルクマットがある．これらの床材には，組み合わせて配置できるパネルタイプやジョイントタイプがあり，必要な場所に設置できる（図2，表2）．また，汚れたときには取り外して洗ったり，交換したりすることも可能である．

■表2　カーペット・コルクマットの選び方のポイント

カーペット	・防水性があるものなど，汚れがつきにくく，清掃しやすいものを選ぶ ・ループパイル（毛足が輪っか状のもの）よりも，カットパイル（毛足がカットされているもの）や織物状のカーペットのほうが，抜け毛がからみにくい ・張り替えが難しい場合は，パネルタイプ（タイルカーペット）を活用する
コルクマット	・防水性があるものなど，汚れがつきにくく，清掃しやすいものを選ぶ ・厚手のものは防音性が高い

d) ケージの設置

- イヌにとって安全なスペースとして，ケージ（サークル）を設置する（図3）．特に，家を不在にするときには，誤食や事故を防ぐためにケージを活用するのも一つの方法である．
- ケージに対して，マイナスイメージをもつ飼い主も少なくないため，イヌが安全に快適に過ごせる場所であることを理解してもらう．また，飼い主の目の届くところに配置し，イヌが飛び越えることができない高さにすることも重要である．

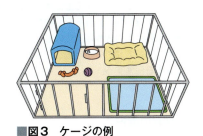

■図3　ケージの例

- ケージ内には，クレート，食事用の食器，飲み水，おもちゃなどを配置し，ある程度距離を置いたところにトイレ（排泄場所）を設置する．ただし，クレート，トイレの使用にはクレートトレーニング，トイレトレーニングが必要になる（クレート，クレートトレーニング，トイレトレーニングについてはp.322参照）．
- 飼い主の目が届き，誤食や事故のリスクがない場合は，ケージの扉は開放しておいてもよい．

e) ケージトレーニング

- 基本的には，クレートトレーニングと同様におやつを使ってトレーニングを行う．前提として，ケージの扉を開放した状態で，生活空間に置き，いつでも入れるようにすることが大切である．
- また，少しずつゲージ内に入ることに慣れることができるように，焦らず時間をかけてトレーニングを行う．

f) 飲み水の常設

- イヌが食事をする場所には，常に新鮮で清潔な飲み水を用意する．食事場所は，人の動線上を避ける．飲むときに水がこぼれるので，簡単に拭き取ることができる材質の床の上，もしくは防水シートの上に置くとよい．
- また夜間には，寝床のそばにも飲み水を用意する．

ネコの飼養環境の整備

a) 温度・湿度の管理

- 一般的に室温は21～25℃，湿度は50～60％が適切とされているが，中でも温度は短毛種や長毛種，年齢などにより適温が異なる．
- また，冷たい空気は下に移動しやすく，温かい空気は上に移動しやすいため，体高が異なるヒトとネコでは体感温度が異なることに注意する．
- 寝床や主な活動場所を，エアコンの風が直接当たらない場所に設置することも重要である．

b) 誤食, いたずらや事故, 逸走の防止

- 自由に室内を動き, 高い場所にも登ることができるなど, ネコの行動の特性を考慮して, 室内の物品の整理を含め, 環境を整えることが大切である (表3).
- 特に, 家からの逸走は重大な事故につながるため, 防止する対策が必要である.

■表3　誤食やいたずらの対策の例

- 不要なものを床の上に置かない.
- ネコが食べると中毒症状を起こす植物 (「イヌやネコに有毒な植物」参照) は置かない.
- キッチンやテーブルの上には食べ物を置いたままにしない.
- ネコは高い場所に登る際に物を落とすことがあるため, 棚の上に不安定な物を置かない.
- ゴミ箱は蓋つきや収納式のものを使用する.
- かじられて壊れそうな物は片づけるか, カバーを付ける. 特に, 電源のコードは感電のリスクがあるため, カバーなどで保護する.

c) 床材の選択

- ネコはイヌとは異なり, 自在に爪を出し入れできる. そのため, フローリングの床材でも滑らずに歩くことができるが, ループパイル (毛足が輪っか状のもの) のカーペットは爪がひっかかりやすいので, 避けるようにする.
- また, 毛玉を吐くことがあるため, 清掃しやすい床材を選ぶとよい.

d) キャットタワー, キャットウォークの設置

- ネコが周囲を見渡せて, 安心できる場所としてキャットタワーを用意する (図4). また, ネコは立体的に動くため, 活動場所として, 壁を利用したキャットウォークを用意すると, ネコにとって楽しい空間になる.
- また, 家具の段差を利用することで, キャットウォークと同じような活動場所をつくることも可能である. ただし, 転落事故を防ぐために, 滑りにくい材質を選ぶなどの配慮が必要である.

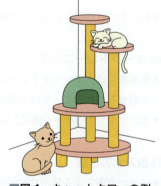

■図4　キャットタワーの例

e) キャットケージの活用

- 長時間の留守中に, いたずらや事故などにつながる危険性がある場合は, キャットケージを活用する. また, ケージはネコの休息場所にもなる.
- キャットケージは, キャットタワーと同じく高さがあるもので, ケージ内に棚を設置し, 立体的に活動できるようにする. 棚には, 食事や飲み水, おもちゃなどを配置し, トイレは一番下に置く.

f) その他

- 休息場所や活動場所の他に, 環境内に必要な物として, 爪とぎ場所, フード, 飲み水, トイレなどがある.

> 【爪とぎ】
> - ネコの本能的な行動であり, その欲求を満たすために適切な爪とぎを用意する. 爪とぎはさまざまな材質, 形のものがあるが, 個体の好みに合わせて選択する.
> - 爪とぎがあっても, 壁や柱などで爪とぎをしてしまう場合は, 壁や柱などと同じような材質のものを選ぶとよい.

【フード，飲み水】
- フードや飲み水は，十分な量を複数箇所に用意し，いつでも摂取できるようにしておく．複数頭飼育の場合も共有にせず，個別の場所を用意する．
- 長時間，同じフードや飲み水を放置することはせず，容器を洗ったうえで，新しいものに交換するなど，常に清潔に保つことを心がける．

【トイレ】
- トイレは，設置場所に配慮し（p.325），複数頭飼育の場合も共有にせず，できれば個体ごとに2つ用意する．トイレトレーのサイズは，ネコの体長の1.5倍以上を目安にする．
- トイレトレーや砂はさまざまなタイプのものが市販されており，ネコによって好みがある．トイレで排泄しない場合は，トイレトレーや砂の種類の変更を検討することも大切である．
- また，トイレは常に清潔な状態を保つようにする．

散歩方法

- イヌの運動不足解消や社会性を身につけるためにも，イヌの大きさ，年齢を問わず，毎日，散歩を行うことが理想的である．散歩の際には，周囲の人々の迷惑にならないようにマナーを守り，また事故が起きないように安全に配慮する．マンションや自治体などで，イヌの散歩に関する取り決めがある場合は，そのルールに従うことも重要である．

a) 散歩の準備（イヌ）

- 一般的に散歩の際には，表4に挙げる道具を携帯する．広場などで遊ぶ場合は，おもちゃをもっていくとよい．また，雨の日はイヌ用のレインコートを用意する．夏場は給水ボトルで熱中症を予防するなど，天候や季節によって必要な物品を用意する．

■表4　散歩のために必要な道具

- 首輪・リード，ハーネス
- 鑑札・狂犬病予防注射済票（首輪などに付ける）
- トイレシーツ
- 水入りペットボトル（排泄した場所にかけて洗い流す）
  ※専用のボトルもあるが，食器用洗剤の容器でも代用できる
- 糞を入れる袋（消臭機能付きなど専用の袋もある）や糞を拾う道具
- トイレットペーパーやウェットティッシュ（手が汚れたときなどに使用）
- ゴミ袋
- 夜間の散歩の場合はライト
- 以上の物品を入れるバッグ（排泄物などが見える状態では周囲に不快感を与える）

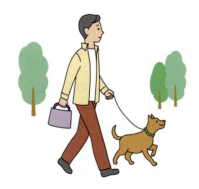

b) 注意点

【イヌの制御】

- 原則として，イヌの力を制御できる人が散歩を行う．
- 散歩に出かける前は，興奮したイヌが外に飛び出して，思わぬ事故が起きないように，リードの装着などイヌを制御できる状態にしてから，玄関や門の扉を開けるようにする．

- 放し飼いはせず，またリードなしでの散歩は絶対にしない．必ずリード，もしくはハーネスをつけて離さないようにする．リードは，人や車が通る場所では短く持つなど，適切な長さを心がける．また，自動で伸縮するフレキシブルリードは，制御ができずに事故につながる恐れがある．フレキシブルリードは安全な広い場所で遊ばせるときに使用する．

【排泄物の処理】
- 散歩の前にできる限り，家で排泄を済ませておくとよい．
- 散歩中に排泄する場合は，迷惑になる場所，散歩が禁止されている場所，玄関の前，建物の壁や電信柱などでは排泄させないようにする．
- 排尿する場合は，トイレシーツの上でするようにする．トイレシーツが間に合わない場合は，必ず水をかけて洗い流し，トイレシーツで拭き取る．
- 糞は，必ず袋に入れて持ち帰る．軟便で道路に跡が残る場合は，水で洗い流し，トイレシーツで拭き取る．

c) 散歩後
- 室内犬の場合，濡れタオルやウェットシート（ノンアルコールタイプ）などで，足を拭いてから室内に入れる．足を清潔にすることは，室内の汚染を防ぐためだけではなく，イヌの感染症対策のためにも重要である．
- また，排泄物などは自治体のゴミ処理のルールに従い廃棄する．

基本的なしつけ（イヌ）

- 基本的なしつけとは，主に「待て」，「座れ」などの服従訓練を指す．しつけでは，人がイヌに対して，リーダーシップをとることが大切である．リーダーシップはイヌを力で支配することではなく，適切な学習方法で一貫性のある訓練を行うことにより，イヌが人間社会で生きていくうえで必要なルールやマナーを学習できるように導く行動である．

a) しつけの基本的な方法
- ある行動をした後に，「よいこと」「楽しいこと」が起きると，それ以降，その行動に対して積極的になる．逆に「悪いこと」「嫌なこと」が起きた行動に対しては，消極的になる．これを，オペラント条件付けという．
- しつけでは主に「よいこと」「楽しい」という正の強化を用いる．そのため，イヌが指示に従ったときには，ご褒美としておやつを与え，賞賛の言葉をかけたり，軽くなでたりすることが重要である．また，静かで周囲に人がいないなど，イヌが集中できる環境を整えるようにする．

b) アイコンタクトの重要性
- イヌにとって，リーダーは注目される存在である．そのため，しつけを行うときだけではなく，日ごろから名前を呼び，注目させてイヌとアイコンタクトをしっかりとることで，"飼い主がリーダーである"という関係を学ぶことができる．

〈名前を呼ばれても反応しない場合〉
  - おやつを見せてイヌの関心をひき，視線が合ったらおやつを隠す．
  - イヌの名前を呼び，アイコンタクトがとれたら，おやつを与え，賞賛の言葉をかける．

c)「座れ」，「待て」等のしつけ
- 「座れ（お座り）」，「待て」，「伏せ」等の号令によるしつけは，イヌの衝動的な動きをコントロールするために必要である．
- しつけを行うときは，用いる言葉を統一し，はっきりと発音する．

【「座れ」のしつけ】
- イヌの鼻先におやつを近づけながら関心をひき，上のほうにおやつを移動させる．イヌはおやつを目で追うことで，自然に体が反り腰を落として座る姿勢になる．
- 座ったことを確認したら，「座れ」などの号令をかけて，おやつを与え，賞賛の言葉をかける．

【「待て」のしつけ】
- 座った状態にしてから，イヌの正面に立ち，「待て」と号令する．
- そのまま1秒間，じっとしていることができたら，おやつを与え，賞賛の言葉をかける．
- 1秒ずつ時間をのばしていき，10秒間，じっとしていることができたら，「待て」の号令とともに，イヌから1歩離れる．
- 飼い主が離れても，じっとしていることができたら，イヌに近づき，おやつを与え，賞賛の言葉をかける．
- 徐々にイヌとの距離をのばしていく．

【解除語「よし」】
- 「待て」のしつけとともに，必ず待ての状態を解除する「よし」（動いてもよい）などの号令を学習させる．
- 待ての状態でイヌと離れているときに，「よし」と号令をかけて，その場でおやつを見せる．
- イヌが動き出して手元に来たら，おやつを与え，賞賛の言葉をかける．

【「伏せ」のしつけ】
- 座った状態にしてから，イヌの鼻先におやつを近づけながら関心をひき，下のほうにおやつを移動させる．イヌはおやつを目で追うことで，自然に伏せの姿勢（胸を地面につける）になる．
- 伏せの状態になったら，「伏せ」と号令をかけて，おやつを与え，賞賛の言葉をかける．

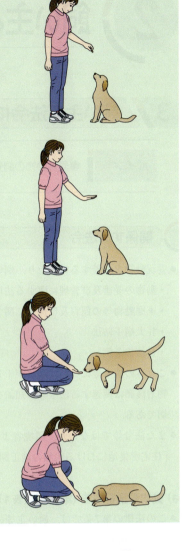

c）クリッカートレーニングの活用

- クリッカー（**図5**）とは，指で押すと「カチッ」というクリック音が鳴る道具で，騒音の中でも比較的聞き取りやすい音のため，イヌだけではなく他の動物のしつけでも利用されている．
- ご褒美を与える前のタイミングで，クリッカーを1回鳴らすことにより，正の強化を高めることができる．

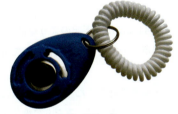

Leekoクリッカー

■**図5　クリッカーの例**
（写真提供：雑貨店CHERRY'S）

引用・参考文献
1) 藤村響男ほか編：愛玩動物看護師必携テキスト．Gakken，2023
2) 緑書房編集部編：愛玩動物看護師の教科書 第6巻 愛護・適正飼養学．緑書房，2022
3) 小沼守ほか監：愛玩動物看護師カリキュラム準拠教科書10巻 適正飼養指導論/動物生活環境学/ペット関連産業概論．EDUWARD Press，2021
4) 愛玩動物看護師養成専修学校教科書作成委員会編：愛玩動物看護師カリキュラム準拠 動物看護実習テキスト．第3版，EDUWARD Press，2022

第6章 動物愛護・適正飼養実習

② 飼い主とのコミュニケーション

3 飼い主が法令に基づき遵守すべき対応について指導できる

> **ポイント**
> ●愛玩動物の飼養にかかわる法令を理解する.

関係する法令

- 愛玩動物を飼養するにあたり，飼い主は以下の関連する法令等を遵守する必要がある.
  - 動物の愛護及び管理に関する法律（以下，動物愛護管理法）（第7条）
  - 家庭動物等の飼育及び保管に関する法律
  - 狂犬病予防法
  - 自治体条例
- これらの法令等について理解が十分でなく，飼い主が知らずに法令等を違反してしまう場合もある．愛玩動物看護師は関連する法令等の知識をもち，日ごろの看護の中で，機会があるごとに飼い主に伝えることが大切である.
- また法令等ではないが，環境省より，住宅密集地でイヌやネコを飼育する場合の基本的なルールを示した「住宅密集地における犬猫の適正飼養ガイドライン」があり，参考にするとよい.

a）動物愛護管理法（第7条）（表1）

- この法律の第7条では，飼い主等の責務等が定められている（p.331の図1）．飼い主は，"命あるものである動物"の所有者としての責任を十分に自覚して，適正な飼養により動物と人双方の健康および安全を保持するように努めなければならない.
- 第44条には，下記のような罰則が定められている．例えば，暴力を加える，餌を与えない，不潔で危険な場所での飼育なども虐待として罪に問われることがある.

> - 愛護動物をみだりに殺し，または傷つけた者：5年以下の懲役または500万円以下の罰金
> - 愛護動物に対しみだりに虐待をした者：1年以下の懲役または100万円以下の罰金
> - 愛護動物を遺棄した者：1年以下の懲役または100万円以下の罰金
>
> ※愛護動物……牛，馬，豚，めん羊，山羊，犬，猫，いえうさぎ，鶏，いえばと及びあひるのほか，人が占有している動物で哺乳類，鳥類又は爬虫類に属するもの

340

■表1　動物愛護管理法　第7条（抜粋）

第7条　動物の所有者又は占有者は，命あるものである動物の所有者又は占有者として動物の愛護及び管理に関する責任を十分に自覚して，その動物をその種類，習性等に応じて適正に飼養し，又は保管することにより，動物の健康及び安全を保持するように努めるとともに，動物が人の生命，身体若しくは財産に害を加え，生活環境の保全上の支障を生じさせ，又は人に迷惑を及ぼすことのないように努めなければならない．（注：以下，省略）

2　動物の所有者又は占有者は，その所有し，又は占有する動物に起因する感染性の疾病について正しい知識を持ち，その予防のために必要な注意を払うように努めなければならない．

3　動物の所有者又は占有者は，その所有し，又は占有する動物の逸走を防止するために必要な措置を講ずるよう努めなければならない．

4　動物の所有者は，その所有する動物の飼養又は保管の目的等を達する上で支障を及ぼさない範囲で，できる限り，当該動物がその命を終えるまで適切に飼養すること（以下「終生飼養」という．）に努めなければならない．

5　動物の所有者は，その所有する動物がみだりに繁殖して適正に飼養することが困難とならないよう，繁殖に関する適切な措置を講ずるよう努めなければならない．

6　動物の所有者は，その所有する動物が自己の所有に係るものであることを明らかにするための措置として環境大臣が定めるものを講ずるように努めなければならない．

7　環境大臣は，関係行政機関の長と協議して，動物の飼養及び保管に関しよるべき基準を定めることができる．

b）家庭動物等の飼育及び保管に関する法律

- 動物愛護管理法に基づき，定められている基準の一つで，「犬及びねこの飼養及び保管に関する基準」から改称された．家庭動物等とは，家庭や学校などで飼われている動物を対象としている．
- この法律では飼い主の責任，イヌの飼い方やネコの飼い方について基準が定められている（表2）．

■表2　家庭動物等の飼育及び保管に関する法律に定められている基準例

飼い主の責任
- 家庭動物には名札や脚環，マイクロチップなどを装着し，飼い主がだれであるかわかるようにする．
- 家庭動物の数が増えて，責任をもって飼うことができない場合は，不妊去勢手術等の繁殖制限を行う．
- 人と動物の共通感染症について正しい知識をもち，感染防止に努める．
- 飼い主は，必要な運動，給餌，給水，病気やけがの防止により，動物の健康や安全を守る．
- 飼い主は，動物の糞尿や他の汚物を適切に処理して，清潔を保ち，周辺の生活環境の保全に努める．
- 飼育する施設は常に点検し，逸走防止に努める．もし動物が逃げ出した場合には，飼い主の責任のもと，速やかに探し，捕獲する．
- 飼い主は，地震や火災等の非常災害に対応できるように，移動手段を事前に確認するほか，非常食の準備などを行い，避難に備えておく．

イヌの飼い方
- 柵などで囲まれた飼い主の敷地内，室内，人に迷惑を及ぼすことのない場所を除き，イヌの放し飼いはしないようにする．
- イヌを係留する場合には，イヌの行動範囲が道路または通路に接しないよう注意する．
- 飼い主はイヌによる危害や迷惑を防止するため，適切なしつけや訓練を行う．
- 屋外で運動させる場合には，原則としてリードを装着し，イヌを制御できる者が行う．
- 子犬を譲渡する場合には，母犬から乳をもらっている間の譲渡は避け，社会化期を経た後に譲渡するように努める．

ネコの飼い方
- 周辺の環境に応じて適切に飼養し，近隣に迷惑を及ぼさないようにする．
- 感染病の防止，交通事故の防止など，ネコの健康と安全のためにも，室内飼育に努める．
- 室内で飼うことができない場合には，不妊去勢等の繁殖制限を行う．
- 子猫を譲渡する場合には，母猫から乳をもらっている間の譲渡は避け，社会化期を経た後に譲渡するように努める．

（環境省：家庭動物等の飼養及び保管に関する基準のあらまし．https://www.env.go.jp/nature/dobutsu/aigo/2_data/pamph/kijun/all.pdf〔2024年8月5日検索〕をもとに作成）

c）狂犬病予防法（表3）

- 人と動物が共生していくためには，人と動物の共通感染症対策は重要な課題である．そのなかでも狂犬病は致死率がほぼ100％であり，現在でも世界全体で年間数万人が死亡している．

- 「狂犬病予防法」では，飼い主に対し，飼いイヌの登録（イヌを取得した日から30日以内，生後90日以内の場合は生後90日を経過した後）と交付された鑑札のイヌへの装着，飼いイヌへの毎年1回のワクチン接種，狂犬病予防注射済票の装着を義務付けている．

■表3　狂犬病予防法（抜粋）

第4条　犬の所有者は，犬を取得した日（生後90日以内の犬を取得した場合にあっては，生後90日を経過した日）から30日以内に，厚生労働省令の定めるところにより，その犬の所在地を管轄する市町村長（特別区にあっては，区長．以下同じ．）に犬の登録を申請しなければならない．
　ただし，この条の規定により登録を受けた犬については，この限りでない．
2　市町村長は，前項の登録の申請があったときは，原簿に登録し，その犬の所有者に犬の鑑札を交付しなければならない．
3　犬の所有者は，前項の鑑札をその犬に着けておかなければならない．
4　第1項及び第2項の規定により登録を受けた犬の所有者は，犬が死亡したとき又は犬の所在地その他厚生労働省令で定める事項を変更したときは，30日以内に，厚生労働省令の定めるところにより，その犬の所在地（犬の所在地を変更したときにあっては，その犬の新所在地）を管轄する市町村長に届け出なければならない．
5　第1項及び第2項の規定により登録を受けた犬について所有者の変更があったときは，新所有者は，30日以内に，厚生労働省令の定めるところにより，その犬の所在地を管轄する市町村長に届け出なければならない．
6　（注：省略）
第5条　犬の所有者（所有者以外の者が管理する場合には，その者．以下同じ．）は，その犬について，厚生労働省令の定めるところにより，狂犬病の予防注射を毎年1回受けさせなければならない．
2　（注：省略）
3　犬の所有者は，前項の注射済票をその犬に着けておかなければならない．

d）自治体条例

- 動物愛護管理法では，自治体に対し，動物の健康および安全を保持するとともに，動物が人に迷惑を及ぼすことのないようにするため，条例で定めるところにより，必要な措置を講ずることができると定められている．
- そのため，飼い主の居住地の自治体で制定されている条例を確認し，遵守するように指導することが必要である．例えば，イヌの放し飼いは条例により禁止している自治体が多い．また，飼いイヌが人を噛んでしまったときは，相手への謝罪，けがの手当，病院への搬送など誠意ある対応を行うことはもちろん，保健所や動物管理センターに届け出るなど自治体の条例に従った対応が必要になる．

マイクロチップの装着・登録義務

- 2022（平成4）年6月1日改正施行の動物愛護管理法により，ペットショップやブリーダーなど犬猫等販売業者には，マイクロチップ装着と「犬と猫のマイクロチップ情報登録」での登録が義務付けられている．
- すでにマイクロチップを装着したイヌやネコを購入，または譲り受けた場合は，所有者の変更登録（オンライン申請が可能）や新たに交付された登録証明書の保管が必要になる．また，住所などを変更した場合やイヌやネコの死亡時などには登録情報の更新を行う．
- なお，マイクロチップの装着は獣医師，または獣医師の指示のもと愛玩動物看護師が行う．イヌでは生後2週間，ネコでは生後4週間程度から装着が可能で，一度装着したマイクロチップを外すことはできない．

※手続きの詳細は，環境省：「犬と猫のマイクロチップ情報登録」サイト（https://reg.mc.env.go.jp/）を参照．

引用・参考文献　1）藤村響男ほか編：愛玩動物看護師必携テキスト．Gakken，2023

第6章 動物愛護・適正飼養実習

2 飼い主とのコミュニケーション

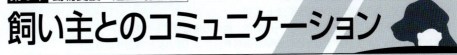

4 動物の飼養が困難となっている飼い主への支援を説明できる

> **ポイント**
> ●飼養困難となった原因を理解し，その支援を説明できる．

高齢者の飼育困難問題

- 飼い主が飼育困難になる原因は，近所からの苦情，多頭飼育，経済的理由など多様だが，飼い主の加齢に伴うものが多い（表1）．飼い主の高齢化に加え，愛玩動物の加齢による問題も飼育をさらに困難にしている．
- 愛玩動物看護師は，高齢の飼育者の相談に応じられるように，関連する情報を入手しておくことが大切である．例えば環境省では，加齢に伴う飼育困難への対策として，「共に生きる　高齢ペットとシルバー世代」というパンフレットを公開している．
- 現在は飼育が可能な高齢者でも，事前に対策しておくように伝えることが大切である（表2）．また，飼育が困難になったときは，新しい飼い主探し，譲渡のサポート（表3）などを行う．

■表1　飼い主の加齢に伴う飼育困難例

・自分の体力が落ちてきて，毎日の世話をするのが大変
・視力や握力が低下し，イヌやネコの爪切りが難しい
・足腰が弱ってイヌやネコの散歩が大変
・自分の検査入院が必要だと医師から言われたが，イヌやネコがいるから入院できない
・ケガをして自宅療養が必要となった．治るまでの間，イヌやネコの世話をどうしよう
・イヌやネコも高齢になり，歩行困難や認知症など介護が必要となったが，専門的な知識もなく，どう対応したらよいかわからない
・イヌやネコの健康に不安があるが，動物病院に連れて行く負担を考えると迷う
・イヌやネコが高齢になり病気をかかえ治療費が払えなくなってきた

（東京都動物愛護相談センター：飼い主に起こりうるこんなこと．https://wannyan.metro.tokyo.lg.jp/konnan/kainushi/〔2024年8月5日検索〕を一部改変）

■表2　事前に実施できる対策例

・家族，友人など，一次的な預け先を普段から見つけておく
・かかりつけの動物病院をつくっておく
・ペットホテルやペットシッターを調べておく
・ペットを清潔にしておく
・基本的なしつけをしておく（トイレのしつけ，ケージやクレートトレーニングなど）
・ペットの健康手帳をつくっておく
・自分がペットより先に死亡してしまったときのために，ペットを誰に託すか，残した財産をペットのためにどう使うか決めておく
・ペット保険の加入の検討

（環境省：共に生きる　高齢ペットとシルバー世代，2019．https://www.env.go.jp/nature/dobutsu/aigo/2_data/pamph/r0109/pdf/full.pdf〔2024年8月5日検索〕を参考に作成）

■表3　譲渡のサポート例

- 自治体の窓口や譲渡団体の相談窓口を伝える．
- 院内での譲渡希望を告知するポスターの掲示，地域の情報サイトへの掲載．
- 譲渡上のトラブルを回避するために必要な情報を伝える（譲渡契約書の作成など）．

そのほかの飼育困難問題

a) 多頭飼育

- 多頭飼育は，社会的問題として捉えるべき問題である．
- 環境省により「人，動物，地域に向き合う多頭飼育対策ガイドライン～社会福祉と動物愛護管理の多機関連携に向けて～」が策定されている．ここでは，多頭飼育問題対策における3つの観点が挙げられている（図1）．「飼い主の生活支援」については社会福祉，「動物の飼育状況の改善」は動物愛護管理，「周辺の生活環境の改善」はその他公衆衛生など，さまざまな関係者の連携が必要であることが示されている．
- 動物病院の役割として，動物の不妊去勢，診療および保健衛生の指導の実施に加え，健康状態から多頭飼育問題の早期発見がある．
- また，動物愛護ボランティアの協力では，一般家庭への譲渡を可能にする支援として，健康状態の改善が期待されている．

■図1　多頭飼育問題対策の3つの観点
（環境省：人，動物，地域に向き合う多頭飼育対策ガイドライン～社会福祉と動物愛護管理の多機関連携に向けて～．https://www.env.go.jp/nature/dobutsu/aigo/2_data/pamph/r0303a/full.pdf より2024年8月5日検索）

b) 問題行動

- 動物の問題行動の背景には，しつけの問題だけではなく，動物の加齢に関連する問題がある．まずは，問題行動に至っている背景を確認する．
- 飼い主が動物をコントロールできない場合はしつけ指導の紹介，動物の加齢に起因する問題に対しては飼育環境の整備など，背景に応じて適切な支援を行う．
- また，問題行動を防ぐためにも，動物の生態や行動への理解を促し，飼い主の責任（p.331）について指導することが大切である．

引用・参考文献　1) 藤村響男ほか編：愛玩動物看護師必携テキスト．Gakken，2023

第6章 動物愛護・適正飼養実習
② 飼い主とのコミュニケーション

5 / 避難所等，災害時の飼い主への支援を説明できる

> **ポイント**
> ●災害時の飼い主への支援と役割を理解する．

- そもそも災害には，台風や地震といった自然災害，工場火災や事故といった人為的災害などさまざまな種類があり，同じ種類の災害であっても，季節や地域によって被害状況は異なる．基本的で汎用性のある対策を飼い主に伝えていくことが重要となる．

同行避難の重要性

- ペットを守ることができるのは飼い主自身であるため，まずは自分の命を守り安全を確保することが最優先となる．そのうえで，被災時には飼い主の自己責任のもと，同行避難することが「人とペットの災害対策ガイドライン」(環境省)で推奨されている．
- このガイドラインにおいて，同行避難とは，「災害の発生時に，飼い主が飼養しているペットを同行し，指定緊急避難場所等まで避難すること．同行避難とは，ペットと共に移動を伴う避難行動をすることを指し，避難所等において飼い主がペットを同室で飼養管理すること（同伴避難）を意味するものではない」と定義されている．
- 同行避難には，ペットを飼い主の管理下に置くことで，被災地の動物が関係する公衆衛生上の問題を最小限に抑えられるなどの意義がある（表1）．
- しかし，現実的には避難所で動物の受け入れができないなどの問題が起きている．

■表1 同行避難の意義

- 飼い主とその家族の命と健康を守る
- 被災地の衛生環境を守る
- 被災地の生態系を守る
- 被災地行政の負担を軽減する

（文献1, p.711を引用）

自助，共助，公助

- 災害への対応には，「自助，共助，公助」が基本となる（図1）．自助は，自分や家族，飼養している動物などを自分（たち）で守るということであり，特に支援活動が始まるまでの初期段階では最も重要となる．
- 共助は近隣住民や飼い主仲間での助け合いなどを指し，公助は公的機関による支援をいう．公助は，災害発生時から支援まで時間がかかり，また人への援助が基本となるため，飼い主は自助と共助を意識して日ごろから災害に備えていく必要がある．

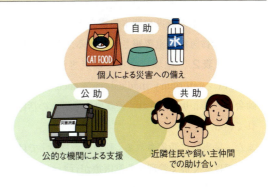

■図1 自助，共助，公助

（文献1, p.712を引用）

飼い主の災害への備え（図2）

- 災害時はペットも動揺するため，逃げ出す，吠えるなどの問題行動が起こることがある．日ごろから，ペットの健康面やしつけを含め，適正に飼養，管理することにより，災害時に起こりうる問題を防ぐ，もしくは最小限に抑えられる可能性がある．また，周囲に配慮して飼養することで，近隣住民との関係性を良好に保つことができ，いざというときに協力を得られやすくなる（共助）．
- さらに，飼い主は"自らの安全を守る""ペットは自分で守る"という自助の意識のもと，災害に備えることが重要である．例えば，家具の転倒やガラスの飛散防止対策を行い，災害発生時の被害をできる限り抑えられるように努める．
- また，人と同様，ペットに必要な食料，治療薬，物品などを備えておく．震災時では人を対象とした救援物資が優先されるため，飼い主が備蓄しておく必要がある．

自らの安全確保
- 住居内の安全対策
- ハザードマップ，避難場所・避難経路などの確認

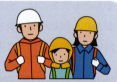

迷惑をかけない飼育
- 散歩時のマナー
- 近隣住民への配慮
- ワクチン接種，ノミ・ダニの予防や駆除などの衛生管理

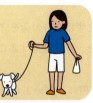

しつけ
- 行動をコントロールする「待て」「座れ」などの基本的なしつけ
- 避難所への移動，避難場所での生活に備えた，クレートやケージ内で過ごすトレーニング

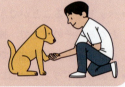

所有者明示
- マイクロチップ・鑑札の装着
- 迷子札
- ペットの写真（行方不明時の探索用）

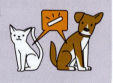

自助による備え
- ペットフード・飲料水（できれば7日分以上）
- 食器
- 常備薬・療法食
- 首輪・リード
- ワクチン接種歴・既往症・健康状態・かかりつけ動物病院の情報
- 排泄関連の物品，衛生用品

■図2　飼い主の災害への備え

（文献1, p.712を改変）

災害獣医療の概要

- 近年，東日本大震災や熊本地震などの経験から，災害発生時の動物医療が重要視されている．その役割は多岐にわたり（表2），地域によっては災害派遣獣医療チーム（VMAT：veterinary medical assistance team）が各獣医師会などにより組織され，愛玩動物看護師の活躍も期待されている．
- また，災害時に設置される「動物救護施設」では，動物を個体ではなく群で管理する獣医療が行われ，これを「シェルターメディスン」という．

■表2　災害獣医療の役割

- 感染症媒介動物の管理
- 感染症の管理
- 動物の群管理
- 衛生管理
- 災害救助犬の活動支援
- 被災地の獣医療体制の維持
- 獣医療資材の管理
- 啓発や情報発信
- 被害状況の評価
- 防災対策

（文献1, p.713を引用）

平常時と災害時における愛玩動物看護師の役割

a) 平常時

- 飼い主と接するなかで、災害への備えに対する啓発を行う（表3）。環境省が一般飼い主向けに公開しているガイドラインやパンフレットなどを活用するのも、一つの方法である（図3）。
- また、災害時にも診療が継続できるように、防災訓練を実施するとともに、施設内の安全対策、食料などの備蓄、医薬品や療法食の在庫管理、スタッフ間の緊急連絡体制などを検討する必要がある。

■表3 平常時における啓発

パピークラス しつけ教室	しつけ 飼育マナー 予防接種 所有者明示
診療	服用している薬の知識 療法食に関する知識 薬や療法食のゆとりをもった備蓄

(文献1、p.713を引用)

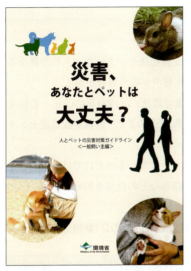

〈その他の情報〉

「人とペットの災害対策ガイドライン」
https://www.env.go.jp/nature/dobutsu/aigo/2_data/pamph/h3002.html

「ペットも守ろう！ 防災対策」（パンフレット）
https://www.env.go.jp/nature/dobutsu/aigo/2_data/pamph/h2909a.html

「備えよう！ いつもいっしょにいたいから」（パンフレット）
https://www.env.go.jp/nature/dobutsu/aigo/2_data/pamph/h2309a.html

■図3 飼い主への指導に活用できるガイドライン
（災害、あなたとペットは大丈夫？ 人とペットの災害対策ガイドライン＜一般飼い主編＞, 2018. https://www.env.go.jp/nature/dobutsu/aigo/2_data/pamph/h3009a/a-1b.pdf〔2024年8月8日検索〕）

b) 災害時

- 災害時に期待されている動物診療施設の役割として、診療の他に、ペットの一時預かり、健康相談などがある。ただし、これらは施設やスタッフに深刻な被害がないことが前提となる。
- 愛玩動物看護師の役割としては、動物救護施設や避難所および仮設住宅、被災地域における、飼育管理、衛生管理、健康管理の実務、支援、指導などが考えられる。
- また、災害からすみやかに立ち直る（レジリエンス：resilience）ための支援も重要である。

引用・参考文献　1) 藤村響男ほか編：愛玩動物看護師必携テキスト．Gakken, 2023

3 動物愛護管理行政
第6章 動物愛護・適正飼養実習

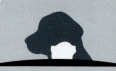

1 動物愛護管理センターの活動を理解する(動物愛護管理センターへの見学などを含む)

> **ポイント**
> ●動物愛護管理センターの役割と活動を理解する．

動物愛護管理センターとは

- 都道府県，政令市，中核市には動物愛護管理センター(東京都動物愛護相談センターなど名称が異なる場合がある)が設置されている(**図1**)．自治体によっては，その役割を保健所が担う場合がある．
- 1973年に制定された「動物の保護及び管理に関する法律」(動物保護管理法)が1999年に改正・名称変更された「動物の愛護及び管理に関する法律」(以下，動物愛護管理法)第37条の2で，動物愛護管理センターの業務が規定されている(**表1**)．
- 動物愛護管理センターは，動物愛護行政や適正飼養啓発の拠点として，イヌやネコだけではなく，さまざまな小動物の保護・管理，狂犬病予防対策や動物取扱業の登録，監視指導などの役割を担っている．

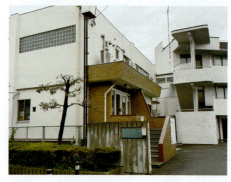

■図1　動物愛護管理センターの例
(東京都動物愛護相談センター本所)

■表1　動物愛護管理法第37条の2(動物愛護管理センターの業務)

- 第一種動物取扱業の登録，第二種動物取扱業の届出並びに第一種動物取扱業及び第二種動物取扱業の監督に関すること．
- 動物の飼養又は保管をする者に対する指導，助言，勧告，命令，報告の徴収及び立入検査に関すること．
- 特定動物の飼養又は保管の許可及び監督に関すること．
- 犬及び猫の引取り，譲渡し等に関すること．
- 動物の愛護及び管理に関する広報その他の啓発活動を行うこと．
- その他動物の愛護及び適正な飼養のために必要な業務を行うこと．

第一種動物取扱業：有償・無償の別を問わず反復・継続して事業者の営利を目的として動物の取扱い(販売，保管，貸出し，訓練，展示，競りあっせん，譲受飼養)を業として行う

第二種動物取扱業：非営利の活動であって，飼養施設を有し，一定頭数以上の動物の取扱い(譲渡し，保管，貸出し，訓練，展示)を業として行う

動物愛護管理センターの主な設備

- イヌやネコの引き取り，譲渡を行うための収容施設など，業務を果たすための施設が整備されている（**表2**）．

■表2　動物愛護管理センターの主な設備

- 引き取り動物等の飼育設備（イヌ，ネコ，その他動物）
- 検疫設備
- 検査・治療管理設備（検査室，診察室，手術室など）
- 動物の洗浄設備
- 動物の譲渡に関する設備（見学や譲渡前講習のための設備）
- 殺処分のための設備
- 適正飼養の普及啓発のための設備
- 動物とのふれあいなど動物介在教育に関する設備
- 狂犬病予防対策に関する設備（観察室，検査室など）
- 動物取扱業の登録や監視指導のための設備

（文献1，p.733を引用）

動物愛護管理センターの活動（図2）

- 各センターによって異なるところはあるが，以下のような活動を行っている．

a）動物愛護と適正飼養の普及啓発

【動物教室（動物介在教育）】

- 小学校などの教育機関を対象に，動物愛護精神を養うとともに，動物による事故や感染症の未然防止に関する普及啓発を目的として，動物教室を実施している．

【動物愛護週間でのイベントの開催】

- 動物愛護管理法で定められている動物愛護週間（毎年9月20日から26日まで）にて，セミナーや動物とのふれあいの場を提供するイベントを開催している．最近では，イベント内で愛玩動物看護師の仕事を体験できるコーナーを提供しているセンターもある．

【しつけ教室・講習会】

- 動物のしつけや飼い方・育て方の教室やイヌ・ネコ等の譲渡を希望する人を対象とした講習会を実施している．

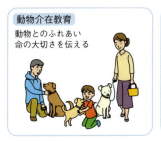
動物介在教育
動物とのふれあい
命の大切さを伝える

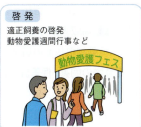
啓発
適正飼養の啓発
動物愛護週間行事など

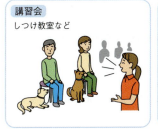
講習会
しつけ教室など

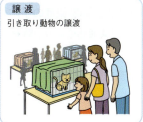
譲渡
引き取り動物の譲渡

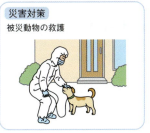
災害対策
被災動物の救護

■図2　動物愛護管理センターの主な活動

b) 動物の保護と管理

【飼い主が不明な動物の収容・管理・返還】
- 飼い主のもとから逸走した動物の収容，捨てられた動物，虐待を受けている動物の保護，または事故に遭った負傷動物の治療や収容を行う．収容期間中に飼い主から連絡があった場合，動物を返還する．

【飼い主からのイヌ・ネコの引き取り】
- やむをえない事情によりイヌやネコを飼い続けることが困難な場合，引き取りを行う．

【イヌ・ネコ等の譲渡】
- 収容期間を満了した動物や飼い主から引き取った動物の中から，適正に飼うことができる希望者や譲渡対象団体（動物愛護団体）を対象に，譲渡を行う．

【致死処分】
- 病気や負傷等により苦痛が著しい場合，治療により治癒や回復が見込めない場合，著しい攻撃性があり，人や他の動物に危害を及ぼすおそれがある場合などは，動物福祉等の観点から致死処分を行うことがある．

c) 動物取扱業，特定動物の監視・指導

【第一種動物取扱業の登録】
- 第一種動物取扱業の登録および監視・指導を行う．

【動物取扱責任者の研修】
- 動物取扱責任者に選任された人，もしくは予定者を対象に研修を行う．

【第二種動物取扱業の届出】
- 第二種動物取扱業の届出受理・指導を行う．

【特定動物の飼養・保管許可】
- ライオン，クマ，ワニ，ワニガメ，毒ヘビ，ニシキヘビ，ワシなど人に危害を加えるおそれのある動物（特定動物；哺乳類，鳥類，爬虫類の約650種）を飼う場合の飼養・保管許可および監視・指導を行う．

d) 人獣共通感染症の予防・調査等
- 人獣共通感染症の予防対策，調査研究等を行う．

e) 畜舎等の監視指導
- 牛，馬，豚，めん羊，やぎ，イヌ，鶏，あひるなどを飼養する畜舎等の許可および監視指導を行う．

f) 災害時の救護活動
- 災害時に備え，物品や食料の備蓄を行う．災害時には，被災した動物の救護活動の拠点として活動を行う．

引用・参考文献　1) 藤村響男ほか編：愛玩動物看護師必携テキスト．Gakken，2023

第6章 動物愛護・適正飼養実習
3 動物愛護管理行政

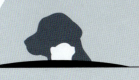

2 動物取扱業へ指導すべき内容について理解する

ポイント
●動物取扱業への指導内容を理解する．

動物取扱業とは

- 動物取扱業は，「動物の愛護及び管理に関する法律」(動物愛護管理法)によって，営利を目的として動物の取扱いを行う第一種動物取扱業と非営利の第二種動物取扱業に分かれている．
- 第一種動物取扱業は，自治体による認可が必要な登録制で，第二種動物取扱業は届け出制である．
- 第一種動物取扱業には，販売，保管，貸出し，訓練，展示，競りあっせん，譲受飼養の7業種があり，販売業にはペットショップやブリーダーなどが含まれ，保管業にはペットホテル，ペットサロンなどが含まれる．代理販売やペットシッター，出張訓練などのように，動物の所有や飼養施設がない場合も，規制の対象になる．
- 劣悪な環境での繁殖(パピーミル；「子犬工場」と訳され，子犬を物のように乱繁殖する悪徳業者を指す)の問題から，動物愛護管理法の改正ごとに動物取扱業の規制は強化されている．
- 愛玩動物看護師には，ペットショップなどで指導的役割を果たす動物取扱責任者*への指導，または動物取扱責任者としての役割が期待されている．

＊動物取扱責任者……第一種動物取扱業を行う場合は，事業所ごとに動物取扱責任者を1名以上配置することが，動物愛護管理法によって定められている．「動物取扱責任者」は資格ではなく，第一種動物取扱業者が，職員(常勤)のうち，専門的知識や技術を有する者として一定の要件を満たす者を選任する．資格要件の1つとして愛玩動物看護師が含まれている．

動物取扱業への指導

- 指導の際には適正飼養の基本となる「5つの自由」(図1)が保障されるように心がける．そのうえで，法令や基準等で遵守すべき事項について指導を行う．
- 事業内容によらず，イヌ・ネコの飼養・保管に必要な事項として，すべての動物取扱業者が守るべき事項と(表1)，事業の内容に応じて守るべき事項がある．

飢え・渇きからの自由

痛み・負傷・病気からの自由

不快からの自由

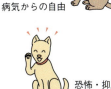
恐怖・抑圧からの自由

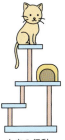
本来の行動がとれる自由

■図1 5つの自由

■表1 すべての動物取扱業者が守るべき事項
• 飼養施設・設備（ケージ等）
• 従業員数
• 環境の管理
• 疾病等に係る措置
• 動物の管理

a) 飼養施設・設備（ケージ等）
【飼養施設・設備】
- 照明設備[*1]，給水設備，排水設備，洗浄設備，消毒設備，廃棄物集積設備，死体の一時保管場所[*1]，餌の保管設備，清掃設備，空調設備（屋外を除く），遮光または風雨を遮る設備（屋外の場合），訓練場（訓練業の場合）の設備等を備える．
- ケージ等と訓練場の構造：床に金網が使われていない（イヌまたはネコの四肢の肉球が傷まないように管理されている場合を除く），ケージ等と訓練場にサビ，割れ，破れ等の破損がない．
- ネズミ，ハエ，蚊，ノミ等の侵入を防止できる構造で，侵入を防ぐか，駆除を行うための設備がある．
- 床，壁，天井，付属設備は，清掃が容易など，清潔に維持管理がしやすい構造である．
- 逸走しない構造・強度である．
- 飼養保管のために必要な作業スペースがある．
- ケージ等は，衛生管理の支障がある（段ボールなど，耐水性がなく簡単に洗えないなど）材質を用いていない[*1]．
- ケージ等は，受け皿や，床敷きなどにより，糞尿などが漏れない構造である．
- ケージ等の側面か天井は，常に通気が確保され，内の様子が外から見通せる構造である（傷病動物である等特別の事情がある場合を除く）．
- ケージ等は，床に確実に固定するなど，衝撃による転倒を防止している．
- ケージ等に，給餌と給水のための器具を備えている（一時的に飼養または保管をする等の特別な事情がある場合を除く）．
- ケージ等に，生態や習性，飼養期間に応じた遊具や休息等のための設備がある．
- 1日1回以上飼養施設の巡回，保守点検，ケージ等の清掃を行い，汚物や食べ残しなどを適切に片付けて，清潔を保っている（これらの清掃，消毒および保守点検の実施状況について記録した台帳を5年間保管）．

[*1]の事項は，第一種動物取扱業者の場合に適用

【ケージ】
- 寝床や休息場所のケージ＋運動スペースからなる運動スペース分離型（以下，分離型，**図2**），または運動スペース一体型（平飼い等）（以下，一体型，**図3**）のどちらかを満たすことが必要である．それぞれサイズの基準が定められている．
  ※傷病動物を飼養保管する場合，または動物を一時的に保管する場合等の特別な事情がある場合を除く．

【寝床や休息場所のケージの基準となる大きさ】
- イヌ：タテ（体長の2倍以上）×ヨコ（体長の1.5倍以上）×高さ（体高の2倍以上）
- ネコ：タテ（体長の2倍以上）×ヨコ（体長の1.5倍以上）×高さ（体高の3倍以上）
  かつ1つ以上の棚を設けて2段以上の構造

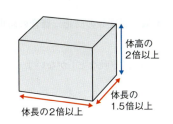
分離型ケージの規模イメージ（イヌ）

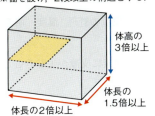
分離型ケージの規模イメージ（ネコ）
※棚を設け，2段以上の構造とする．

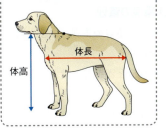
体長・体高
体長は「胸骨端から坐骨端までの長さ」，体高は「地面からキ甲部（肩甲骨の上端部）までの垂直距離」のことを指す．

【運動スペース】
「一体型」ケージ等と同一以上の広さを備え，常時運動に利用可能な状態で維持管理するとともに，1日3時間以上運動スペース内で自由に運動できる状態にすること．

■図2　分離型の基準

【大きさの基準】
イヌ：分離型ケージサイズの6倍以上の面積×高さ（体高の2倍以上）
※複数飼養する場合には，以下の基準を満たすこと
- 床面積は「各個体に対する分離型ケージサイズの3倍以上の広さの合計面積」で，かつ，最も体長が長いイヌの床面積の6倍以上であること．
- 高さは「最も体高が高い個体の体高の2倍以上」を確保．

繁殖時：親子当たり上記の1頭分の面積を確保（親子以外の個体の同居は不可）．

ネコ：分離型ケージサイズの2倍以上の面積×高さ（体高の4倍以上）かつ2つ以上の棚を設けて3段以上の構造
※複数飼養する場合には，以下の基準を満たすこと
- 床面積は「各個体に対する分離型ケージサイズの広さの合計面積」で，かつ，最も体長が長いネコの床面積の2倍以上であること．
- 高さは「最も体高が高い個体の体高の4倍以上」を確保．

繁殖時：親子当たり上記の1頭分の面積を確保（親子以外の個体の同居は不可）．

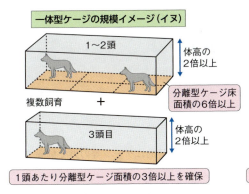
一体型ケージの規模イメージ（イヌ）

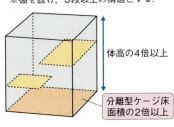
一体型ケージの規模イメージ（ネコ）
※棚を設け，3段以上の構造とする．

■図3　一体型の基準

b) 従業員数
- 1人当たりが飼養保管するイヌまたはネコの頭数の上限が決められているため（**表2**），それに従い，従業員数を算出する．

■表2　1人当たりが飼養保管する頭数の上限

イヌ	1人当たり20頭（うち繁殖犬15頭）
ネコ	1人当たり30頭（うち繁殖猫25頭）

親と同居している子イヌ・子ネコと繁殖引退イヌ・ネコは頭数に含めない
イヌとネコの両方を飼養保管する場合，従業員1人当たりの上限は組み合わせにより異なる

c) 環境の管理
- イヌ・ネコの生理，生態，習性等に適した環境の管理（温度，明るさ，換気，湿度等の防止，騒音の防止）を行う．
- 温度計と湿度計の設置：寒さ，暑さにより健康に支障が生じること（震えや開口呼吸など）がないように管理する．
- 飼養環境や生活環境を損なうような臭いがないように清潔を保つ．
- 自然光や照明により，適切な光の管理を行う．
- 動物の鳴き声，臭い，毛等，ネズミ，ハエ，蚊，ノミその他の衛生動物等により，周辺の生活環境を著しく損なわないように管理する．
- 動物の死体は放置せず，速やかにかつ適切に処理する．

d) 疾病等に係る措置
- 病気とケガの予防，寄生虫の予防や駆除等の日常的な健康管理を行う．
- 毎年1回以上健康診断を実施する（健康診断の診断書を5年間保管）．
- 繁殖個体は繁殖の適否について診断を受ける．
- 生後11年以上の高齢ネコの展示を行う場合には，定期的（半年に1回程度）に健康診断を受けさせる等，健康に配慮する（第一種動物取扱業〔販売業，貸出業，展示業〕の場合）．
- 病気の予防等のために，必要に応じてワクチン接種を行う．
- 病気にかかったりケガをしたりした場合には，速やかに必要な処置を行うとともに，必要に応じて獣医師の診療を受ける．
- 新たなイヌ・ネコの飼養・保管を始める際に，観察や，入手先等からの聴き取りによって健康であることを確認するまで，必要に応じて他の動物と接触させないようにする．

e) 動物の管理
- イヌ・ネコを以下の不適切な状態にならないように管理する．
  - 被毛に糞尿等が固着している
  - 体表が毛玉で覆われている
  - 爪が異常に伸びている
  - その他，健康や安全が損なわれるおそれのある状態
- ケージ等の外で飼養または保管をしない（管理を徹底した上で一時的にケージ等の外で飼養または保管をする場合を除く）．
- 複数の動物を同じケージ等に入れている場合，ケンカ等をしないように組み合わせに注意する．
- 幼齢のイヌ・ネコの場合，適切な期間，親，きょうだい等と一緒に飼養保管を行う．
- 適切な量，回数等により給餌と給水を行い，清潔な水を常時確保する．
- 毎日，散歩や遊具を用いた活動等によって，人とのふれあいを行っている．
- 1日1回以上巡回して，イヌ・ネコの数と状態を確認する（巡回の実施状況を記録した台帳を5年間保管）．

- 顧客（見物客）等がイヌ・ネコに触れる場合には，イヌ・ネコへの過度なストレスがかかったり，顧客等に危害が及んだり，イヌ・ネコや顧客等が人と動物の共通感染症にかかることがないよう，顧客等には接触の方法を指導し，イヌ・ネコには適度な休息を与える．
- 顧客（見物客）等がイヌ・ネコにみだりに食物を与えないようにする．
- 災害時に備え，普段から職員間の連絡体制やイヌ・ネコが逸走した場合の捕獲体制の整備，イヌ・ネコの避難方法の決定，餌の備蓄等の対策を講じる．
- 第一種動物取扱業者の標識は，氏名または名称，所在地，登録番号，動物取扱責任者等の必要事項を事業所の出入口から見やすい場所に掲示する．
- 第一種動物取扱業の広告は，氏名または名称，所在地，登録番号，動物取扱責任者等の必要事項を掲載し，飼いやすさや子イヌ・子ネコの愛らしさ，イヌ・ネコの生態や習性に反した行動等が過度に強調されるなど，誤解を与えないようにする．
- 動物取扱責任者研修で得た知識を，他の職員全員に伝達し習得させる．
- 個体ごとの帳簿に，個体の繁殖者の情報，生年月日，入手先の情報，販売・譲渡先の情報等の必要事項を記載し，5年間保管する（販売業，貸出業，展示業，譲受飼養業，譲渡業の場合）．

f) 繁殖を行う場合

- 生涯出産回数や年齢には規定がある（表3）．
- 交配・出産等の情報を繁殖実施状況記録台帳に記録し，5年間保管する．
- 帝王切開を実施した場合は，獣医師による出生証明書と診断書を5年間保管する．
- 雌雄ともに獣医師の診断結果に従って繁殖を行う．

■表3　生涯出産回数および雌の交配時の年齢の規定

	生涯出産回数	雌の交配時の年齢
イヌ	6回まで	6歳以下（7歳時点で生涯出産回数が6回未満であることを証明できる場合は7歳以下）
ネコ		6歳以下（7歳時点で生涯出産回数が10回未満であることを証明できる場合は7歳以下）

g) 販売を行う場合（繁殖業者が販売業者に販売する場合も含む）

- 販売されるイヌ・ネコは57日齢以上である．
（天然記念物の犬種〔秋田犬，甲斐犬，紀州犬，柴犬，北海道犬，四国犬〕を専門的に扱う繁殖業者が顧客に直接販売する場合は50日齢以上）
- 2日間以上状態を観察して，健康上の問題がないイヌ・ネコのみを販売する．
- 環境の変化や輸送への耐性が十分備わったイヌ・ネコを販売する．

引用・参考文献
1) 藤村響男ほか編：愛玩動物看護師必携テキスト．Gakken，2023
2) 環境省：動物取扱業における犬猫の飼養管理基準の解釈と運用指針〜守るべき基準のポイント〜．2021
https://www.env.go.jp/nature/dobutsu/aigo/2_data/pamph/r0305a/full.pdf より2024年8月15日検索

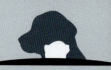

第6章 動物愛護・適正飼養実習
3 動物愛護管理行政

3 動物取扱業における顧客等への対応について実践することができる

ポイント ●動物取扱業における顧客への対応を理解する．

 動物取扱業における顧客等への対応

- 動物の販売業者は，動物の購入者に対し，販売する動物の適正な飼養または保管の方法について，必要な説明を行い，理解させるように努めなければならない．
- そのため，動物愛護管理法により，第一種動物取扱業者には，購入者に対して契約前にあらかじめ，その事業所において販売する動物を確認させるとともに，文書をもって飼養方法等について直接対面して説明することが義務付けられている（表1）．
- カメラやビデオ，写真など間接的な確認は一切認められない．また，販売事業所以外（例えばインターネット）で説明を行うことも禁止されている．
- また，顧客からは説明時に文書を受け取ったことについて，署名等による確認を受ける必要がある．署名等による確認については，相手の氏名，住所，登録番号（動物取扱業者の場合のみ）を確認し，台帳に記録する．

■表1　第一種動物取扱業者が購入者に対して行う説明内容

内容	具体的記載内容の例
①品種等の名称	ヨークシャー・テリア，ヒマラヤン，十姉妹などの品種名
②性成熟時の標準体重，標準体長その他の体の大きさに係る情報	成体になったときの標準体重，標準体長など（専門書などを参照）
③平均寿命その他の飼養期間に係る情報	平均寿命など（専門書などを参照）
④飼養または保管に適した飼養施設の構造および規模	動物の大きさや習性に応じた適当な広さや材質，付属施設（遊具，隠れ場など），逸走防止構造など
⑤適切な給餌および給水の方法	給餌・給水の回数や内容（動物種によっては，与えてはいけない食べ物も記載），量，給餌・給水器具など
⑥適切な運動および休養の方法	動物の習性などに応じた必要な運動，休息および睡眠の確保ができるような方法
⑦主な人と動物の共通感染症その他の当該動物がかかるおそれの高い疾病の種類およびその予防方法	当該動物がかかるおそれの大きい疾病の種類およびその予防方法など（ペット動物販売業者用説明マニュアル［環境省発行］などを参照）
⑧不妊または去勢の措置の方法およびその費用（哺乳類に属する動物に限る）	去勢手術・不妊手術の方法，手術のメリット・デメリット，予想される費用の案内
⑨⑧に掲げるもののほかみだりな繁殖を制限するための措置（不妊または去勢の措置を不可逆的な方法により実施している場合を除く）	オス・メスの分別飼育，避妊薬の投与，ホルモン剤の埋込みなど

■表1つづき　第一種動物取扱業者が購入者に対して行う説明内容

内容	具体的記載内容の例
⑩遺棄の禁止その他当該動物に係る関係法令の規定による規制の内容	下記関係法令の内容 ・動物の愛護及び管理に関する法律 ・狂犬病予防法 ・特定外来生物による生態系等に係る被害の防止に関する法律 ・絶滅のおそれのある野生動植物の種の保存に関する法律 ・鳥獣の保護及び管理並びに狩猟の適正化に関する法律
⑪性別の判定結果	オス・メス（動物の種類や幼齢などの理由で性別判定が困難な場合は不明と記載）
⑫生年月日（輸入等をされた動物であって，生年月日が明らかでない場合にあっては，推定される生年月日および輸入年月日等）	令和〇年〇月〇日生まれ
⑬不妊または去勢の措置の実施状況（哺乳類に属する動物に限る）	哺乳類の不妊または去勢措置の実施の有無
⑭繁殖を行った者の氏名または名称および登録番号または所在地（輸入された動物であって，繁殖を行った者が明らかでない場合にあっては当該動物を輸出した者の氏名または名称および所在地，譲渡された動物であって，繁殖を行った者が明らかでない場合にあっては当該動物を譲渡した者の氏名または名称および所在地）	管理者の氏名（法人の場合は名称）・登録番号（または所在地） 　輸入された動物で，繁殖者が不明な場合： 　　動物輸出者の氏名（法人の場合は名称）・所在地 　譲渡された動物で，繁殖者が不明な場合： 　　その動物を譲渡した者の氏名（法人の場合は名称）・所在地
⑮所有者の氏名（自己の所有しない動物を販売しようとする場合に限る）	現在の所有者の氏名などの情報
⑯当該動物の病歴，ワクチンの接種状況等	・病歴（疾病名，発症年月日，薬の種類，治療経過など） ・ワクチン接種状況（接種年月日，種類，ワクチンの効果） ・投薬歴（抗生物質の種類など）
⑰当該動物の親および同腹子に係る遺伝性疾患の発生状況（哺乳類に属する動物に限り，かつ，関係者からの聴き取り等によっても知ることが困難であるものを除く）	親や同腹子における遺伝性疾患の発生状況
⑱①〜⑰に掲げるもののほか，当該動物の適正な飼養または保管に必要な事項	手入れ（ブラッシング，爪切りなど），しつけなどの方法

※相手が動物取扱業者の場合には，2から10までの事項については，必要に応じて説明を行う

(文献1, p.722を引用)

愛玩動物看護師の役割

- 愛玩動物の愛護・適正な飼養において，愛玩動物看護師には助言やその他の支援を行う役割がある．そのため，動物取扱業における顧客等への対応についても内容を理解しておく必要がある．
- また，第一種動物取扱業において配置が義務付けられている動物取扱責任者は，その資格要件の1つとして愛玩動物看護師が規定されている．動物取扱責任者には事業所のスタッフへの指導的役割とともに，上記に示したように，顧客に対して，適正な動物の飼養および保管の方法等に係る重要事項を説明する役割を担っている．

引用・参考文献　1）藤村響男ほか編：愛玩動物看護師必携テキスト．Gakken，2023

第7章 動物看護総合実習

1. 概要
2. 動物看護業務の理解
3. 動物看護業務の体験
4. 動物看護業務の実践

第7章 動物看護総合実習

1 概要

1 臨地実習において愛玩動物看護師としての役割と責任ならびに実務能力を習得する

ポイント
- 実際の動物診療施設で臨地実習に参加し，これまでに学んだ学習内容を統合する．
- 診療施設の概要や機能，獣医師との連携，飼い主とのコミュニケーション，愛玩動物看護師としての役割や責任について理解し，実務能力を習得する．

はじめに

a) 愛玩動物看護師の役割
- いまやイヌやネコなどの動物は，伴侶動物，すなわち家族の一員としてますます認識されるようになっている．それに伴い，動物医療の需要は高度化し多様化している．
- このような状況下で，専門的な知識と高度な技術をもつ愛玩動物看護師が活躍することで，臨床現場でのチーム医療が強化され，より質の高い動物医療が提供されることが期待される．
- また，飼い主や動物により近い存在である愛玩動物看護師は，高齢の動物のケアや栄養管理などに関する専門的なアドバイスや指導を提供する．そして，飼い主や家族との関係性やコミュニケーションを通じて，動物たちの健康と福祉の向上を支援することも重要な役割となる．
- さらに，動物介在教育や動物介在活動（たとえば，高齢者施設でのセラピー活動など）の支援や，指導的な役割を果たす動物取扱責任者など，さまざまな分野で幅広く活躍することが期待される．これらの活動により愛玩動物との相互作用を通じて，対象者やスタッフの健康や福祉の向上にも貢献することが期待される．

b) 臨地実習で学ぶこと
- 動物看護総合実習として，動物診療施設での臨地実習が行われる．臨地実習は，専門知識や実践的スキルの習得だけでなく，動物の健康と福祉の向上に貢献する専門職としての自己成長を促す重要なプロセスである．
- これらの施設では，獣医師，愛玩動物看護師，およびその他の動物専門家が協力して，動物にとっての最適な治療やケアを提供している．
- 獣医師との連携は，診療の基盤となる．獣医師の診断や治療計画に基づいて，愛玩動物看護師は患者の評価，処置の実施，および治療の補助を行う．獣医師との信頼関係を築きながら，適切な医療を提供するために連携していく．
- 一方，飼い主とのコミュニケーションも極めて重要である．飼い主は動物のケアに対する責任があり，その情報は診療に不可欠となる．愛玩動物看護師は，動物の健康状態や治療計画を飼い主にわかりやすく説明し，適切なケアの提供に協力を求める．動物の飼い主とのコミュニケーションを通じて，動物の生活の質を向上させることも重要な役割である．
- さらに，愛玩動物看護師は診療施設内でのさまざまな業務を遂行しなければならない．これには，診療補助，手術の準備，処置，投薬管理，および動物の心理的なケアが含まれる．清潔で安全な環境を維持し，動

- 物と家族に安心感を提供することも，愛玩動物看護師の責務の一部である．
- このような経験を通じて，愛玩動物看護師は専門職としてのスキルを磨き，チームワークやリーダーシップの能力を向上させる．動物診療施設での診療業務は，動物の健康と福祉の向上に貢献する使命感と専門職としての成長の両方を体現する重要なステップである．

動物看護とは

- 動物の看護は，看護動物の健康の保持と増進，病気の予防と動物医療の補助に努め，看護動物とその家族を対象に，動物たちが健やかな一生をまっとうするように援助する専門的な学問である．その領域はすべての動物，家族のみならず，動物介在教育や動物介在活動の支援にまで広がっている．
- 看護動物とは，動物医療施設において診療を受ける家庭動物のみならず，学校飼育動物，教育・研究分野，さらに野生動物等と多様な環境に生存する多様な動物種のことである．
- また健康とは，病気でないとか，弱っていないということではなく，肉体的にも，精神的にも，そして社会的にも，すべてが満たされた状態にあることを意味する．動物看護の基本は，安全な動物医療の提供，安心感の提供，そして動物との生活への手助けをすることにある．

動物看護師の歴史

- 動物看護師の職業は，近年，急速に発展してきたが，その歴史は古代にまでさかのぼる．以下に，動物看護師の職業の変遷と歴史についての概要を示す．

a) 古代から中世
- 動物看護の最初の形態は，古代エジプトや古代ギリシャなどの古代文明にさかのぼる．この時代には，動物の健康や治療に関する知識が収集され，神話や宗教的な儀式にも関連付けられていた．
- 中世には，修道院や農場で働く者たちが動物の世話をすることが一般的であった．

b) 近代
- 18世紀から19世紀にかけて，動物看護の需要が高まった．産業革命に伴い，都市化が進み，人々がペットを飼う傾向が増加した．この時期には，動物看護師の需要が増加したが，まだ医療技術や知識の面では未発達であった．

c) 20世紀初頭
- 20世紀初頭になると，動物看護の専門職がより確立されるようになった．獣医学校や動物看護学校が設立され，動物看護師の教育が行われるようになった．また，農業や家畜の管理においても，専門的な動物看護師の需要が高まった．

d) 現代
- 現代では，動物看護師は獣医師の補助的な役割として，動物医療の現場で活躍している．動物病院や動物保護施設，動物園，研究施設など，さまざまな場面で動物看護師が必要とされている．また，ペット産業の成長に伴い，ペットホテルやペットショップ，ペット保険など，新たな職場が生まれ，動物看護師の需要がますます高まってきている．

- 2019（令和元）年6月28日に公布された愛玩動物看護師法により，愛玩動物看護師は，日本の国家資格であり，農林水産大臣および環境大臣の免許を受けた者が，愛玩動物看護師の名称を用いて診療の補助を行うことができることが規定された．英記名称は，Veterinary Nurses for Companion Animals（VNCA）である．
- 動物看護師として従事する人は約2万人いるが，教育・養成機関ごとに異なる基準で資格認定が行われ，複数の資格が混在していた．2013（平成25）年からは，民間主体で共通のカリキュラムが整備され，資格が統一されるようになったが，動物病院では，幅広い実務を担う動物看護者が必要である一方，その資格や業務について定める法律がないことから，技術的水準の確保や環境整備が課題となっていた．このため，動物看護者の国家資格化を求める声が高まり，2019年，愛玩動物看護師法の公布に至った．
- これにより，動物看護者は「愛玩動物看護師」として国家資格化された．2023（令和5）年2月19日に第1回愛玩動物看護師国家試験が実施され，18,481人が合格した．動物看護師の職業は長い歴史をもちながら，近代以降急速に発展し，現代では欠かせない存在となっている．

臨地実習の目的

- 臨地実習は，学んだ理論や技術を実践に移し，動物看護の現場での実際の経験を積む重要な機会であり，これは単なる学術的な知識の習得に留まらず，実践的なスキルや臨床的な判断力の発展を促すものである．
- 診療施設での実習では，獣医師や他の看護スタッフとの密接な連携が求められ，症例へのアプローチや診療プロセスにおいて，臨床的な判断を行う機会が与えられる．さらに，飼い主とのコミュニケーションも欠かせず，飼い主の懸念や疑問に的確に対応し，安心感を提供することが必要とされる．
- 臨地実習を通じて，倫理的な側面や専門職としての自己啓発も深化し，自己の能力や限界を見極め，それに対処する能力を養うことも求められる．
- 本章における到達目標は以下の通りである．

1. **概要**
   1) 臨地実習において愛玩動物看護師としての役割と責任ならびに実務能力を習得する
2. **動物看護業務の理解**
   1) チーム動物医療における愛玩動物看護師の役割を理解する
   2) 動物診療施設を見学し，設備や機能を理解する
   3) 愛玩動物を適正に管理する方法について理解する
3. **動物看護業務の体験**
   1) 診察室における動物医療補助行為を体験する
   2) 各種検査や処置，外科手術の補助を体験する
   3) 入院動物の看護を体験する
   4) 動物の家族との適切なコミュニケーションを体験する
4. **動物看護業務の実践**
   1) 実際の動物診療施設で，診察室における診療の補助を実践する
   2) スタッフと連携協働し，チーム動物医療を実践する
   3) 動物看護計画を立案し，実践する
   4) 動物の家族に対し適正飼養および療養生活の指導を実践する

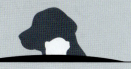

第7章 動物看護総合実習

2 動物看護業務の理解

1 チーム動物医療における愛玩動物看護師の役割を理解する

ポイント ●チーム動物医療において必要となる愛玩動物看護師の役割を理解する.

はじめに

- 動物診療におけるチーム動物医療は，獣医師，愛玩動物看護師等の動物医療従事者と傷病動物の飼養者が，対等な立場で意見と情報を交換しながら，傷病動物の治療を連携して行う動物医療の形態である．
- チーム動物医療の実施には，チームを構成するすべての人が何をすべきかを正確に理解し，正しく行動できることが重要であり，このためには，チーム内で意思の疎通と多様な立場からの調和を図り，傷病動物に対して効率的，効果的な治療を実現していくことが必要となる．
- 愛玩動物看護師は，診療補助，療養支援，保健衛生管理，栄養管理など，多岐にわたる業務を担当し，動物医療チームのなかで中心的な役割を果たすとともに，獣医師と動物のご家族をつなぐ重要な存在として期待されている．
- 獣医師が行う診断，治療方針の決定，処方，手術，予後の判断は獣医師の専任業務であるが，それ以外の診療サポートや看護業務は愛玩動物看護師が行うことができる．特に，療養支援に必要な診療行為については，獣医師の指示のもとで愛玩動物看護師が積極的に対応すること，すなわち獣医師と愛玩動物看護師のタスク・シフト（業務の移管）が重要となる．
- また，愛玩動物看護師の業務には，人医療における保健師，助産師，栄養士，介護福祉士などの役割も含まれている．これを踏まえ，傷病動物に対する適切な療養支援を提供するためには，他の動物医療スタッフとの緊密な連携が必要である．院内マニュアルなどで各スタッフの役割を明確にする愛玩動物看護師と他の獣医療スタッフのタスク・シェア（業務の共同化）や，動物看護記録の普及を進めることが求められる．
- さらに，愛玩動物看護師は，獣医師が提供する医療の水準に応じた技能を習得することが重要である．したがって，人医療の知識を参考にしながら，より専門性の高い愛玩動物看護師の育成を推進していく必要もある．

チーム動物医療環境の構築

- 愛玩動物看護師は，動物や飼育者に密接に関わる役割を担っている．良質なチーム動物医療環境を整備するためには，愛玩動物看護師の充実した体制や研修の実施が必要であり，獣医師との連携強化や，愛玩動物看護師のスキル向上に取り組むことが重要である．

チームアプローチによる動物医療

- 愛玩動物の治療におけるチームアプローチは，獣医師，愛玩動物看護師などの専門家と飼い主が，情報を共有し合いながら，動物の治療に取り組む方法である．チームアプローチでは，メンバー全員が自らの役割を正しく理解し，連携して治療を行わなければならない．このためには，コミュニケーションを円滑にし，異なる視点からの調和を図ることが必要である．

獣医師の役割

- 獣医師はチームのリーダーとして，診療行為の中心的役割を果たす．他のメンバーと協力して診療を進めるために，獣医師の専門性やスキルの向上が求められる．

愛玩動物看護師の役割

- 愛玩動物看護師はチームの要（かなめ）として，治療に欠かせない業務を担う．診断や手術などの専門的な医療行為は獣医師が行うが，その他の支援業務や看護は愛玩動物看護師が行うことになる．また，他の動物医療スタッフとの連携も大切であり，彼らとの協力や情報共有を図ることが重要である．

動物の家族の役割の重要性

- 飼い主は動物の健康管理や日常の世話をし，動物が病気や負傷した場合には治療後のケアを行う．このため，愛玩動物看護師や獣医師と連携して正しい情報を提供し，治療に積極的に参加することが求められる．

チームアプローチの整備の必要性

- 動物医療の高度化や専門化に対応するためには，良質なチームアプローチが必要である（図1）．特に，獣医師と愛玩動物看護師が協力し，治療に関わるすべての要素を効果的に統合することが重要である．また，このアプローチを広く普及させ，飼い主との信頼関係を築くことも必要となる．

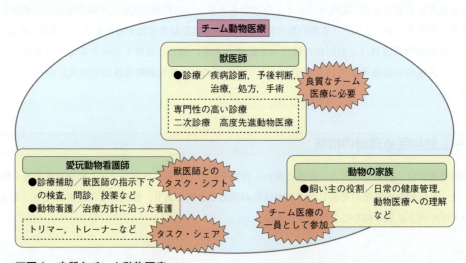

■図1　良質なチーム動物医療

第7章 動物看護総合実習
② 動物看護業務の理解

2 動物診療施設を見学し，設備や機能を理解する

> **ポイント**
> ●動物診療施設の各設備やその機能を理解する．

- 動物診療施設には小規模施設から大規模施設までさまざまあるが，待合エリア，診察・トリミングエリア，処置・検査エリア，手術・X線エリア，入院エリア，スタッフエリアなどワークゾーンが分離していることが多い．それぞれのエリアが分かれることによりスタッフの動線が快適となり，仕事がしやすい環境となっている．
- また動物診療施設には，さまざまなME（medical engineering：医療工学）機器がある．人の医療ではその管理・操作は臨床工学技士が主となって行うが，動物診療施設では通常の操作や簡単な管理は獣医師や愛玩動物看護師が行うことが多い．よって，ME機器の安全管理を中心とした基本的使用方法や役割など，その知識にも十分精通することが必要となっている．
- 動物診療施設の見学は，愛玩動物看護師を目指す学生にとって重要な学習機会となる．ここでは，動物診療施設の各設備やその機能を理解するためのポイントを，具体的な例とともに解説する．

受付と待合室（図1）

a) 受付
- 受付は，飼い主と最初に接触する場所である．ここでは患者登録，問診票の記入，診療予約の確認などが行われる．受付スタッフは，飼い主からの質問に対応し，必要な情報を提供する役割を担う．

b) 待合室
- 待合室は，飼い主と動物が診察を待つ場所である．清潔で快適な環境が求められ，ペットどうしがトラブルにならないように配慮されている．また，飼い主がリラックスできるように雑誌や情報パンフレットが用意されている．

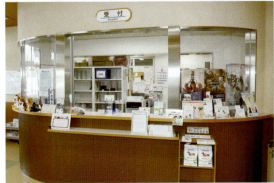
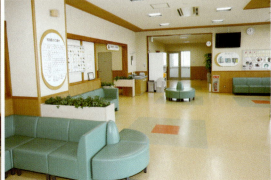

■図1　受付と待合室

診察室（図2）

a）設備と機能
- 診察室では，獣医師が動物を診察し，飼い主からのヒアリングを行う．診察台，体重計，聴診器，体温計，オトスコープ（耳内視鏡）などの基本的な診察器具が揃っている．また，診察内容に応じて，血液検査や尿検査を行うための簡易検査キットも備えられている．
- 診察室は，病気や怪我の診断を行う中心的な場所である．愛玩動物看護師は，診察時に獣医師の補助を行い，動物を安心させる役割も担う．

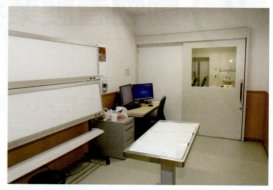

■図2　診察室

検査室（図3）

a）設備と機能
- 検査室には，血液検査装置，尿分析装置，顕微鏡，超音波検査機器（エコー），X線装置（レントゲン）などが揃っている．
- これらの機器を用いて，血液，尿，糞便，細胞，組織の検査が行われる．

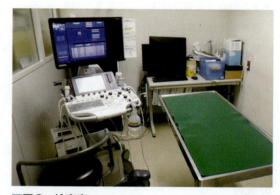

■図3　検査室
写真はエコー検査室

処置室（図4）

a）設備と機能
- 処置室には，点滴装置，酸素ケージ，手術台，麻酔器具，モニター機器などが揃っている．ここでは，点滴，包帯交換，創処置，注射，麻酔の準備など，軽度から中等度の処置やケアを行う．
- 愛玩動物看護師は，処置の準備，器具の消毒，動物の保定，処置後のケアを担当する．

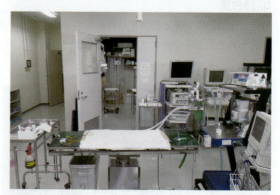

■図4　処置室

手術室（図5）

a) 設備と機能

- 手術室には，無影灯，手術台，麻酔器，手術器具，滅菌器具，術中モニターなどが備わっている．無菌状態が保たれるように，徹底した清潔管理が行われる．
- 手術室は，外科的処置を行う専門の場所である．愛玩動物看護師は，手術前の準備，器具の滅菌，術中の補助，術後のケアを担当する．

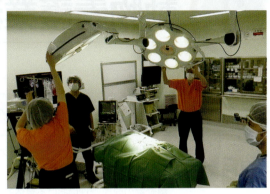

■図5　手術室

入院室（図6）

a) 設備と機能

- 入院室は，術後管理や長期療養が必要な動物をケアする場所である．入院室には，ケージ，酸素ケージ，点滴スタンド，床暖房，消毒用具，監視カメラなどが備わっている．動物が快適に過ごせるように配慮され，必要に応じて専用の看護設備も設置されている．
- 愛玩動物看護師は，動物の状態観察，食事や水分の管理，排泄の補助，投薬管理などを行う．

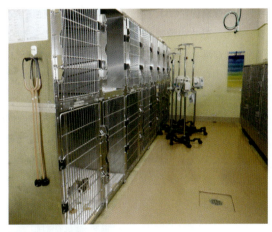

■図6　入院室

薬局

a) 設備と機能

- 薬局には，処方薬，注射薬，外用薬，サプリメントなどが保管されている．調剤台，計量器具，保管冷蔵庫などが揃っている．薬局は，獣医師の指示に基づいて薬剤師が薬を調剤し，飼い主に提供する場所である．

リハビリテーション室

- リハビリテーション室は，動物の機能回復や痛みの緩和を目的とした治療を行う場所である．リハビリテーション室には，水中トレッドミル，レーザー治療器，低周波治療器，マッサージ用ベッドなどが備わっている．
- 愛玩動物看護師は，リハビリプランの作成，リハビリ器具の使用指導，飼い主へのホームエクササイズの指導を担当する．

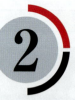
第7章 動物看護総合実習
2 動物看護業務の理解
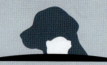

3 愛玩動物を適正に管理する方法について理解する

ポイント
- 愛玩動物看護師として，動物の健康と福祉を守るために適正な管理方法を理解することは非常に重要である．
- 動物の健康管理における具体的な方法について，愛玩動物看護師の視点から説明する．

環境の整備

- 動物の健康管理には，快適で安全な環境を提供することが基本である．動物の種類や個々の特性に応じた適切なケージや寝床，遊び場を整備することが必要である．たとえば，イヌやネコには柔らかいベッド，遊ぶことができるスペースなどを用意することが重要である．
- また，適切な室温や湿度を保つことも，動物の健康に直結する．さらに，定期的な清掃を行い，清潔な環境を維持することが不可欠である．動物のトイレや食器，寝床などを清潔に保つことで，感染症の予防にもつながる．

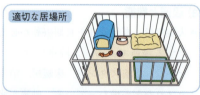
適切な居場所

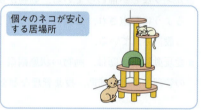
個々のネコが安心する居場所

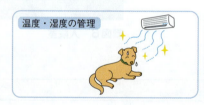
温度・湿度の管理

排泄場所
・設置場所
・飼育頭数とトイレの数
・砂の材質　など

栄養管理

- 動物の健康維持には，バランスの取れた食事が欠かせない．各種動物の栄養ニーズに合わせた食事を提供し，必要な栄養素を適切に摂取させることが大切である．
- 市販のペットフードは，イヌやネコなどの特定の動物に合わせた栄養バランスが考慮されているが，添加物の少ない，より自然に近いものを選ぶことが望まれる．
- また，新鮮な水を常に用意し，食器を定期的に洗浄して清潔に保つことも重要である．特定の健康状態や年齢に応じた特別な食事が必要な場合は，獣医師と相談して最適な食事プランを立てることが求められる．

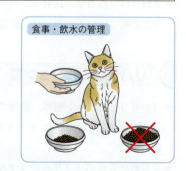
食事・飲水の管理

健康管理

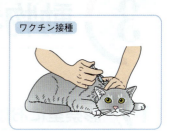
ワクチン接種

- 愛玩動物看護師として，定期的な健康チェックと予防接種は動物の健康を維持するための基本である．定期的に獣医師の診察を受けさせ，必要なワクチン接種や寄生虫予防を行うことが重要である．さらに，日常的に動物の行動や食欲，排泄物の状態を観察し，異常があれば早めに対応することが求められる．特に高齢の動物や慢性疾患をもつ動物の場合は，より詳細な健康管理が必要である．

適切な運動

- 動物には，適度な運動が必要である．運動不足は肥満やストレスの原因となるため，毎日の運動を欠かさないようにしなければならない．
- イヌの場合は毎日の散歩が必要であり，ネコの場合は室内での遊びを通じて運動不足を解消する．運動は動物の身体的健康だけでなく，精神的な健康にも寄与する．
- 室内飼いの動物に対しては，運動の機会を積極的に提供することが重要である．たとえば，ネコにはキャットタワーやおもちゃを用意し，イヌには庭での遊び時間を設けるなどが効果的である．

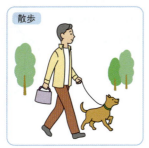
散歩
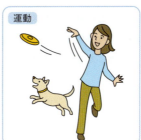
運動
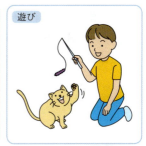
遊び

社会的な関わり

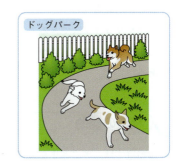
ドッグパーク

- 動物たちには，飼い主や他の動物との社会的な関わりが必要である．愛情と関心をもって接することで，動物たちの精神的な健康をサポートする．特にイヌやネコなどの社交的な動物は，孤独を感じるとストレスを抱えることがある．日常的に触れ合う時間をつくり，信頼関係を築くことが大切である．
- また，他の動物との交流も，動物の社会性を育むために有益である．ドッグパークで他のイヌと遊ばせたりするなどの機会をつくることが望まれる．

トレーニングとしつけ

- 適切なしつけは，動物が家庭内で安全に過ごすために必要である．基本的なコマンドトレーニングやトイレのしつけを行い（p.321，338），よい行動を強化する．しつけには陽性強化法を用い，褒めることでよい行動を強化し，罰を避けることが大切である．
- たとえば，イヌのトレーニングでは，よい行動をした際に褒めることで学習を促し，ネコの場合も望ましくない行動を防ぐために適切なしつけを行う．

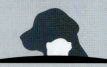

第7章 動物看護総合実習
3 動物看護業務の体験

1 診察室における動物医療補助行為を体験する

> **ポイント**
> ●愛玩動物看護師としてのキャリアを追求するなかで，診察室における動物医療補助行為の体験は非常に貴重な経験である．この体験は，動物看護業務の実際を理解し，獣医師との連携を深める絶好の機会となる．

患者の受付と初期アセスメント

●診察室での動物看護業務は，患者である動物の受付から始まる．飼い主と動物が来院した際，まずは動物の状態を観察し，基本的な情報を収集する．体重測定や体温チェックなどの初期アセスメントを行い，獣医師がスムーズに診察を始められるよう準備する．これらの基本的なデータは，診断と治療の基礎となるため，非常に重要である．

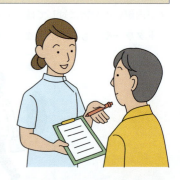

診察の補助

●診察が始まると，愛玩動物看護師は獣医師のサポートを行う．動物を安定させ，診察台での動きを制御することが求められる．
●動物がリラックスできるように声をかけたり，優しく触れたりすることで，診察の進行をスムーズにすることができる．また，診察中に必要な器具や薬品を準備し，獣医師の指示に従って手渡すことも重要な役割である．

検査の補助

●診察室では，さまざまな検査が行われる．血液検査，尿検査，X線撮影などの検査は，動物の健康状態を詳細に把握するために不可欠である．愛玩動物看護師は，これらの検査の準備と補助を担当する．
●たとえば，採血時には動物の静脈を確保するために適切な圧迫を行い，動物が動かないように支える必要がある．X線撮影の際には，動物を正しい位置に固定し，安全に撮影を行うためのサポートをする．

治療の補助

- 治療が必要な場合，愛玩動物看護師は獣医師の指示に従って治療行為を補助する．たとえば，注射や点滴の準備と実施，包帯の巻き直し，薬の投与などが含まれる．
- これらの行為は，動物の健康回復を助けるために非常に重要であり，細心の注意を払って行う必要がある．動物が苦痛を感じないように配慮しながら，迅速かつ正確に治療を行うことが求められる．

動物の家族への説明と指導

- 診察や治療が終わった後，愛玩動物看護師は飼い主に対して適切なアフターケアの説明を行う．投薬の方法，食事の注意点，リハビリテーションの方法などを詳しく伝え，飼い主が自宅で動物のケアを正しく行えるようサポートする．
- このコミュニケーションは，動物の健康管理において非常に重要である．飼い主が安心してケアを行えるよう，親切ていねいな説明を心がける．

診察室の後片付けと準備

- 診察が終わると，次の患者を迎える準備を行う．診察室の清掃と消毒，使用した器具の洗浄と消毒，必要な薬品や器具の補充などが含まれる．これらの作業は，感染症の予防と診察の効率化に直結する．
- 常に清潔で整った環境を維持することが，動物と飼い主の安心と信頼を得るために重要である．
- 動物診療施設内の実習では，表1に示す項目に注意して臨むことが重要である．

■表1 動物診療施設内の実習における注意項目

- 飼い主・病院スタッフ・業者には，きちんとあいさつをすること．
- ていねいな言葉遣いで会話すること．敬語を使用し，語尾を伸ばさないように注意すること．
- 時間を守り，遅刻や無断欠席をしないようにすること．
- 基本的に白衣を着用し，清潔感のある服装を心がけること．
- 靴は動きやすく，安全なものを選ぶこと．サンダルやかかとがない靴は不可．
- 実習中は，明るい髪色やネイル，アクセサリーなどの派手な装飾品は避けること．
- 動物病院では，人と動物の絆を大切にしているので，飼い主の視点に立って考え，接するように心がけること．
- 実習生の立場を自覚し，真剣に取り組み，自分の目で確認すること．
- 常にメモ用具を持ち，学んだことや気づいたことを記録すること．
- 礼儀正しく，明るく楽しい雰囲気をつくるよう心がけること．
- 実習中は，整理整頓を意識し，特に拭き掃除や床のゴミの清掃に気を配ること．
- 使用した物品や資料は，必ず元の場所に戻すこと．
- コミュニケーションを重視し，医療チームの一員として積極的に参加すること．
- 獣医師と愛玩動物看護師，飼い主の間をつなぐ役割を果たすこと．
- 院内で異常を感じた場合は，必ず報告すること．
- 報告・連絡・相談（ホウレンソウ）の重要性を忘れないようにすること．
- わからないことがあれば，積極的に質問して解決すること．
- 何事にも前向きに取り組み，学ぶ姿勢を持ち，実社会の経験を通して自分を成長させること．
- 実習を通じて，自分の将来の方向性について考える機会を作ること．

3 動物看護業務の体験

第7章 動物看護総合実習

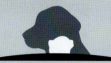

2 各種検査や処置，外科手術の補助を体験する

> **ポイント**
> - 愛玩動物看護師としてのキャリアを築くなかで，各種検査や処置，そして外科手術の補助を体験することは非常に貴重である．
> - これらの体験を通じて，動物の健康管理における具体的な役割や責任を深く理解し，スキルを磨くことができる．

各種検査の補助

- 動物看護業務の一環として，血液検査や尿検査，画像診断などの各種検査の補助を行う．
- 血液検査では，動物の静脈から血液を採取する際に動物を適切に保持し，獣医師がスムーズに採血できるようサポートする．
- 検査にはいろいろなものがあるが，それぞれの検査材料（血液や細胞など）の採取時の準備や扱い方をマスターする．たとえば血液検査の項目によって，エチレンジアミン四酢酸（EDTA：ethylenediaminetetraacetic acid）やクエン酸ナトリウム，ヘパリンリチウムなどの血液凝固阻止剤（抗凝固剤）の使い分けが必要となるので獣医師からの検査項目の指示に合わせた準備をする．また検査に必要な機器の使用方法も熟知しておかなければならない．
- 尿検査の際には，尿を採取しやすい状況をつくり出し，サンプルを適切に扱う．X線撮影では，動物を正しい位置に固定し，安全に撮影を行えるよう支援する．
- これらの検査の補助は，診断の精度を高め，治療の方向性を決定するために非常に重要である．

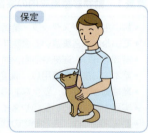

保定

各種処置の補助

- 愛玩動物看護師は，さまざまな処置の補助も担当する．たとえば，注射や点滴の準備と実施，傷の処置，薬の投与などがある．
- 注射や点滴では，必要な器具や薬品を準備し，動物が動かないようにサポートする．傷の処置では，傷口の洗浄や消毒，包帯の巻き直しを行い，感染を防ぐ．
- これらの処置を通じて，動物の回復を支援し，健康を維持するための重要な役割を果たす．

外科手術の補助

- 外科手術の補助は，愛玩動物看護師にとって特に重要な役割の1つである．

- 手術前には，手術器具の準備や消毒，動物の手術部位の剃毛と消毒を行う．外科手術の助手を行う際には，特別な訓練が必要である．まずは無菌操作から覚えることをお勧めする．
- 手術中は，獣医師の指示に従い，器具の手渡しや吸引，出血の管理などを行う．また，動物の麻酔状態を監視し，異常がないか確認する．
- 手術後には，動物の回復をサポートし，傷口のケアや必要な薬の投与を行う．これらの補助業務は，手術の成功と動物の早期回復に直結するため，非常に重要である．
- 手術室での対応の仕方を**表1**に示す．

■表1　手術室での対応の仕方

- 手術室への入室は獣医師の許可を得ること．
- 助手に入る際の手指消毒法をしっかりマスターすること．またその際，指輪などは外し，爪を短くしているかどうか確かめること．
- 手術中は助手をしている人以外は，絶対に滅菌器具に触れないこと．
- 入室の際には必ずキャップとマスクを着用すること．
- 術中は感染予防のため不用意にドアを開けないこと．
- 無影灯の上方にはごみがたまりやすいので掃除を怠らないこと．
- 手術の麻酔管理モニタリングの際には必ず獣医師の指示を仰ぐこと．
- 手術室で使用したものは，必ず元の場所に片づけること．
- 手術室は常に整理整頓して清潔を保つこと．
- 手術後は使用した器具をていねいに洗浄し消毒滅菌すること．
- 滅菌器の使用法をマスターすること．
- それぞれの機械のスイッチ等にはむやみに触らないこと．
- 手術室のドアはストッパーなどを用いずに必ず閉めておくこと．
- 手術中に入れたスイッチ類に関しては手術終了時には必ずスイッチを切り獣医師に知らせること．
- 手術後，臓器などの摘出物や使用済みの物品等に関しては，必ず廃棄してよいかどうか確認をとること．
- ディスポーザブル以外のドレープやガウンは洗濯後，付着している毛を必ず粘着クリーナーで除去しておくこと．
- 使用後洗浄した器具などは，次の手術のために早めに片付けパッキング後，滅菌して準備しておくこと．

動物の家族への説明とアフターケア

- 検査や処置，手術が終わった後，愛玩動物看護師は飼い主に対して適切なアフターケアの指導を行う．
- 投薬の方法，食事や活動の制限，傷のケアなどを詳しく説明し，飼い主が自宅で正しくケアを行えるようサポートする．
- このコミュニケーションは，動物の健康管理において非常に重要であり，飼い主が安心してケアを行えるようていねいに対応することが求められる．

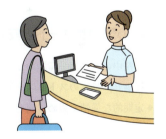

診察室と手術室の後片付けと準備

- 診察や手術が終わると，次の患者や手術の準備を行う．診察室や手術室の清掃と消毒，使用した器具の洗浄と消毒，必要な薬品や器具の補充などが含まれる．これらの作業は，感染予防と診療の効率化に直結する．
- 常に清潔で整った環境を維持することが，動物と飼い主の信頼を得るために重要である．

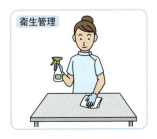

衛生管理

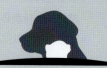

3 動物看護業務の体験

第7章 動物看護総合実習

3 入院動物の看護を体験する

> **ポイント**
> - 入院動物の看護は，愛玩動物看護師にとって重要な業務の1つである．
> - 入院中の動物は，さまざまな状況にあるため，個々のニーズに応じた適切なケアとサポートが求められる．

入院動物の評価とモニタリング

- 入院動物の看護業務は，まず動物の状態を評価し，適切なケアプランを立てることから始まる．
- 動物の体温，心拍数，呼吸数などのバイタルサインを定期的にモニタリングし，異常があれば適切に報告する．また，食欲や排泄の状況も注意深く観察し，動物の健康状態を把握する．

薬物投与と治療計画の実行

- 動物の入院中には，獣医師からの処方に基づいて薬物を投与する必要がある．
- 適切な投薬法や投与量を守りながら，薬物を正確に動物に与える．また，治療計画に沿って，点滴や包帯交換，傷口の処置などの治療を行う．動物の状態を常に把握し，治療の効果をモニタリングすることが重要である．

心理的サポートと安心環境の提供

- 入院中の動物は，環境の変化で不安にさらされることがある．愛玩動物看護師は，安心して過ごせる環境を提供し，動物のストレスを軽減するための工夫をする．
- 定期的な愛情や慰め，適切な遊びやリラックスする時間を与えることで，動物の心理的な健康を支援する．

動物の家族とのコミュニケーションと報告

- 入院動物の飼い主とのコミュニケーションも重要な役割である．
- 動物の状態や治療の進捗を適切に報告し，飼い主が動物の安全と健康に関する正確な情報を得られるようにする．また，飼い主の不安や質問にていねいに対応し，信頼関係を築く．

環境の管理と清潔な環境の維持

- 愛玩動物看護師は，入院動物が清潔で快適な環境で過ごせるようにする．
- ケージやベッドの清掃，食事や水の交換，必要な場合のトイレ掃除など，環境の管理と清潔の維持を徹底する．清潔な環境は感染症の予防や動物の快適さに直結し，治療の効果を高める．
- 入院室における注意点を**表1**に示す．

■表1　入院室における注意点

- 動物を逸走させないようにするため，各ドア，ケージは必ずきちんと閉めること．
- 入院室に入る前には，ケージの外に動物が出ていないかどうか必ず窓から確認すること．
- 入院室に人がいる場合には，入室の際ノックして知らせたのちに許可を得てから入室すること．
- イヌとネコを一緒に入院室に出さないこと（入院エリアをイヌとネコで分けることが望ましい）．
- 入院室に入室したら，何か異常がないかどうか確認すること（食事，排泄物，タオル，コード類，動物の動作など）．
- 動物の名前を呼びながら近づくこと．その際，優しく愛情をもって看護し信頼関係をつくるように心がけること．
- タオルや食器等の位置や量について常に気を配り，快適空間をつくること．
- 動物の状態の変化があれば獣医師に報告すること，またはバイタルサインを測り獣医師の指示を受けること．
- すべての排泄物，分泌物はその状態を記録し，獣医師に報告すること．
- 入院ケージには名札を付けて，動物を取り違えないように管理すること．
- 入院の際にお預かりしたキャリーケースや首輪，リードに名札を付けて管理し，退院の際に渡し忘れないようにすること．
- 子イヌ，子ネコなど食事管理が必要な場合は獣医師の指示を受けること．
- 食事は食べたかどうかのみならず，その食べ方なども観察すること．
- 入院ケージだけでなく，全体を見まわし清掃すること．
- 使用済みの食器もしっかり洗浄し，消毒し乾燥させること．
- 入院動物に対し指示なく運動等をさせたりしないこと．
- ドッグランには複数の動物を放して運動させないこと．
- タオルやペットシーツをいたずらして食べてしまう動物がいるので注意する．
- 入院室の温度や湿度に注意して快適環境を保つようにすること．
- ケージ内のチェックは最低原則2時間ごとに行い，入室の際には整理整頓も行うこと．

第7章 動物看護総合実習
3 動物看護業務の体験

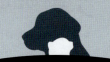

4 動物の家族との適切なコミュニケーションを体験する

> **ポイント**
> ● 飼い主とのコミュニケーションスキルを磨くことが，動物医療の質の向上につながることを理解する．

飼い主とのコミュニケーションの重要性

- 臨地実習における飼い主とのコミュニケーションは，愛玩動物看護師にとって極めて重要なスキルである．この実習では，飼い主とのコンタクトや情報交換を通じて，臨床情報や動物の生活環境に関する貴重な洞察を得る機会が提供される．
- 初診問診では，飼い主からの動物の健康状態や過去の医療経歴，生活環境に関する情報を収集し，これらの情報は獣医師の診断や治療計画に直接影響を与える．
- 飼い主との円滑なコミュニケーションは，動物医療の提供において不可欠である．飼い主は家族の一員である動物に対する深い愛情や関心をもっており，その動物に対する最善のケアを望んでいる．そのため，飼い主の期待や懸念を理解し，適切な情報提供やアドバイスを行うことが求められる．
- また，感情的な状況に対しても適切に対処し，飼い主に対するエンパシー（相手の立場に立って共感すること）とサポートを提供することが重要である．
- 臨地実習を通じて，飼い主とのコミュニケーションスキルを向上させることで，動物医療の質を向上させることが期待される．飼い主との信頼関係を築くことで，動物の健康管理や治療計画の遂行が円滑に進み，結果として動物の福祉向上につながると考えられる．
- 臨地実習を通じて，飼い主とのコミュニケーションにおける課題や技術を磨き，将来の実践に活かすことが期待される．

受付での対応

- 受付での対応において留意すべきことを**表1**に示す．

■表1　受付での対応の留意点

- 飼い主に対しては，笑顔であいさつすること．
- 飼い主から聞かれてわからないことは，勝手に答えないこと．
- 必要に応じて飼い主に移動してもらう際には，その場まで案内すること．
- 初診カードや問診票に記入する必要がある場合には，わかりやすく記入個所を説明し書き終わったら素早く笑顔で受け取り受け付けすること．
- 飼い主が帰る際には「お大事に」とか「失礼します」また「何かあればお電話ください」など必ず声をかけること．

診察室での対応

- 診察室での対応において留意すべきことを**表2**に示す.

■表2　診察室での対応の留意点

- 診察順が来たら飼い主を診察室まで誘導し,ドアを開けて動物を診察台の上に乗せるのを手助けすること.
- 動物の名前を呼び,飼い主にも笑顔で接し,不安を取り除く工夫をすること.
- 質問があった場合,答えられるものに関しては答えて構わないが,答えられる自信がない質問は獣医師に相談すること.
- 聞き上手になり,話をよく聞くこと.
- 飼い主と論争しないこと.
- 飼い主の人格を尊重し,自尊心を傷つけないようにすること.

電話での対応

- 電話での対応において留意すべきことを**表3**に示す.

■表3　電話での対応の留意点

- 電話は原則として呼び出し音が鳴って3回以内に出ること.
- お待たせした場合には必ず「お待たせいたしました」と言うこと.
- 午前11時頃までは「おはようございます」と言うこと.
- 声は明るくはっきりとした口調で話すこと.
- 電話を取り次ぐ際には,必ず相手のお名前,用件を確認すること.
- 電話をとったらペンとメモ用紙を用意して,メモする習慣を付けること.
- 電話機の操作法をマスターし,保留などの操作が確実に行えるようにしておくこと.
- 院長や担当医が不在の際の電話の場合には,電話記録帳などを利用し,必ず記録を残しておくこと.
- 緊急性が高い電話については,注意事項を述べたあとで,「至急お気をつけておいでください」と言うこと.

Memo

第7章 動物看護総合実習

4 動物看護業務の実践

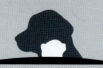

1 実際の動物診療施設で，診察室における診療の補助を実践する

ポイント ●動物診療施設での診療補助業務の実践を通して，その業務範囲を理解する．

はじめに

- 愛玩動物看護師法（令和元年法律50号；以下，法）第2条第2項で，愛玩動物看護師は，「農林水産大臣及び環境大臣の免許を受けて，愛玩動物看護師の名称を用いて，診療の補助及び疾病にかかり，又は負傷した愛玩動物の世話その他の愛玩動物の看護並びに愛玩動物を飼養する者その他の者に対するその愛護及び適正な飼養に係る助言その他の支援を業とする者」と規定されている（**図1**）．
- 「疾病にかかり，又は負傷した愛玩動物の世話」とは，人医療の看護師の療養上の世話にあたるものと解される．
- 治療方針に沿った，傷病動物の症状の観察，環境整備，食事の世話，清拭および排泄の介助，飼養指導などは，愛玩動物看護師が自律的に判断し専門的な知識や技術をもって行う，愛玩動物看護師の本来の業務となる．
- 「その他の愛玩動物の看護」とは，人医療の保健師，助産師，管理栄養士，介護福祉士等が専門的に行う業務に相当するものと解される．愛玩動物の保健衛生指導，助産，栄養管理，介護指導など幅広く，広義での動物看護業務となる．
- 動物看護については，愛玩動物看護師の自律的な判断のもとに行われる本来業務であることから，獣医師の指示を必要としない．ただし，療養上の世話については，治療の必要性が高い傷病動物に対して施されるものであり，獣医師による診療行為と不可分の関係であることに留意が必要である．

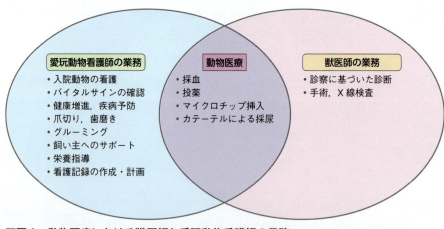

■**図1** 動物医療における獣医師と愛玩動物看護師の業務

診療の補助とは

- 診療の補助とは，法第2条第2項において，「診療の一環として行われる衛生上の危害を生じるおそれが少ないと認められる行為であって，獣医師の指示の下に行われるもの」と規定されており，たとえば輸液剤の注射，採血，マイクロチップの挿入，カテーテル留置，投薬等が含まれる．
- 一方で，診断，X線撮影等における放射線の照射，ワクチン等，愛玩動物の身体への影響が大きい医薬品の投与等については，これを誤ると衛生上の危害が生じるおそれが少ないと認められる行為ではないことから，引き続き獣医師が実施する必要がある．

獣医師の指示とは

- 獣医師の指示とは，愛玩動物の病状に応じた個別具体的指示を基本とするが，あらかじめ獣医師により診療計画が立てられている場合や，救急救命業務として獣医師があらかじめ定めた手順書に従い心肺蘇生措置を行う場合等については，個別具体的指示を必要としない．
- このため，たとえば獣医師による診察が行われた後，継続的な診療が必要な愛玩動物に対し，獣医師が作成した診療計画に基づき，愛玩動物看護師が処置を行うことは可能である．

獣医師の調剤について

- 獣医師の調剤については，薬剤師法（昭和25年法律第146号）第19条の規定に基づき，自己の処方箋により自ら調剤する場合に限り認められているため，獣医師の指示のもとでも愛玩動物看護師が行うことはできない．
- しかし，処方箋に書いてある医薬品を必要数用意する（分包や錠剤カットを含む）のみであれば，一定の条件下で愛玩動物看護師でも可能と解釈される（人における通達「調剤業務のあり方について」〔薬生総発0402第1号，平成31年4月2日〕）．
- 薬剤師業務においても一定の条件下で許されているので，獣医師の管理下において必要量を取り揃えることはできる．

愛玩動物看護師としての診察室での補助業務

- 愛玩動物看護師としての診察室での補助業務には，動物の保定，各種検査の準備と実施，飼い主への説明，診察室の準備と後片付けなどが含まれる．これらの業務を通じて，獣医師が効率的かつ効果的に診療を行えるようにサポートする．

a) 動物の保定

- 処置する人の安全のため，また動物を安全かつ効果的に診察や処置できるようにするため，動物の動きを制御することが重要である（**表1**）．
- また，動物のストレスを最小限に抑えるためにも適切な保定が必要である（p.74）．

■表1　保定の目的

- 声による保定制御
- 採血（橈側皮静脈）のための保定
- 採血（頸静脈）のための保定
- 採血（サフェナ〔伏在〕静脈）のための保定
- 耳掃除のための保定
- 超音波検査のための保定　　など

【方法】
- 動物の種類や性格に応じた保定方法を使用する．イヌやネコ，その他の動物に対して，それぞれ適切な保定技術を学び，実践する．

b) 各種検査の準備と実施
- **血液検査**（p.84）：愛玩動物看護師は，採血用の器具の準備，採血部位の消毒，採血，採血後の止血を行う．
- **尿検査**（p.87）：愛玩動物看護師は，尿サンプルの採取と検査の準備を行い，検体を迅速に分析する．
- **画像検査**（p.117, 126）：エコーやX線検査などの画像検査の補助も行う．動物を適切に保定し，検査機器の操作をサポートする．

c) 飼い主への説明
- **診察前の説明**：動物の症状や状態について，飼い主から詳細な情報を収集する．これには，食欲，排泄，行動の変化などが含まれる．
- **診察後の説明**：診察後，獣医師の指示に基づいて，診断結果や今後の治療計画について飼い主に説明する．また，薬の投与方法や自宅でのケアについても詳細に説明する．

d) 診察室の準備と後片付け
- **診察前の準備**：診察前に，診察室の清掃と消毒を行い，必要な器具や薬品を準備する．これには，聴診器，体温計，注射器などが含まれる．
- **診察後の後片付け**：診察が終わった後，使用した器具の洗浄と消毒，診察台の清掃を行う．また，次の診察に備えて必要な補充を行う．

Memo

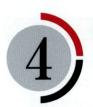

第7章 動物看護総合実習

4 動物看護業務の実践

2 スタッフと連携協働し，チーム動物医療を実践する

ポイント
- チーム動物医療を動物看護業務の実践を通して習得する．

チーム動物医療の重要性

- チーム動物医療は，獣医師，愛玩動物看護師，トリマー，トレーナーなどの専門家が連携して動物のケアを行うことを指す．このアプローチは，複雑な医療ニーズに効果的に対応し，動物の健康を最大限に向上するために不可欠である．

スタッフ間の連携とコミュニケーション

- チーム動物医療の実践には，スタッフ間の円滑なコミュニケーションと連携が不可欠である．情報や意見の共有を通じて，各専門家が役割を理解し，効果的なケアを提供できる．
- コミュニケーションの欠如は，効率性の低下や医療ミスを引き起こすリスクを高める．

役割と責任の明確化（表1）

- 各スタッフの役割と責任が明確化されていることが重要である．
- 獣医師は診断と治療を指導し，愛玩動物看護師は看護計画の実行や動物のモニタリング管理，また検査や手術の補助を行う．トリマーはシャンプーやブラッシング，カットなどのグルーミング，トレーナーはメンタル行動管理を行う．また，管理職はチームの調整やスケジュール管理を行い，円滑な運営を支援する．

■表1 チーム動物医療の構成要素

獣医師	診断や治療を担当し，臨床的な判断を行う．
愛玩動物看護師	ケアの実施やモニタリング，検査や手術の支援を行い，技術的な面で獣医師を補助する．
トリマー，トレーナー	ブラッシングやシャンプー，行動メンタル管理を行い，獣医師，愛玩動物看護師を支援する．
その他の専門職	二次診療獣医師など，必要に応じてさまざまな専門家がチームに加わる．

柔軟性と問題解決能力（表2）

- チーム動物医療では，予期せぬ状況に即応し，迅速に問題を解決する能力が求められる．
- 臨機応変の対応やチーム全体での協力が重要であり，そのためには柔軟性や創造性が必要である．また，医療ミスや問題が発生した際には，適切な対処法をチームで協議し，改善策を実行することが求められる．

■表2　チーム動物医療における柔軟性と問題解決能力

緊密な連携	チームメンバー間の円滑なコミュニケーションと連携が重要である．
効率的なケア提供	各専門職が役割を果たすことで，ケアの効率性と質が向上する．
継続的な改善	チーム全体で経験や知識を共有し，ケアの品質向上を図る．
総合的なケア	異なる専門職が連携することで，動物の多面的なニーズに対応できる．
予防と教育	チームが協力して予防策や健康教育を提供することで，より健康的な生活を促進する．
緊急時の対応力	チームメンバーが迅速かつ適切に対応することで，緊急時のケアが円滑に行われる．
チーム会議	定期的なチーム会議を通じて，ケアプランの調整や改善点の議論を行う．
ケースカンファレンス	難しい症例や特殊なケースについて，チームで情報共有し，症例を検討し最適なアプローチを模索する．
継続的な教育	チームメンバーが最新の情報や技術を学び，専門知識を向上させるための取り組みを実施する．

学習と成長

- 臨地実習を通じて，学生はチーム動物医療の実践を体験し，成長する機会を得る．スタッフとの連携協働を通じて，医療チームの一員としての役割や責任を理解し，将来の動物医療の現場での活躍に備える．

Memo

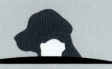

第7章 動物看護総合実習

4 動物看護業務の実践

3 動物看護計画を立案し，実践する

ポイント
● 動物の看護過程を実践するために必要な動物看護計画を作成できるようになる．

看護記録の役割

- 愛玩動物看護師の業務，求められる大切な役割の1つに文書管理業務がある．動物看護記録を作成し，適切に管理することが重要である．
- 看護記録とは，現場で実践した一連の看護過程を記録したものである．看護記録では，だれが・いつ・どのようなケアを行ったかを中心に看護する動物のさまざまな情報を記録する．
- また看護過程とは，看護を行う際に使う問題解決法の1つである．愛玩動物看護師が看護過程において，看護する動物に対しどのようにケアをするのかを決定し，それを実践するプロセスを看護過程という．
- 頭の中で考えた思考過程を形に表して文書化したものが，動物の看護過程であり，看護を継続して実践していくなかで看護記録は必ず残さなければならない．

看護計画とは

- 看護計画とは，動物が抱える問題を解決するために，個別の目標を設定し，その目標を達成するための具体的な計画を立てることである．看護計画は看護過程の重要なステップであり，アセスメント，看護診断，看護計画，看護の実践，看護評価の各ステップを繰り返し行うことで，質の高い看護を提供する．これら一連のステップを記録したものが看護記録となる．
- 記録の目的としては，①実践看護の事実証明，②実践看護の一貫性，継続性の担保，さらには，③実践看護の評価と質の向上，の3つとなる．
- また，動物やその家族の希望を反映し，患者中心のケアを実現するために，観察計画（O-P），援助計画（T-P），教育計画（E-P）の3つの計画に分け，定期的に評価し，必要に応じて修正を行うことが重要である．

a) 看護計画は動物看護過程において大切なステップ

- 看護計画は，動物看護過程の重要なステップの1つである．看護過程とは，動物看護師が動物に対して問題解決を行い，個別のケアを提供するためのプロセスであり，以下の5つの要素から成り立っている（**図1**）．

【アセスメント（評価）】
- 動物看護計画の第一歩は，動物の状態を評価することである．たとえば，イヌの場合，年齢，種類，性別などの基本的な情報を収集し，体重や体温，呼吸数などの生理的なパラメーターを測定する．また，動物の行動や食欲，排泄の状況などを観察し，問題の特定に役立てる．

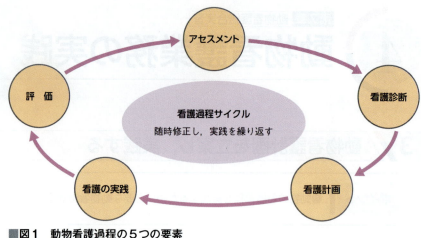

■図1　動物看護過程の5つの要素
p.269の図1を参照.

　〈具体例〉診察室にて，獣医師とともにイヌのアセスメントを行う．体重を測定し，体温を計測し，心拍数や呼吸数を確認する．また，イヌの様子を観察し，異常な行動や症状を記録する．

【看護診断（問題の特定）】
- アセスメントの結果をもとに，動物が抱える問題を特定する．たとえば，イヌが食欲不振や下痢を示している場合，これらの症状を問題として特定する．看護診断は，問題を明確にし，看護計画の目標を設定するための基盤となる．
　〈具体例〉獣医師と相談し，イヌが慢性的な消化器疾患を抱えている可能性があると診断する．食欲不振や下痢を主な症状として特定し，これらの問題に対処するための看護計画を立案する．

【看護計画の立案】
- 看護診断をもとに，問題解決のための具体的な目標と計画を立案する．たとえば，イヌの場合，栄養補給や消化器の安定化を目指すための計画を立てる．この際，観察計画（O-P），援助計画（T-P），教育計画（E-P）を含めた総合的な計画を立案する．
　〈具体例〉イヌの栄養補給のために，経口または経管栄養を行い，栄養状態を改善する．また，消化器の安定化のために，特定の食事療法や薬物療法を導入し，イヌの症状を管理する．さらに，飼い主に対して，適切な食事や薬物の与え方を教育する．

【看護の実践（計画の実施）】
- 立案した看護計画を実施する．これには，観察計画に基づく動物のモニタリングや，援助計画に基づく介助，教育計画に基づく飼い主への教育などが含まれる．看護師は，計画を着実に実行し，動物の健康と福祉を維持する責任がある．
　〈具体例〉定期的にイヌの体重や体温を測定し，食事療法や薬物療法の効果をモニタリングする．また，飼い主に対して，食事や薬物の与え方を指導し，日常生活での管理方法を教育する．

【看護評価（計画の評価と修正）】
- 看護介入の効果を評価し，必要に応じて計画を修正する．動物の状態や反応をモニタリングし，計画が適切に機能しているかどうかを確認する．必要に応じて，新たな情報をもとに計画を修正し，動物のケアを最適化する．
　〈具体例〉定期的に獣医師と協力して，イヌの健康状態を評価し，看護計画の効果を検証する．イヌの症状や体調の変化に応じて，食事療法や薬物療法を調整し，計画を修正する．

b) 看護計画の項目と書き方

● 看護計画には，以下の5つの項目を記載する．それぞれの内容と書き方のポイントは次の通りである．

【看護診断（看護問題）】

・動物のアセスメントをもとに，愛玩動物看護師が解決すべき問題を明確にする．たとえば「食欲不振」など，具体的な問題を記載する．

【看護目標】

・動物の状態に応じて設定される目標である．長期目標と短期目標を設定し，実現可能な範囲で計画する．動物や家族の希望を反映することが重要である．

【観察計画（O-P）】

・愛玩動物看護師が動物の状態を観察する計画である．たとえば，バイタルサイン，便尿など排泄物の状態や量，食欲や呼吸状態などを記載する（**図2**）．

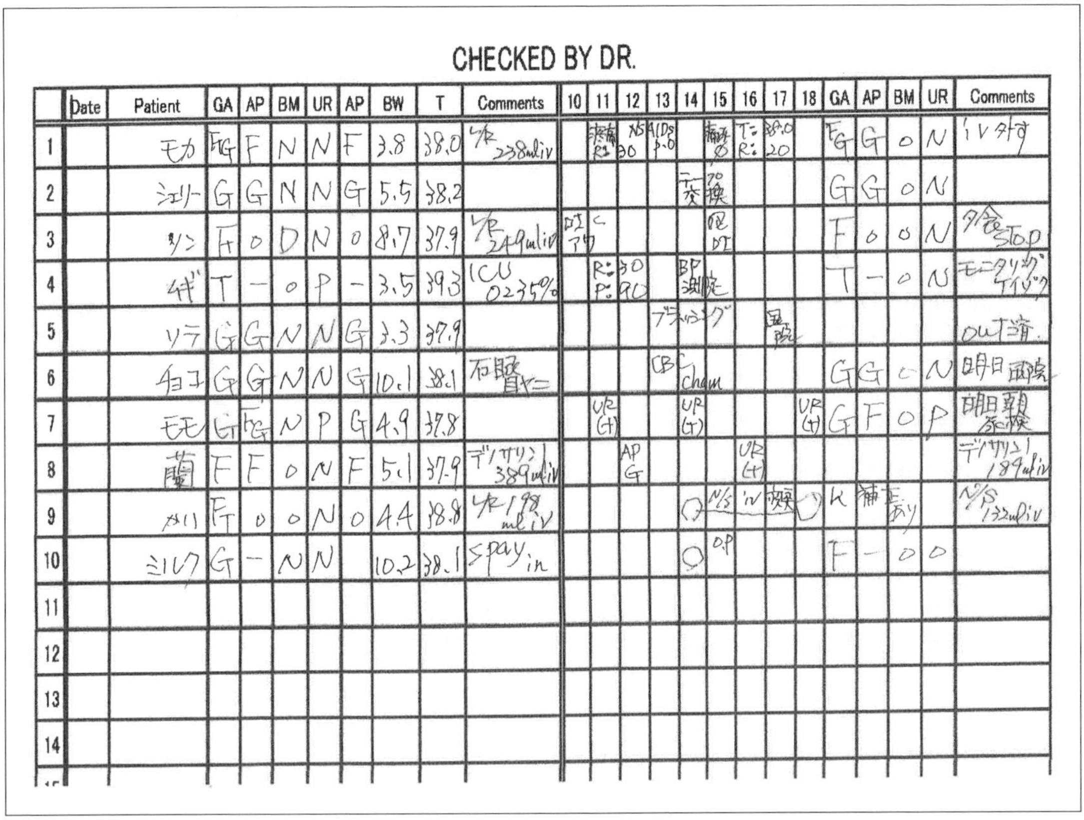

■ 図2　入院看護記録表

【援助計画（T-P）】

・動物の問題を解決するための具体的な看護ケアの計画である．たとえば，排泄介助，食事介助，ブラッシングなど，必要な援助内容を記載する．

【教育計画（E-P）】

・動物の家族が健康状態を理解し，適切に対処できるようにするための指導や教育の計画である．たとえば，病態の説明，退院後の生活指導などを記載する．

● 運動器関節疼痛の動物に対する看護計画の記載例を**図3**，下痢・食欲不振・体重減少などの症状を有する動物に対する看護計画の記載例を**図4**に示す（p.275も参照）．

看護計画書
患者名：マックス（イヌ）
問題特定（看護診断）：運動器関節疼痛（右後肢）
短期目標 痛みによって睡眠が阻害されない． 痛みが緩和する． 痛みの強弱によらず歩行ができる．
長期目標 春になったら桜を見ながら川沿いを家族と一緒に散歩する． 1日1回散歩をする． 夏休みに家族と一緒にペンションに行く．
観察計画（O-P） バイタルサイン 血液検査，画像検査 表情 痛みに関する吠えや鳴き，かみつき・ひっかき行動 痛みの部位，状態 痛みの持続時間 安静時および体動時の痛みの程度 食欲の有無 悪心・嘔吐・便秘などの有無 睡眠状態 鎮痛薬の効果 使用薬剤の副作用の有無や発生回数 日常生活への悪影響の有無 家族との関係
援助計画（T-P） 過ごしやすい環境を整える． 獣医師の指示に従い薬剤管理を行う． 動物に対しての鎮痛薬効果を飼い主に確認する． 食事形態を工夫する． 排便排尿のサポートを行う． タッチングやマッサージを実施する． 家族への言葉かけを行う．
教育計画（E-P） 飼い主に，薬物療法の目的と副作用について詳細に説明し，投薬方法を指導する． 飼い主に，リハビリテーションの重要性を説明し，適切な運動量と休息の両方をバランスよく取り入れるように指導する． 飼い主に，マックスのストレス要因を特定し，環境の改善やストレス管理の方法についてアドバイスする．
看護評価 動物の痛みの状態を愛玩動物看護師に伝えるように説明する． 動物の痛みの表現方法を理解してもらう（歩きたがらない，眠らない，触ると怒るなど）． 麻薬製剤について，獣医師から正しい知識を伝える． 疑問・不安があれば愛玩動物看護師に相談するよう指導する． 病状などの情報を動物の家族と共有し，獣医師や愛玩動物看護師との間に認識のずれがないようにする． 1週間後の再診時に，マックスの歩行状態と疼痛の変化を確認し，薬物療法の効果を評価する． 2週間後の再診時に，リハビリテーションの進捗状況と関節の柔軟性を確認し，治療の効果を評価する．
看護計画の修正 疼痛の軽減がみられない場合は，薬物療法を見直し，より効果的な疼痛管理方法を検討する． 運動制限やリハビリテーションが不十分な場合は，プログラムを見直し，適切な治療計画を再構築する．

■**図3** 運動器関節疼痛の動物に対する看護計画の記載例

看護計画書	
患者名：モカ（イヌ）	
問題特定（看護診断）：下痢，食欲不振，体重減少	
看護目標	下痢を軽減し，正常な排便を回復させる． 食欲を促進し，栄養摂取を改善する． 体重を回復させ，健康的な体重を維持する．
観察計画（O-P）	毎日，排便の頻度と形状を観察し，下痢の程度や小腸または大腸性下痢の判別を行い，評価する． 食事前後のモカの様子を観察し，食欲の変化をモニタリングする． 毎週，モカの体重を測定し，体重の変化を追跡する．
援助計画（T-P）	下痢対策として，特定の食事療法（高繊維性処方食，低脂肪性処方食など）を導入し，腸の負担を軽減する． 食欲増進のために，消化性がよく，嗜好性の高い食事を提供し，栄養補給を行う． 体重増加のために，栄養価の高い食事を与え，運動を適度に促進する．
教育計画（E-P）	飼い主に，食事療法の重要性を説明し，特定の食事を提供する方法を指導する． 飼い主に，食欲を促進する方法や栄養補給の重要性を説明し，日々のケアに関する指導を行う． 飼い主に，モカの体重管理の重要性を説明し，適切な食事と運動の両方をバランスよく取り入れるように指導する．
看護評価	1週間後の再診時に，下痢の頻度と症状の改善を確認し，食事療法の効果を評価する． 3日後の電話フォローアップで，食欲の回復状況を確認し，食事療法の効果を評価する． 2週間後の再診時に，体重の変化を確認し，体重管理の進捗状況を評価する．
看護計画の修正	下痢の改善がみられない場合は，より強力な薬物療法を検討し，食事療法を調整する． 食欲の回復がみられない場合は，食事の種類や栄養価を見直し，別のアプローチを検討する． 体重の回復がみられない場合は，運動プログラムを見直し，必要に応じて栄養補助剤を検討する．

■図4　下痢・食欲不振・体重減少などの症状を有する動物に対する看護計画の記載例

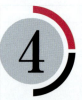
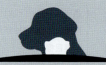

第7章 動物看護総合実習
4 動物看護業務の実践

4 動物の家族に対し適正飼養および療養生活の指導を実践する

> **ポイント**
> ●動物の家族に対し，コミュニケーションを通じて適正飼養と療養生活の指導を行う．

適正飼養の重要性

- 適正な飼養環境の確保は，動物の健康と福祉の向上に不可欠である．たとえば，イヌやネコなどの愛玩動物において，適切な生活スペースの提供は健康的な成長と行動の発達に直結する．
- 愛玩動物看護師は，飼い主に対し，適切なケージの選択や配置，快適な寝床の用意，おもちゃや運動器具の提供など，生活環境の最適化に関する具体的なアドバイスを提供する．
- また，生活環境の清潔さや温度，湿度などの管理も重要である．愛玩動物看護師は，飼い主にこれらの重要性について説明し，適正な生活環境の構築をサポートする．

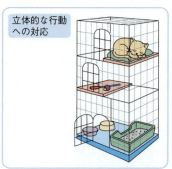
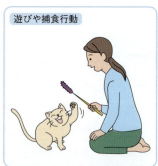

指導内容の概要

- 適正な飼養とは，単に動物を飼うことだけではなく，その動物の健康と福祉を最大限に考慮した生活環境の提供である．
- 愛玩動物看護師は，飼い主に対し，栄養管理，運動と遊び，日常のケアなど，生活全般にわたる指導を行う．
- たとえば，栄養管理では，イヌやネコの場合，バランスの取れた食事や適切な食事量，食事の頻度を提案する．運動と遊びについては，イヌの場合，定期的な散歩や遊び相手の提供が重要である．日常のケアには，被毛の手入れや爪切り，歯磨きなどが含まれる．
- これらの指導内容は，動物の健康と福祉を向上するための基本的な要素である．

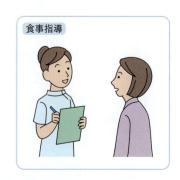

療養生活の指導

- 病気やケガの際には，適切な療養生活が動物の回復を助ける．愛玩動物看護師は，飼い主に対し，薬の投与方法や投与量，応急処置の方法，リハビリテーションの手順など，療養に関する具体的な指導を行う．
- たとえば，イヌやネコの場合，投薬方法や食べやすい食事の提供，安静な環境の確保が必要である．飼い主には，動物の状態の変化や獣医師の指示に関する注意事項も伝えられる．これにより，動物の回復が迅速かつ効果的に進むことが期待される．

動物のご家族とのコミュニケーション

- 効果的なコミュニケーションは，動物の健康と福祉を向上するうえで欠かせない．愛玩動物看護師は，飼い主と良好な信頼関係を築き，共同で動物のケアプランを立案する必要がある．
- たとえば，飼い主が動物の状態や行動についての懸念を伝えた場合，愛玩動物看護師はていねいに聞き，適切な対応策を提案する．また，治療計画や予防策に関する情報をわかりやすく説明し，飼い主が自信をもって動物をケアできるようにサポートする．
- このようなコミュニケーションを通じて，飼い主と愛玩動物看護師の信頼関係が深まり，動物の健康と福祉が向上する．

Memo

INDEX
愛玩動物看護技術プラクティス

■ 数字・欧文

1次ドレッシング	255
1人当たりが飼養保管する頭数の上限	354
2次ドレッシング	255
3次ドレッシング	255
5つの自由	351
ABC	263
AC	218
APL	240
BCS評価	62
BLS	263
CAB	263
CBC	172, 179, 186, 187
CPA	259
──の確認	263
CPR	263
CRT	69, 279, 319
CTSD	289, 290
CT検査	129
──の補助	130
EBN	270
EDTA	169, 172, 187
E-P	272, 385
ETOガス滅菌	218
FAS徴候	309
FCI	327
FeLV	191
FIV	191
FNA	210
GDV	281
Hb	187
Ht	187
ic	94
ICU	278
im	94
ip	94
ISO規格	105
iv	94
JKC	327
Levineの分類	65
LMNS	134
MCHC	187
MCV	187
ME機器	365
mouse to nose	264
MRI検査	129
──の補助	132
NANDA	272
NANDA-I	272
Needle-off法	211
Needle-on法	211
O-P	272, 385
PCR検査	209
PEEP	265
PEGチューブ	301
pHメーター	197
PLI	190
POMR	273
POS	273
PPE	289
PSS	281
P波	116
QOL	284
QRS波	116
RCF	164
RER	303
Retic	187
rpm	164
RRR	67
sc	94
S-M染色液	201
SOAP形式	273, 274
SRR	67
SSI	235
TBW	102
TLC	293
TP	198
T-P	272, 385
TPR	283
T波	116
UMNS	134
UPC	198
VMAT	346
Winterの創傷治癒の模式図	253
X線撮影	
──時のポジショニングと中心位置の設定	120
──のための保定	117
X線使用記録簿	124

■ あ いうえお

アーチファクト	116
愛玩犬	328
愛玩動物看護師	
──の業務	378
──の補助業務	379
──の役割	360
愛護的ケア	293
アイコンタクト	338
足のケア	319
アセスメント	270, 383
圧迫排尿法	87, 195
圧平式眼圧計	145
アドソン鑷子	226
アドレナリン	259
アトロピン	259
アニマルネッカー	254
編み糸	229
アレルギー	284
鞍関節	10
アンプル	93
安静時エネルギー要求量	303
安静時呼吸数	67
安全なハンドリング	308
胃	21, 23, 38
──の組織像	38
威嚇瞬目反応	139
胃拡張捻転症候群	281
意識レベル	54
──の評価	54, 56
──を低下させる原因疾患	55
異常な赤血球	180
異常な白血球	185
痛みや不快感がある際のサイン	300
一次救命処置	263
一体型ケージの基準	353
イヌ	
──の遊びの調整	323
──の移動	309
──の基本的なしつけ	338
──のクレートトレーニング	322
──の健康管理	324
──の行動制限	322
──の散歩・運動時の注意	311
──の散歩方法	337
──の社会化トレーニング	323
──の飼養環境	321, 334
──の食事管理	324
──のトイレトレーニング	322
──の特徴	332
──のハンドリング	308
──の品種	327, 329
──の不妊・去勢手術	324
──の分類	328
犬糸状虫症	191
犬パルボウイルス感染症	191
犬パルボウイルス検査キット	208
イヌやネコに有毒な植物	334
医療工学機器	365
医療用ホッチキス	257
医療用リネン	
──の種類	219
──の洗浄・滅菌	222
胃瘻チューブ	303
陰茎	24, 27
陰茎骨	27
インスリン製剤	282
陰性波	116
陰嚢	24
ウイングエレベーター	251
ウェッジ法	174
受付	365
──での対応	376
ウッド灯検査	152
瓜実条虫の片節	205
運動器	2
運動軸	10
運動の意義	312
エアクッション	306
栄養管理	293, 368
栄養チューブ	281, 301
会陰反射	138
エタノール	298

INDEX

エチレンオキサイドガス滅菌 ……… 218
エチレンジアミン四酢酸
　……………………… 169, 172, 187
エネルギー要求量 ……………… 303
エピネフリン …………………… 259
エリザベスカラー ………… 76, 302
援助計画 ………………… 272, 385
円刃刀 …………………………… 224
遠心分離器 ……………………… 164
横臥位保定法 ……………………… 77
横隔膜 ……………………………… 16
黄疸 ………………………………… 58
　──の原因 ……………………… 58
横突起 ……………………………… 5
押捻法 …………………………… 210
オーシスト ……………………… 204
オートクレーブ ………………… 218
オープン法 ……………………… 238
オーペットとジェフリーのアビリティ
　モデル「10のニード」 ……… 270
押しつぶし法 …………………… 175
オトガイ神経ブロック ………… 250
オトスコープ検査 ……………… 157
オムツ …………………………… 288
おもちゃ ………………………… 315
　──の種類 …………………… 316
おやつ …………………………… 308
オリエンタル …………………… 330
温度・湿度の管理 ……………… 334

■か　きくけこ

下位運動ニューロン症状 ……… 134
外頸静脈 ………………………… 85
開口呼吸 ………………………… 68
外耳道
　──の解剖 …………………… 154
　──の観察法 ………………… 154
外耳道検査 ……………………… 153
介助
　後肢の機能が失われた犬の──
　………………………………… 296
　前肢の機能が失われた犬の──
　………………………………… 296
　肥満動物の── ……………… 297
　歩行に問題のある犬の── … 296
解除語「よし」 ………………… 339
外性器のケア …………………… 319
外側伏在静脈 …………………… 85
外注検査での検体の取り扱い … 163
回虫卵 …………………………… 204
回腸 ……………………………… 21
飼い主が遵守すべき法令 ……… 340
飼い主とのコミュニケーション … 376
飼い主の災害への備え ………… 346
飼い主の責任 …………………… 331
外腹斜筋 ………………………… 17
潰瘍 ……………………………… 148
外肋間筋 ………………………… 16

ガウン・グローブの着用 ……… 236
カウンティングエリア …… 173, 180
ガウンのたたみ方 ……………… 219
下顎骨 …………………………… 3, 4
科学的根拠に基づいた看護実践 … 270
下顎吻側のブロック …………… 250
顎関節 …………………………… 11
顎二腹筋 ………………………… 16
角針 ……………………… 227, 228
角膜反射 ………………………… 139
下歯槽神経ブロック …………… 250
顆状関節 ………………………… 10
下垂体 …………………………… 23
ガス供給部分 …………………… 240
家庭動物等の飼育及び保管に関する
　法律 …………………………… 341
カテーテル導尿法 ……………… 195
カテーテル法 …………………… 87
痂皮 ……………………………… 148
カプノメーター ………………… 242
芽胞菌 …………………… 205, 206
髪色カラースケール …………… 271
カラーコード …………………… 82
ガラスバッジ …………………… 124
顆粒円柱 ………………………… 200
加齢に伴う飼育困難への対策 … 343
眼圧計カバーの不適切なかぶせ方
　………………………………… 146
眼圧測定 ………………………… 145
簡易血清学的検査 ……………… 190
　──の手順と判定 …………… 193
眼窩下神経ブロック …………… 250
眼科検査 ………………………… 141
　──の保定 …………………… 142
眼科疾患
　──の看護上の観察項目 …… 285
　──の動物看護介入・注意点 … 285
環境の整備 ……………………… 368
眼瞼反射 ………………………… 139
肝後性黄疸 ……………………… 58
環行帯 …………………………… 256
看護覚え書 ……………………… 269
看護記録の役割 ………………… 383
看護計画 ………………… 383, 384
　──の記載例 ………………… 386
看護計画例
　椎間板ヘルニアの── ……… 292
　糖尿病の── ………………… 291
看護診断 ………………………… 384
寛骨 ……………………………… 7, 8
看護の実践 ……………………… 384
看護評価 ………………………… 384
看護目標 ………………………… 385
看護問題 ………………………… 385
観察計画 ………………… 272, 385
環軸関節 ………………………… 11
鉗子
　──の種類 …………………… 225
　──の渡し方 ………………… 247

患者の受付 ……………………… 370
桿状核好中球 …………………… 181
眼振 ……………………………… 139
肝性黄疸 ………………………… 58
関節 ……………………………… 10
間接補助 ………………………… 248
肝前性黄疸 ……………………… 58
肝臓 ………………………… 21, 39
　──の組織像 ………………… 40
環椎後頭関節 …………………… 11
眼底検査 ………………………… 145
　直像鏡を使用する── ……… 145
　倒像鏡を使用する── ……… 145
顔面知覚 ………………………… 140
顔面の対称性 …………………… 139
肝リピドーシス ………………… 281
器械・ガーゼのカウント ……… 247
器械台の準備 …………………… 230
器械出し ………………………… 245
器械の受け渡し ………………… 245
気化器 …………………………… 240
気管 ……………………………… 41
　──の組織像 ………………… 41
気管挿管 ………………………… 260
　──時の保定 ………………… 261
気管チューブ …………………… 240
寄生虫 …………………………… 203
基線 ……………………………… 116
亀頭球 …………………………… 27
亀頭棘 …………………………… 27
気道内圧計 ……………………… 240
気泡除去法 ……………………… 34
ギムザ染色 ……………………… 148
逆三角針 ………………………… 227
キャットウォーク ……………… 336
キャットケージ ………………… 336
キャットタワー ………………… 336
キャニスター …………………… 240
球関節 …………………………… 10
救急カート ……………………… 258
救急救命 ……………… 258, 260, 263
救急ボックス …………………… 258
吸収糸 …………………………… 228
球状赤血球 ………………… 180, 184
丘疹 ……………………………… 148
教育計画 ………………… 272, 385
胸横筋 …………………………… 16
胸筋 ……………………………… 18
狂犬病予防法 …………………… 341
凝固促進剤 ……………………… 169
頬骨 ……………………………… 4
共助 ……………………………… 345
胸椎 ……………………………… 4
胸部圧迫 ………………………… 263
　──の姿勢 …………………… 264
胸部骨格 ………………………… 5
胸部の関節 ……………………… 12
棘筋 ……………………………… 17
曲剪刀 …………………………… 224

391

INDEX

棘突起··5
局面··148
巨大食道症·································281
筋組織··49
筋肉内注射··································94
空腸··21
クーパー剪刀·····························225
クエン酸ナトリウム··········169, 189
口のケア····································319
首輪
　——の種類·····························313
　——の素材·····························314
クラッシュ法·····························175
グラム染色··························148, 207
　——の手順·····························202
クリッカー································339
クリッカートレーニング··········339
クリティカル······························71
クリティカルシンキング··········270
グルーミング····························317
クローズド法····························236
グローブブラシ························318
経過観察一覧表························274
経口投与······································92
脛骨··7
経時記録····································274
頸椎··4
脛腓関節······································13
ケージ
　——の清掃・消毒··················298
　——の設置·····························335
ケージトレーニング·················335
外科手術の補助························372
外科的手洗い····························235
外科用鋏····································252
外科用メス································223
劇薬
　——の表示······························91
　——の保管方法······················91
血圧計··242
血液化学検査····························187
　——で測定する主な項目······187
血液凝固検査····························189
血液検査····································161
血液疾患・免疫介在性疾患
　——の看護上の観察項目······283
　——の動物看護介入・注意点····283
血液生化学検査························186
血液塗抹標本····························180
　——の観察····················179, 183
　——の作製·····························172
血管造影····································131
結合組織······································47
結晶··199
血漿··169
　——の分離·····························170
血小板··185
血清··169
　——の分離·····························170

結節··148
結腸··21
血糖値測定器····························282
ケリー鉗子································226
肩関節··12
検鏡··33
　——条件··································30
肩甲横突筋··································18
健康管理····································369
肩甲骨··6
検査キット·························191, 192
検査室··366
検査の補助·····················370, 372
犬種標準····································327
検体検査·········160, 164, 168, 172,
　　　　　　　179, 186, 190, 194,
　　　　　　　199, 203, 210
検体採取····································160
検体処理····································160
原虫··203
顕微鏡
　——の各部位··························29
　——の使用場所······················31
　——の操作手順······················31
　——の定期点検······················37
　——の倍率······························30
　——の保管······························37
　——の汚れ除去······················37
鉤··252
高圧蒸気滅菌····························218
好塩基球····································181
口蓋骨··4
光学屈折計································197
後関節突起··································5
抗がん薬····································289
抗凝固剤····································169
咬筋··16
口腔内疾患································281
抗原検査····································191
好酸球··181
後肢···7, 8
　——の内側······························19
　——の関節······························13
後肢骨··9
後肢固有の筋····················15, 19
後肢帯筋······························15, 19
後十字靱帯································14
公助··345
甲状腺··································23, 43
　——の組織像··························43
甲状腺プロテクタ············123, 125
向精神薬
　——の表示······························91
　——の保管方法······················91
高体温··63
抗体検査····································191
後大静脈······································22
好中球··181
　——の中毒性変化··················185

後頭骨··3
口内炎··281
後背鋸筋······································16
広背筋··18
酵母····································205, 206
肛門··21
肛門嚢処置の手順·····················320
高齢者の飼育困難問題············343
コードの固定方法····················231
股関節··13
呼気・吸気弁····························240
呼気終末陽圧····························265
呼吸回路部分····························240
呼吸管理····································264
呼吸器系································22, 41
呼吸器疾患
　——の看護上の観察項目······278
　——の動物看護介入・注意点····278
呼吸器の区分····························67
呼吸筋···································15, 16
呼吸数··67
　——測定··································68
呼吸バッグ································240
国際畜犬連盟····························327
国際標準化機構························105
コクシジウム····························204
誤食・いたずら防止対策·········334
個人防護具································289
骨···2
骨格筋··15
骨格標本······································2
コッヘル鉗子····························226
股動脈圧······································66
　——測定··································67
コビー··330
固有位置感覚····························135
コング··316
コンデンサーのゴミ除去·········36

さ しすせそ

サービックカラー····················287
災害時の飼い主への支援·········345
災害獣医療································346
災害派遣獣医療チーム············346
細菌・真菌培養························157
細隙灯顕微鏡検査····················144
採血··84
　——に用いる血管··················85
採血管の種類とキャップカラー····84
最長筋··17
採尿··87
　——の種類······························87
　——方法································195
細胞診··························156, 162, 210
座位保定法··································76
サクション································251
三骨間管······································9
残根鉗子····································252

INDEX

酸素吸入 …………………………………… 279
三頭筋反射 ………………………………… 138
散歩
　　――時の排泄物の処理 ………………338
　　――に必要な道具 ……………………337
　　――の効果 ……………………………312
　　――の準備 ……………………………337
　　――方法 ………………………………337
次亜塩素酸ナトリウム …………………… 298
ジアゼパム ………………………………… 259
ジアルジア検査キット …………………… 208
ジアルジア症 ……………………………… 191
ジアルジアの栄養体 ……………………… 205
飼育困難 …………………………………… 343
使役犬 ……………………………………… 328
ジェントルリーダー ……………………… 314
歯科器具
　　――の種類 ……………………………251
　　――の取り扱い ………………………249
耳科疾患
　　――の看護上の観察項目 ……………286
　　――の動物看護介入・注意点 ………286
歯科治療の補助 …………………………… 249
歯科用エアタービン ……………………… 251
色素沈着 …………………………………… 148
子宮 …………………………………………… 25
子宮頸 ………………………………………… 25
子宮蓄膿症 ………………………………… 319
子宮動脈 ……………………………………… 25
耳鏡 ………………………………………… 155
耳鏡用コーン ……………………………… 155
軸上筋 …………………………………… 15, 17
軸性骨格 …………………………………… 5, 9
止血 ………………………………………… 111
指骨 …………………………………………… 6
篩骨 …………………………………………… 4
趾骨 …………………………………………… 7
自助 ………………………………………… 345
持針器 ………………………………… 227, 252
　　――の渡し方 …………………………247
シスチン結晶 ……………………………… 199
雌性生殖器 …………………………………… 25
姿勢性伸筋突伸反応 ……………………… 137
姿勢反応 …………………………………133, 135
自然排尿法 …………………………… 87, 195
舌の動き・対称性 ………………………… 140
自治体条例 ………………………………… 342
膝蓋腱反射 ………………………………… 138
膝蓋靭帯 …………………………………… 14
膝関節 …………………………………… 13, 14
しつけ ……………………………………… 369
湿潤環境
　　――の維持 ……………………………253
　　――療法 ………………………………253
自動分包機 ………………………………… 91
視度調整 …………………………………… 32
耳内視鏡検査 ……………………………… 157
歯肉炎 ……………………………………… 281
社会的な関わり …………………………… 369

蛇管 ………………………………………… 240
斜視 ………………………………………… 139
車軸関節 ……………………………………… 10
視野絞りのゴミ除去 ……………………… 36
尺骨 …………………………………………… 6
ジャパンケネルクラブ …………………… 327
じゃらし …………………………………… 316
シャンプー ………………………………… 317
獣医師
　　――の業務 ……………………………378
　　――の指示 ……………………………379
　　――の調剤 ……………………………379
充血 ………………………………………… 58
シュウ酸カルシウム結晶 ………… 199, 200
修正型グラスゴー・コーマ・スケール
　　…………………………………………… 55
十二指腸 …………………………………… 21
獣猟犬 ……………………………………… 328
手根骨 ………………………………………… 6
手根中手関節 ……………………………… 12
手術
　　――に使用する医療機器 …………223
　　――に特有の体位 …………………232
手術衣・手袋の装着 ……………………… 234
手術器具 …………………………………… 223
　　――の準備 ………………………216, 230
　　――の洗浄・滅菌 …………………216
手術室 ……………………………………… 367
　　――の後片付けと準備 ……………373
手術台への動物の固定 …………………… 232
手術部位感染 ……………………………… 235
術後管理 ……………………………… 253, 255
術後の創傷管理 …………………………… 253
術前準備 ……… 216, 219, 223, 232, 234
術中監視 …………………………………… 241
術中補助 ……………… 239, 241, 243,
　　　　　　　　　　　　 245, 248, 249
術野の消毒 ………………………………… 232
腫瘍疾患
　　――の看護上の観察項目 ……………289
　　――の動物看護介入・注意点 ………289
馴化 ………………………………………… 308
循環器疾患
　　――の看護上の観察項目 ……………279
　　――の動物看護介入・注意点 ………280
上位運動ニューロン症状 ………………… 134
生涯出産回数の規定 ……………………… 355
消化器系 ………………………………… 21, 38
消化器疾患
　　――の看護上の観察項目 ……………280
　　――の動物看護介入・注意点 ………280
上顎骨 ………………………………………… 4
上顎神経ブロック ………………………… 250
上顎のブロック …………………………… 250
松果体 ……………………………………… 23
錠剤・カプセル剤の経口投与 …………… 92
錠剤カッター ……………………………… 91
硝子円柱 …………………………………… 200

消毒薬
　　――と適応微生物 ……………………71
　　――の選択 ……………………………71
譲渡のサポート …………………………… 344
上皮小体 …………………………………… 23
上皮組織 …………………………………… 46
情報収集の方法 …………………………… 271
静脈内注射 ………………………………… 94
小腰筋 ……………………………………… 19
上腕頭筋 …………………………………… 18
上腕筋 ……………………………………… 18
上腕骨 ……………………………………… 6
上腕三頭筋 ………………………………… 18
上腕二頭筋 ………………………………… 18
初期アセスメント ………………………… 370
褥瘡 ………………………………………… 305
　　――の予防方法 ……………………306
　　――のリスク要因 …………………305
食道 ………………………………………… 21
食道咽頭瘻チューブ ……………………… 302
鋤骨 …………………………………………… 4
除細動器 …………………………………… 265
除細動の手順 ……………………………… 265
処置室 ……………………………………… 366
処置の補助 ………………………………… 372
ショック …………………………………… 57
徐脈 ………………………………………… 63
シリンジ …………………………………… 81
シリンジポンプ …………………………… 100
シルマー試験 ……………………………… 142
シロップ剤・液剤の経口投与 …………… 93
真菌培養の手順 …………………………… 151
神経学的検査 ……………………………… 133
神経学的検査表 …………………………… 134
神経疾患
　　――の看護上の観察項目 ……………286
　　――の動物看護介入・注意点 ………286
神経組織 …………………………………… 50
神経ブロック ……………………………… 249
人工呼吸 …………………………………… 263
心雑音の強度の分類 ……………………… 65
診察室 ……………………………………… 366
　　――での対応 ………………………377
　　――の後片付けと準備 ……………371
　　――の衛生管理 ……………………71
診察台 ……………………………………… 72
　　――の清掃 …………………………72
診察の準備 ………………………………… 70
診察補助 ……… 70, 74, 79, 84, 90, 370
浸漬洗浄 …………………………………… 217
新鮮ガス流量計 …………………………… 240
心臓 ………………………………………… 22
腎臓 …………………………………… 23, 42
　　――の組織像 ………………………42
心臓血管系 ………………………………… 22
心臓マッサージ …………………………… 263
身体検査 …………………………………54, 63
心電図 ……………………………………… 113
　　――測定 ……………………………113

393

INDEX

──電極の装着……………242
──の基本波形…………116
──の記録紙……………114
──の肢誘導……………115
心肺機能停止………………263
心肺蘇生……………………263
心肺停止……………………259
心拍数の異常………………63
深部痛覚……………………140
信頼関係を築くための身だしなみ…271
診療の補助…………………379
膵炎…………………………281
膵臓…………………21, 23, 40
──の組織像……………40
垂直耳道……………………153
──をあけた頭部の保定…153
膵特異的リパーゼ…………190
水平耳道……………………154
水疱…………………………148
睡眠時呼吸数………………67
スキンステープラー………257
スクープ法…………………83
スクラッチ検査……………149
スクラッチ法………………210, 213
スタッフ間の連携とコミュニケーション
　……………………………381
ズダンⅢ染色………204, 207
スタンプ検査………………150
スタンプ法…………………210, 213
ステルンハイマー・マルビン染色液
　……………………………201
ストルバイト結晶…………199
スパイクチョークチェーン…314
スプラッシュブロック……250
スポルディングによる器材分類と消毒
　水準………………………71
スポルディングの分類……71
スライドガラス……………173
スリッカーブラシ…………318
「座れ」のしつけ……………339
生活の質……………………284
精管膨大部…………………27
整形外科疾患
　──の看護上の観察項目…287
　──の動物看護介入・注意点…287
精索…………………………27
正常な赤血球………………180
生殖器系……………………44
生殖器の外貌………………24
精巣…………………23, 27, 45
──の組織像……………45
精巣上体……………………27
精巣静脈……………………27
精巣動脈……………………27
生体検査………112, 117, 122, 126,
　　　　　　133, 141, 147, 153
生体情報モニターによる監視…241
生理的眼振…………………139
脊髄造影……………………131

脊髄反射……………………134, 138
脊柱…………………………4
──の関節………………11
接眼レンズのゴミ除去……36
赤血球………………………180
──の凝集………………180
──の自己凝集…………183
──の大小不同…………180, 183
──の連銭形成…………180, 183
赤血球恒数…………………187
鑷子…………………………226
──の渡し方……………246
切歯骨………………………4
折転帯………………………256
セミクリティカル…………71
セミコビー…………………330
セミフォーリン……………330
前関節突起…………………5
前脛骨筋反射………………138
全血球算定…………172, 179, 186
浅在リンパ節………………59
──の評価………………60
前肢…………………………6
──の関節………………12
穿刺吸引法…………………210
前肢骨………………………9
前肢固有の筋………………15, 18
前肢帯筋……………………15, 18
前十字靱帯…………………14
洗浄…………………………216
染色法………………………148, 176
全身骨格……………………2
尖刃刀………………………224
全身の主要な関節…………11
腺組織………………………47
前大静脈……………………22
仙腸関節……………………13
仙椎…………………………4
前椎切痕……………………5
浅殿筋………………………19
剪刀…………………………224
──の種類………………225
──の渡し方……………245
前頭骨………………………3
セントラルベーラー………180
前背鋸筋……………………16
前立腺………………………27
線量計………………………124
線量限度……………………123
前腕手根関節………………12
造影検査……………………131
双極…………………………224
双極肢誘導…………………115
創傷被覆材…………………254
相対遠心力…………………164
総蛋白………………………198
蒼白…………………………56
──の原因………………57
搔爬法………………………210

創部滲出液管理……………253
僧帽筋………………………18
創面の保護…………………254
側頭筋………………………16
側頭骨………………………4
組織像………………………38
咀嚼筋………………………15
足根下腿関節………………13
足根骨………………………7
足根中足関節………………13
外回り………………………248

■た ちつてと

第一種動物取扱業…………351
第一種動物取扱業者が購入者に対して
　行う説明内容……………356
体位変換……………………77
　座位から伏臥位への──…78
　立位から横臥位への──…78
　立位から座位への── …77
タイオーバー包帯…………256
体温……………………63, 242
　──測定………………64
　──の異常……………63
体温計………………………80
対光反射……………………140
体重…………………………60
　──測定………………61
体重計………………………61
苔癬化………………………148
大腿頸関節…………………14
大腿骨………………………7
大腿膝蓋関節………………14
大腿四頭筋…………………19
大腿静脈……………………85
大腿二頭筋…………………19
大動脈………………………22
体内全水分量………………102
第二種動物取扱業…………351
体表面積換算表……………290
対物レンズのオイル除去…37
ダイヤフラム面……………79
大腰筋………………………19
タスク・シェア……………363
タスク・シフト……………363
多染性赤血球………………180, 183
脱毛…………………………148
多頭飼育……………………344
胆管造影……………………131
担がん動物…………………289
単球…………………………181
単極…………………………224
単極肢誘導…………………115
チアノーゼ…………………56, 279
　──の原因……………57
チームアプローチ…………364
チーム動物医療……………363
　──の構成要素………381

394

INDEX

知覚 …………………………………… 134, 140
腟 ……………………………………………… 25
腟前庭 ………………………………………… 25
中央配管 …………………………………… 240
肘関節 ………………………………………… 12
注射器 ………………………………………… 81
　　──の基本操作法 ……………………… 83
　　──の持ち方 …………………………… 83
注射筒 ………………………………………… 81
注射の手順 …………………………………… 94
注射針 ………………………………………… 81
　　──キャップのつけ方 ………………… 83
　　──キャップのはずし方 ……………… 83
　　──とシリンジの接続 ………………… 82
　　──のはずし方 ………………………… 83
注射法の種類 ………………………………… 94
注射薬 ………………………………………… 93
中手骨 ………………………………………… 6
中枢性チアノーゼ …………………………… 57
中足骨 ………………………………………… 7
中殿筋 ………………………………………… 19
チューブフィーディングの手技 ………… 304
虫卵 …………………………………… 203, 204
腸 ……………………………………… 23, 39
　　──の組織像 …………………………… 39
超音波検査
　　──装置 ……………………………… 127
　　──のための保定 …………………… 126
超音波ゼリー …………………………… 127
超音波洗浄 ………………………………… 217
超音波プローブ …………………………… 127
蝶形骨 ………………………………………… 4
腸骨筋 ………………………………………… 19
聴診器 ………………………………………… 79
　　──のつけ方 ………………………… 80
聴診部位 ……………………………………… 65
調節式圧力制御 …………………………… 240
蝶番関節 …………………………………… 10
鳥猟犬 …………………………………… 328
鳥類の骨格 …………………………………… 9
腸肋筋 ………………………………………… 17
チョークチェーン ………………………… 313
直接塗抹法 …………………………… 204, 207
直接補助 …………………………………… 245
直剪刀 ……………………………………… 224
直腸 ………………………………………… 21
治療の補助 ………………………………… 371
椎弓 …………………………………………… 5
椎孔 …………………………………………… 5
椎骨 …………………………………………… 5
椎体 …………………………………………… 5
爪切り ……………………………………… 319
爪とぎ ……………………………………… 336
手洗い ……………………………………… 234
低アレルゲンの投薬補助トリーツ ……… 284
低体温 ……………………………………… 63
低反発マットレス ………………………… 306
ディフクイック染色 ………………… 173, 178
テーパーカット針 ………………………… 228

手押し車反応 ……………………………… 137
適正飼養 …………………………………… 331
　　──の指導 …………………………… 388
適切な運動 ………………………………… 369
点眼薬説明文書 …………………………… 285
電気メス …………………………………… 224
点耳薬 ……………………………………… 286
電話での対応 ……………………………… 377
頭蓋骨 ………………………………………… 3
頭蓋の関節 …………………………………… 11
瞳孔の対称性 ……………………………… 139
同行避難 …………………………………… 345
橈骨 …………………………………………… 6
橈尺関節 …………………………………… 12
橈側手根伸筋反射 ………………………… 138
橈側皮静脈 ………………………………… 85
頭頂間骨 ……………………………………… 3
頭頂骨 ………………………………………… 3
疼痛評価 …………………………………… 300
同伴避難 …………………………………… 345
動物愛護管理センター …………………… 348
　　──の活動 …………………………… 349
　　──の設備 …………………………… 349
動物愛護管理法 ……………………… 331, 340
動物医療補助行為 ………………………… 370
動物看護 …………………………………… 361
動物看護過程 …………………… 268, 278, 291
　　──の5つの要素 …………… 269, 384
動物看護記録の実例 ……………………… 291
動物看護計画 ……………………………… 272
　　──の実例 …………………………… 291
動物看護実践 ……………………………… 273
動物看護師の歴史 ………………………… 361
動物看護診断 ……………………………… 272
動物看護評価 ……………………………… 277
動物看護論 ………………………………… 268
動物診療施設の見学 ……………………… 365
動物取扱業 ………………………………… 351
　　──における顧客等への対応 ……… 356
動物取扱業者が守るべき事項 …………… 352
動物取扱責任者 …………………………… 351
動物の移動 ………………………………… 309
動物の家族
　　──とのコミュニケーション ……… 389
　　──に対する適正飼養の指導 ……… 388
　　──に対する療養生活の指導 ……… 389
　　──への説明とアフターケア ……… 373
　　──への説明と指導 ………………… 371
動物用血圧計 ……………………………… 242
動物用自着性包帯 ………………………… 280
動物用比重計 ……………………………… 197
頭部の筋 …………………………………… 16
ドゥベーキー鑷子 ………………………… 226
投薬に関する略語 ………………………… 90
胴輪 ………………………………………… 315
ドーナツクッション ……………………… 306
毒薬
　　──の表示 …………………………… 91
　　──の保管方法 ……………………… 91

跳び直り反応 ……………………………… 137
トリコモナス ……………………………… 205
トレーニング ……………………………… 369
ドレープのたたみ方 ……………………… 220
ドレッシング材の種類 …………………… 254
ドロップ …………………………………… 173
鈍針 ………………………………………… 228

■ な にぬねの

内臓器官 …………………………………… 20
内腹斜筋 …………………………………… 17
内分泌系 …………………………………… 23, 43
内分泌疾患
　　──の看護上の観察項目 …………… 282
　　──の動物看護介入・注意点 ……… 282
内肋間筋 …………………………………… 16
ナックリング ……………………………… 135
二段階リキャップ法 ……………………… 83
入院室 ……………………………………… 367
入院動物
　　──の看護 …………………………… 374
　　──の管理 …………………………… 293
　　──の食欲の評価 …………………… 294
　　──の排泄の評価 …………………… 294
乳頭突起 …………………………………… 5
乳鉢 ………………………………………… 91
乳棒 ………………………………………… 91
尿
　　──の化学的性状 …………………… 198
　　──の色調 …………………………… 295
　　──の色調・混濁度の確認 ………… 196
　　──の物理学的性状 ………………… 195
尿pHの測定 ……………………………… 197
尿円柱 ……………………………………… 200
尿管 ………………………………………… 23
尿検査 ………………………………… 162, 194
尿酸アンモニウム結晶 …………………… 199
尿試験紙 …………………………………… 198
尿蛋白／クレアチニン比 ………………… 198
尿沈渣 ……………………………………… 195
　　──の種類 …………………………… 199
尿道 ………………………………………… 23
尿道カテーテル …………………………… 288
尿道カテーテル挿入 ……………………… 88
　　──による合併症 …………………… 88
尿道球腺 …………………………………… 27
尿比重 ……………………………………… 195
　　──の測定 …………………………… 197
ぬいぐるみ ………………………………… 316
ネオテニー ………………………………… 332
ネコ
　　──の体の負担軽減 ………………… 325
　　──の休息場所の設置 ……………… 324
　　──の健康管理 ……………………… 326
　　──の事故の防止 …………………… 325
　　──の社会化トレーニング ………… 325
　　──の飼養環境 ……………… 324, 335
　　──の食事・飲水の管理 …………… 326

395

INDEX

――の生殖器 28
――の体型による6つのタイプ 330
――の短毛種 330
――の長毛種 330
――のトイレの設置 325
――の逃走防止対策 325
――の特徴 333
――の品種 329
――の不妊・去勢手術 326
――の持ち上げ 309
猫条虫卵 205
猫白血病ウイルス感染症 191
ネコ袋 76
猫免疫不全ウイルス感染症 191
ネックガード 123
ネブライザー 279
捻転斜頸 153
粘膜充血 58
粘膜色 56
――の評価 59
脳神経 134, 139
膿疱 148
飲み込み 140
ノンクリティカル 71

は ひふへほ

ハーネス 315
ハーフチョークカラー 314
肺 41
――の組織像 41
バイアル 93
バイタルサインの基準値 63
バイポーラ 224
ハインツ小体 180, 184
バキューム 251
麦穂帯 256
白線 17
剥離子 252
破砕赤血球 180, 184
はさみ 224
バソプレシン 259
バッグ・バルブ・マスク 265
バックル 313
白血球 181
――の百分比 179, 185
白血球カウンターアプリ 182, 185
抜鉤器 257
抜歯鉗子 251
抜糸の方法 257
鼻のケア 319
歯のブラッシング 319
パピーミル 351
ババシアに感染した赤血球 184
刃面の角度 82
針とシリンジの取り扱い方 161
パルスオキシメーター 242
斑 148
半棘筋 17

瘢痕 148
反跳式眼圧計 146
パンティング 300
ハンドピース 251
ハンドブラシ 318
ハンドリング・テクニック 308
ハンドリングが難しい動物 310
鼻咽頭チューブ 301
皮下注射 94
引きガラス法 174
非吸収糸 228
腓骨 7
鼻骨 4
微生物検査 163
微生物抗原検査 208
尾椎 5
引っ込め反射 138
皮内注射 94
避難所 345
泌尿器系 23, 42
泌尿器疾患
――の看護上の観察項目 288
――の動物看護介入・注意点 288
菲薄化赤血球 180, 184
腓腹筋 19
皮膚検査の補助 147
皮膚疾患
――の看護上の観察項目 284
――の種類 148
――の動物看護介入・注意点 284
皮膚生検 152
皮膚掻爬検査 149
肥満細胞腫 210
被毛検査 151
評価 383
表在痛覚 140
標的赤血球 180, 184
表皮小環 148
病理組織検査 162
びらん 148
貧血 57
ピンセット 226
ピント合わせ 32
ピンブラシ 317
頻脈 63
フィノフ氏トランスイルミネーター 140
フィブリン析出 170
フェザードエッジ 173, 180
フォーカスチャーティング形式 273, 274
フォーリン 330
腹横筋 17
伏臥位保定法 76
腹鋸筋 18
腹腔内注射 94
副腎 23, 44
――の組織像 44
副生殖腺 27
腹直筋 16, 17

副突起 5
腹部の筋 15, 17
「伏せ」のしつけ 339
フッ化ナトリウム 169
踏み直り反応 136
浮遊液 206
浮遊法 204, 208
プライミング 99
ブラッシング 317
ブリストル便性状スケール 206
フルオレセイン試験 143
フルチョークカラー 313
ふれあいの意義 312
ブレード 229
フローシート 274
フローメーター 240
フローレンス・ナイチンゲールの看護論 269
糞線虫 205
糞便
――の顕微鏡による観察 207
――の採取手順 207
糞便検査 162, 203
分葉核好中球 181
分離型ケージの基準 353
ペアン鉗子 226
平均赤血球ヘモグロビン濃度 187
平均赤血球容積 187
閉鎖式薬物移送システム 289, 290
平面関節 10
ペインスケール 300
ペーパースライド 135
ヘガール型持針器 227
ヘッドプレッシング 293
ヘパリン 169
ヘパリンロック 97
ヘマトクリット値 187
ヘモグロビン 187
ヘラ型針 228
ベルト 313
ベル面 79
鞭虫卵 204
便の性状 295
膀胱 23, 43
――の組織像 43
縫合材 227
膀胱三角 23
縫合糸 228
――の太さ 229
膀胱穿刺法 87, 195
縫合針 227
――の先端 227
――の彎曲 227
防護エプロン 123
防護手袋 123
防護メガネ 123
放射線防護
――の三原則 122
――のための装備 122

INDEX

放射線防護衣の素材 122
膨疹 148
房水フレア 144
包帯
　──の構造 255
　──の装着法 255
包帯法 256
包皮 24, 27
ボール 316
保温マットの操作 248
北米看護診断協会 272
牧羊犬 328
ポジショナー 127
保定 74
　──の準備 75
ボディ 173, 180
ボディコンディションスコア 62

■■ま みむめも

マーチンゲール 314
マイクロチップ 105
　──装着・登録義務 342
　──装着のメリットとデメリット 106
　──に関わる技術 108
　──の挿入部位 107
　──の登録 105
　──の読み取りの方法 111
マイクロチップインジェクター 106, 108
マイクロチップリーダー 105, 109
マイクロピペット 164
膜面 79
麻酔器 239
麻酔記録 243
麻薬記録用紙 243
待合室 365
マチュー型持針器 227
マッキンドー鑷子 226
末梢性チアノーゼ 57
「待て」のしつけ 339
麻薬
　──の表示 91
　──の保管方法 91
丸針 227
マンソン裂頭条虫卵 204
ミクロフィラリア 185
耳のケア 318
脈拍数 65
　──測定 66
脈管系 51
無影灯の調整 248
無菌操作 163
無鉤 226
メイヨー剪刀 225
メス 252
　──の渡し方 245
雌の外陰部 24
雌の交配時の年齢の規定 355

滅菌インジケータ 217
滅菌法 218
メッツェンバウム剪刀 225
眼のケア 319
面皰 148
毛細血管再充満時間 69, 279, 319
網状赤血球 187
盲腸 21
モニター機器の接続 241
モノフィラメント 229
モノポーラ 224
問診で聞くポイント 271
問題行動 344
問題志向型システム 273
門脈体循環シャント 281

■■や ゅよ

薬剤の取り扱い 90
薬用シャンプー 284, 317
薬浴シャンプー 284
薬局 367
有核赤血球 184
有棘赤血球 184
有鉤 226
雄性生殖器 27
輸液 102
　──管理の手順 102
　──セット 99
　──の管理 102
輸液ポンプ 98
　──の設置位置 99
床材 334
輸血 283
　──管理の手順 104
　──の管理 103
　──バッグの混和 103
　──用点滴セット 103
油浸操作 33
幼形成熟 332
陽性波 116
腰椎 4
腰方形筋 19
翼状骨 4
翼突筋 16
余剰ガス排出装置 240
予洗 216

■■ら りるれろ

ライト・ギムザ染色 173, 176, 207
らせん菌 205
らせん帯 256
ラビング法 235
卵管 25
卵巣 23, 25, 44
　──の組織像 45
卵巣動脈 25
リークテスト 240

リード 315
リキャップ 83
立位保定法 76
リドカイン 259
リハビリテーション室 367
リフィーディングシンドローム 303
リムーバー 257
留置針設置の手順 96
菱形筋 18
良質なチーム動物医療 364
療養生活の指導 389
リン酸アンモニウムマグネシウム結晶 199
リンス 317
鱗屑 148
臨地実習 360
　──の目的 362
リンパ球 181
リンパ節 59
涙液層破壊時間 144
涙骨 4
ルートチップ 252
ルゴール染色 204, 207
蝋様円柱 200
ロープ 316
肋椎関節 12
ロックタイプのシリンジ 290
肋骨 4, 5
肋骨鋸筋 16
ロマノフスキー染色 173
ロング&サブスタンシャル 330

愛玩動物看護技術プラクティス Web動画付き
愛玩動物看護師カリキュラム準拠

2024年12月10日　初版　第1刷発行

編　集	藤村響男，筏井宏実
発行人	川畑　勝
編集人	小林香織
発行所	株式会社Gakken 〒141-8416 東京都品川区西五反田2-11-8
印刷所	TOPPAN株式会社
製本所	小宮製本株式会社

この本に関する各種お問い合わせ先
● 本の内容については，下記サイトのお問い合わせフォームよりお願いします。
　https://www.corp-gakken.co.jp/contact/
● 在庫については　Tel 03-6431-1234（営業部）
● 不良品（落丁，乱丁）については　Tel 0570-000577
　学研業務センター
　〒354-0045　埼玉県入間郡三芳町上富279-1
● 上記以外のお問い合わせはTel 0570-056-710（学研グループ総合案内）

動画の配信期間は，最終刷の年月日から起算して3年間をめどとします。
なお，動画に関するサポートは行っておりません。ご了承ください。

©T. Fujimura, H. Ikadai 2024　Printed in Japan
● ショメイ：アイガンドウブツカンゴギジュツプラクティスウェブドウガツキ
　　　　　　アイガンドウブツカンゴシカリキュラムジュンキョ

本書の無断転載，複製，複写（コピー），翻訳を禁じます。
本書に掲載する著作物の複製権・翻訳権・上映権・譲渡権・公衆送信権（送信可能化権を含む）は株式会社Gakkenが管理します。
本書を代行業者等の第三者に依頼してスキャンやデジタル化することは，たとえ個人や家庭内の利用であっても，著作権法上，認められておりません。

|JCOPY|〈出版者著作権管理機構　委託出版物〉

本書の無断複写は著作権法上での例外を除き禁じられています。複写される場合は，そのつど事前に，出版者著作権管理機構（電話 03-5244-5088，FAX 03-5244-5089，e-mail：info@jcopy.or.jp）の許諾を得てください。

　　　本書に記載されている内容は，出版時の最新情報に基づくとともに，臨床例をもとに正確かつ普遍化すべく，著者，編者，監修者，編集委員ならびに出版社それぞれが最善の努力をしております。しかし，本書の記載内容によりトラブルや損害，不測の事故等が生じた場合，著者，編者，監修者，編集委員ならびに出版社は，その責を負いかねます。
　　　また，本書に記載されている医薬品や機器等の使用にあたっては，常に最新の各々の添付文書（電子添文）や取り扱い説明書を参照のうえ，適応や使用方法をご確認ください。
　　　　　　　　　　　　　　　　　　　　　　　　　　　　　　　　　　　株式会社Gakken

学研グループの書籍・雑誌についての新刊情報・詳細情報は，下記をご覧ください。
学研出版サイト　https://hon.gakken.jp/